医学基础

第 2 版

主　编　吕岫华　贾润清

副主编　胡　秦　马雪梅

编　委　（按姓氏汉语拼音排序）

　　　　胡　秦　贾润清　吕岫华　马雪梅

　　　　王明连　王小利　杨怡姝　张红胜

科学出版社

北京

内 容 简 介

医学发展到现在,已成为一门内容非常丰富的学科,其分科越来越细,它们各自从不同的角度出发,共同为增进人类健康而发挥作用。基础医学、临床医学、预防医学三者构成了医学的主体。医学基础的基本内容就是了解和掌握三者的内涵和辩证关系。基础医学从组织细胞、分子水平研究疾病,临床医学从个体水平研究疾病,而预防医学则从环境和群体水平研究疾病和健康,从而使我们对疾病和健康的理解更趋于全面和深入。本教材涵盖了医学的起源、进展以及生命和健康的基本内容,涉及病因学、症状学、生理学、预防医学及临床各科的基础理论、基本知识、基本技能和新进展,使读者更全面、系统地了解医学的整体,丰富和拓展其医学基础知识。

本教材是医学相关专业的研究生教材,也可以作为医学相关专业如基础医学教师、临床医学基础人员、临床全科医生以及交叉学科科研人员等的参考书。

图书在版编目(CIP)数据

医学基础 / 吕岫华,贾润清主编;胡秦,马雪梅副主编. —2 版. —北京:科学出版社,2022.7

ISBN 978-7-03-072259-1

Ⅰ.①医… Ⅱ.①吕… ②贾… ③胡… ④马… Ⅲ.①基础医学-高等学校-教材 Ⅳ.①R3

中国版本图书馆 CIP 数据核字(2022)第 080852 号

责任编辑:李国红 钟 慧 / 责任校对:宁辉彩
责任印制:徐晓晨 / 封面设计:陈 敬

科学出版社 出版
北京东黄城根北街 16 号
邮政编码:100717
http://www.sciencep.com

北京凌奇印刷有限责任公司 印刷
科学出版社发行 各地新华书店经销

*

2015 年 6 月第 一 版 开本:787×1092 1/16
2022 年 7 月第 二 版 印张:15 1/2
2022 年 11 月第二十八次印刷 字数:417 000

定价:98.00 元
(如有印装质量问题,我社负责调换)

前　言

　　2015 年在北京工业大学研究生课程建设项目的支持下,由科学出版社出版了《医学基础》这本教材,2020 年 11 月份,收到科学出版社的邀请,希望本教材能够再版,为了更好地教好书、育好人,展现"六度"——高度、温度、大度、深度、纯度、长度的教师风采,为社会输送高素质和优秀的人才,我欣然答应,并付诸行动。

　　我静下心来,仔细研究如何在原有教材的基础上,更新知识,拓展内容,添加要素,并将其变成本教材的主旋律,即需要:①删除陈旧、过时的内容;②补充新的知识点;③适当添加当前研究的重点和热点。

　　希望本版教材能够更上一层楼,使各位读者开卷有益,收获满满。

吕岫华

2021 年 9 月

目　　录

第一章 绪 论

医学(medicine)源于拉丁语"Medeor"一词,原意"治疗术"。医学由古代劳动人民创造,与人类文明同时产生。现代医学(20世纪以后的西医)的发展不过百年历史,人们对医学的认识没有止境。在近代相继提出了许多医学的定义,如英国《简明大不列颠百科全书》对医学的定义是:"医学是研究如何维持健康及预防、减轻、治疗疾病的科学,以及为上述目的而采用的技术。"《中国百科大辞典》(1990年)对医学定义是:"医学是认识、保持和增强人体健康,预防和治疗疾病,促进机体康复的科学知识体系和实践活动。"医学的研究对象是人,因为人的自然属性,医学属于自然科学范畴。然而人又具有社会属性,人生活在社会中,社会的环境、经济和文化等因素对人类的健康和疾病有着不可忽视的影响。因此,医学也同样具有双重属性。

第一节 医学基础的含义与内容

医学基础的内容多、范围广。医学研究和服务的对象是人,主要研究人的生命过程、健康和疾病的影响因素与规律以及促进健康和防治疾病的手段。

一、医学的目标

传统的医学以救死扶伤、防病治病、延年益寿为目标。1996年,一项历时三年、多国合作的研究科学界定了21世纪医学的四大目标:①预防疾病和损伤,促进和维持健康;②缓解和减轻因疾病带来的疼痛和痛苦;③治疗和护理患者,照料不能治愈的患者;④防止过早死亡,追求临终关怀。21世纪医学以人为本,以患者为中心,集预防、医疗、保健为一体,以求实现"健康所系,性命相托""人命至重,有贵千金,一方济之,德逾于此"。

二、现代医学学科体系(四大类)

现代医学是以科学和技术为核心,以公益事业为本质,通过认识、预防、治疗人的身心疾病,维护、恢复和增强人的身心健康,提高生命质量的综合知识体系和实践活动。

1. 基础医学 是基础的医用科学,也称临床前学科,是指与临床医学和预防医学实践相关的医学基础理论诸学科的总称。其属于基础学科,是现代医学的基础。基础医学是研究人生命和疾病现象的本质及其规律的自然科学,主要研究正常和异常人体的形态结构、功能、病因、病理及防治。基础医学的主要研究内容包括:人体解剖学、组织学与胚胎学、医学细胞生物学、生理学、生物化学与分子生物学、医学遗传学、医学微生物学与免疫学、病理学、药理学等。

2. 临床医学 是医学科学中研究疾病的诊断、治疗和预防的各专业学科的总称。它根据患者的临床表现,从整体出发结合疾病病因、发病机制和病理过程,进而确定诊断,通过治疗和预防以消除疾病、减轻患者痛苦、恢复患者健康、保护劳动力。以所处理对象、方法或器官系统的不同,可区分成各个临床学科,如内科学、外科学、妇产科学、儿科学、精科病学、神经科学、泌尿外科学、皮肤性病学、眼科学、骨科学、放射科学、急诊科学等。

3. 预防医学 是以人群为主要研究对象,用预防为主的思想,针对人群中疾病的消长规律,采用基础科学和环境卫生科学方法,探索自然和社会环境因素对健康和疾病的作用规律,应用卫生统计学和流行病学等原理与方法,分析环境中主要致病因素对人群健康的影响。利用现代科学技术和社会卫生措施,以达到预防疾病、增进健康、提高生活质量目标的一门学科。预防医学包括流行病学、环境医学、健康教育学、自我保健学、卫生统计学、营养和食品卫生学、社会医学等。

4. 医学交叉学科　是近年来新兴的一类学科体系,其包括医学伦理学、卫生法学、医学史、医学信息学、卫生事业管理、健康管理、生物医学工程、医学传播、医学社会学等。

第二节　医学的起源与发展

瑞典病理学家科尔克·亨申曾说过"人类的历史即是疾病的历史"。医学起源是一个漫长的历史过程,受到众多因素的影响。过去的医史学家对此提出了各自不同的见解,诸如医源于神、医源于圣、医源于巫、医源于动物本能、医源于人类之爱、医源于劳动等,都各有所据,又各有所偏。医学的起源不可能是单一因素作用所能解释圆满的,而是诸种因素综合参与不断发展的结果。

一、医学发展史(古代)

1. 医学的起源——原始医学　原始人类在依靠植物为生的长期过程中,开始逐渐熟悉植物的营养、毒性和治疗作用。中国古代称药物书为"本草",英语中称药物为"drug"(即干燥的草木),这都说明药物是起源于植物。由于生产工具的进步、弓箭等的发明,人类开始了狩猎及畜牧,于是出现了对损伤的简陋救助法,如创伤、骨折、脱臼的治疗。同时人类开始认识动物的营养价值,动物药物也随之出现。因此医药知识的起源是人类集体经验的积累,是在与疾病斗争中产生的。朴素的医药知识在发展为医学和药学的过程中,各地不同的哲学思想对其产生了很大的影响,如中医学受阴阳五行思想的影响,希腊的医学受四元素思想的影响等。

2. 古代奴隶制社会的东方医学　奴隶的劳动使劳动分工成为可能,也为文化和科学的进一步发展创造了条件,在奴隶制社会开始有了"职业医生"的出现。随着奴隶制社会的发展和巩固,医学中的宗教色彩增加。中国《山海经》里记载:"巫彭""巫抵""巫阳"等都是神医;印度、埃及、巴比伦的医学也笼罩着浓厚的宗教色彩。奴隶制社会的医学文献,多半出自僧侣之手,因此这些文献中含有许多迷信成分。

公元前4000至前3000年,埃及形成奴隶制社会,文化已有了一定的发展。他们认为一切归神主宰,因此僧侣兼管为人除灾祛病,宗教与非宗教的经验医学混杂在一起。他们为了驱逐身体内的鬼怪,使用了催吐、下泄、利尿、发汗等方法,并已知灌肠法。埃及富人因为迷信将死者遗体永久保存,约自公元前3000年开始实行尸体干化法,用香料药品涂抹尸体制成"木乃伊"。这为人们对人体构造的认识提供了很大的帮助,而且成为现代研究古代病理学的宝贵材料。

印度在公元前4000年末至前3000年初形成了奴隶制社会。《阿输吠陀》记载了医药和卫生,是较晚期的作品。根据史料记载,印度的外科很发达,大约在4世纪时就能做断肢术、眼科手术、鼻的形术、胎足倒转术、剖宫产术等;印度人除应用植物药外,还采用动物药和矿物药。由于毒蛇多,印度还有专门治蛇咬伤的医生。印度医学认为健康是机体的三种"原质"——气、黏液、胆汁正常配合的结果。之后希腊医学的"四体液说"影响了印度,使原有的"三体液说"增加了血液,成为"四大"学说。

公元前3000年末至前2000年初,在两河流域的中部,巴比伦形成了奴隶制社会。巴比伦和亚述的占星术与医学有密切的关系。他们认为身体构造符合于天体的运行,他们重视肝脏,认为肝脏是身体之主要器官并用于占卜,对祭祀所用动物的肝脏检查极为精细。约在公元前1700年已经有巴比伦王汉谟拉比制定的法典,其中有关于医疗法的规定,是世界最早的医疗法律。

3. 古代奴隶制社会的西方医学 公元前7至前6世纪,希腊从原始氏族社会进入奴隶制社会,希腊医学是后来罗马以及欧洲医学发展的基础。公元前5世纪,恩培多克勒提出一切物体都由四种元素组成:火、空气(风)、水和土(地),这四种元素以不同的数量比例混合起来,成为各种性质的物体,这与中国的五行学说相类似。例如,肌肉由分量相等的四种元素混合而成,神经由火和土与双倍的水结合而成。

希腊医学的代表人物为希波克拉底。以他的名字命名的著作《希波克拉底文集》是现在研究希腊医学最重要的典籍。希波克拉底学派将四元素论发展成为"四体液病理学说"。他们认为机体的生命取决于四种体液:血、黏液、黄胆汁和黑胆汁,四种元素的不同配合是这四种液体的基础,每一种液体又与一定的"气质"相适应,每一个人的气质取决于各自体内占优势的液体。四体液平衡则身体健康,失调则多病。希波克拉底学派倾向于从统一的整体来认识机体的生理过程。他们认为"疾病开始于全身,身体的个别部位疾病能相继引起其他部位的疾病,如腰部引起头部的疾病,头部引起肌肉和腹部的疾病,而这些部分是相互关联的,能把一切变化传播给所有部分"。希波克拉底学派还关注外界因素对疾病的影响,有比较明确的预防思想。他们教导年轻的医生,在进入一个没到过的城市时,要先研究该城市的气候、土壤、水以及居民的生活方式等。作为一个医生,只有预先研究城市中的生活条件,才能做好城市中的医疗工作。他们要求医生不要妨碍病理变化的自然过程,应根据医学知识并考虑自然过程来进行工作。

罗马是一个中央集权的大帝国,为了保持军队的战斗力,罗马帝国已有军医机构。为防止流行病,罗马帝国设有"医务总督"的职位,他们负责举行考试,批准经政府许可的开业医。罗马在公共卫生方面也有较高的水平,利用奴隶劳动修建了城市的水道和浴场;在著名的"十二铜表法"中,还禁止在市内埋葬,并指出要注意饮水卫生等。

4. 中世纪欧洲医学 中世纪的欧洲处在经济文化衰落时期,神学渗透到一切知识领域,医学也由僧侣掌握,只有他们懂得拉丁语,保存了一些古代传下来的医药知识,他们为患者看病,也替患者祈祷,成为所谓的"寺院医学"。把治愈与"神圣的奇迹"联系在一起阻碍了医学的发展。

11~13世纪,欧洲许多城市建立了大学,其中最有名的医学院属萨列诺和帕多瓦两所大学,它们受经院哲学影响最小,在欧洲中世纪发挥了促进医学发展的作用。在中世纪,大学的主要学科为经院哲学,它的基本内容为解释或论证《圣经》的真实性。当时学医主要是学习希波克拉底、加伦和阿维森纳的著作,死记权威著作上的教条而轻视实践,故步自封,医学上的进步很小。此外,欧洲中世纪流行病传播猖獗,其中以鼠疫、麻风和后来的梅毒为最盛。麻风在13世纪最为猖獗,在欧洲平均每400人就有1人患病,后经严格隔离才停止蔓延,这也促进了欧洲医院的设立。

7~8世纪,阿拉伯继承了古希腊罗马的文化,同时与东方商业交往频繁,又吸收了印度和中国的文化,因此起到了沟通欧亚各民族文化的作用。阿拉伯医学指使用阿拉伯语言区域的传统医学。8~12世纪这个地区的医学很发达。阿拉伯在化学、药物学和制备药物的技艺方面很有成就。当时的化学即所谓"炼金术"。炼金术的目的虽然荒诞无稽,但无数次的试验建立了一些化学的基本原则,发现了许多对人类有用的物质和在医疗上有用的化合物,还设计并改进了很多实验操作方法,如蒸馏、升华、结晶、过滤等。这些都大大丰富了药物制剂的方法,并促进了药学事业的发展。

二、医学发展史(近代)——文艺复兴后的近代医学

西方近代医学是指文艺复兴以后逐渐兴起的医学,一般包括 16～19 世纪的欧洲医学。

16 世纪文艺复兴运动兴起,医学界也产生了一场以帕拉切尔苏斯为代表的医学革命。帕拉切尔苏斯首先指出人体的生命过程是化学过程,主张用流行的德语写书和讲演,使医学易为大众所接受。此外,他重视实践,反对烦琐的经院哲学,反对中世纪的传统和权威观念。16 世纪欧洲医学开始摆脱古代权威的束缚,开始独立发展,其主要成就是人体解剖学的建立。意大利画家达·芬奇革新了解剖学,证明加伦所谓肺与心相通的学说是错误的,其描绘了心脏的构造与形态,发现主动脉根部瓣膜的作用在于阻止血液回流;维萨里根据直接的观察来编写人体解剖学教科书,1543 年发表了《人体构造论》。此外,法国医生帕雷改进了手术方法,在战伤处理中用软膏代替沸油处理火器伤,用结扎法取代烧灼法进行止血,做过异位胎儿倒转术,创制过假手假足。14～16 世纪传染病非常流行,曾夺去无数人的生命,这时弗拉卡斯托罗提出有关传染病的新见解,认为传染病是由一种能繁殖的"粒子"造成的,还指出了三条传染途径。

17 世纪英国科学处于领先地位,量度观念已很普及。圣托里奥最先在医学界使用量度手段,制作了体温计和脉搏计并最早开始了新陈代谢研究;哈维发现血液循环,于 1628 年发表了著作《心脏运动论》,标志着生命科学开始步入科学轨道。随着实验的兴起出现了许多科学仪器,显微镜的出现被用于观察细胞、毛细血管、脾脏、肾脏等组织的微细结构。17 世纪随着物理学、化学和生物学的发展进步,出现了一些新的医学学说,主要有物理学派、化学派和活力派。医学物理学派主张一切疼痛、恐怖等都是机械的反应,认为人有灵魂。化学派则以化学原理解释生理和病理现象,如荷兰人西尔维乌斯曾致力于盐类的研究,认为身体的三要素是水银、盐和硫黄;牛津大学的威利斯注重临床观察,发现了糖尿病患者的尿是甜的,还描述并命名过产褥感染和大脑基底动脉循环。活力派则认为生命现象不能受物理或化学的支配,生命现象是由生命特有的生命力来维持的,这种生命力亦即活力。

到 18 世纪,随着解剖学的发展,人们对人体的正常构造已有了清晰的认识,在此基础上,意大利病理解剖学家莫尔加尼于 1761 年发表《论疾病的位置和原因》一书,描述了疾病影响下器官的变化,并据此对疾病原因做了科学的推测。18 世纪后半期,奥地利医生奥恩布鲁格经过大量经验观察包括尸体解剖追踪,发明了叩诊。詹纳发明牛痘接种法是 18 世纪预防医学的一件重要事件。早在 16 世纪中国已用人痘接种来预防天花。18 世纪初这种方法经土耳其传到英国,詹纳在实践中发现牛痘接种比人痘接种更安全。他的改进增加了接种的安全性,为人类最终消灭天花做出了贡献。

19 世纪初细胞学说被提出,到 19 世纪中叶德国病理学家菲尔肖倡导细胞病理学,将疾病研究深入到细胞层次。19 世纪中叶由于发酵工业的需要,加上物理学、化学的进步和显微镜的改进,细菌学也随之诞生。法国人巴斯德开始研究发酵的作用,证明发酵及传染病都是微生物引起的;德国人科赫发现霍乱弧菌、结核分枝杆菌及炭疽杆菌等,并改进了细菌培养和染色方法,还提出科赫三定律。他们的工作奠定了微生物学的基础。巴斯德还研究了鸡的霍乱、牛羊的炭疽病及狂犬病等,并用减弱微生物毒力的方法首先进行疫苗的研究,从而创立了经典免疫学。俄国人梅契尼科夫系统阐述了吞噬现象及某些传染病的免疫现象,提出了微生物间的对抗和它们变异的论述。

19 世纪初期,在药理学方面一些植物药的有效成分如吗啡、奎宁等先后被提取出来;至 19 世纪中叶,尿素、氯仿等已合成;19 世纪末精制成阿司匹林,其后各种药物的合成精制不断得到发展。此后,人们开始研究药物的性能和作用,以临床医学和生理学为基础,以动物实验为手

段,产生了实验药理学。

19世纪,人们应用物理、化学的理论和实验方法研究机体,从而逐渐兴起生理学研究。法国人马让迪、德国人弥勒和法国人贝尔纳先后用动物实验对神经和消化等系统进行了大量生理研究,奠定了现代生理学研究的科学基础。

1819年,法国病理学家拉埃内克发表论文《间接听诊法》,发明了听诊,并根据这种新的检查方法来诊断肺和心脏的疾病。此外,许多临床诊断辅助手段如血压测量、体温测量、体腔镜检查都是在19世纪开始应用。

19世纪中叶,解剖学的发展和麻醉法、防腐法和无菌法的应用,对外科学的发展,起到了决定性的作用。19世纪中叶一氧化二氮、乙醚、氯仿相继被用作全身麻醉药,外科手术能够在无痛情况下施行,19世纪末又发明了局部麻醉的方法,克服了全身麻醉手续繁杂、副作用多的不足。1847年维也纳医生塞梅尔魏斯发现产褥热是手和产科器械引起的感染;1865年英国外科医生利斯特采用苯酚消毒法进行消毒,1886年贝格曼采用热压消毒器进行外科消毒,标志着手术进入了无菌手术的时代。

到19世纪,预防医学和保障健康的医学对策已逐渐成为立法和行政问题。英国于1848年设立卫生总务部,规定和制定预防疾病的法令。德国科学家佩滕科弗将物理和化学的研究方法应用到卫生学方面,研究空气、水、土壤对人体的影响,继他之后,研究职业病的劳动卫生学、研究食品工业的营养和食品卫生学相继产生。1860年南丁格尔创立护士学校,传播其护理学思想,提高护理地位,使护理学成为一门学科。

三、医学发展史(现代)

从19世纪初叶开始,基础医学就大力寻求疾病的原因和有效的疗法,探究疾病发生和药物作用的机制,医学的发展日益加速。同时,各国政府的卫生保健支出和医药企业的投资规模越来越大,医学科研人员持续增加,物理、化学和工程部门也不断为医学研究提供现代化的基础理论、技术和工具,出现了学科间的交融并进和多学科协作研究的局面,推动了医学的全面发展。

医学遗传学:20世纪70年代产生的医学遗传学将遗传病的研究推向了一个新的阶段。一大批遗传病的病因都从分子水平得以阐明,并在基因定位、基因诊断及产前诊断以至基因治疗方面取得丰硕成果。基因诊断,特别是基因产前诊断成为目前预防遗传病的主要手段。而基因治疗致力于用正常基因取代致病基因,达到根治遗传病的目的,也已进入临床试验阶段。

医学微生物学:随着分子生物学、细胞学、免疫学等技术的迅速发展和普遍应用,医学生物学的研究领域取得了很大的进展。除常见的病原体及相关疾病如乙型肝炎(乙肝)、丙型肝炎(丙肝)、艾滋病、结核病、感染性腹泻、疟疾等外,一些新出现的传染病(如莱姆病、疯牛病、SARS、禽流感等)与其病原以及可用于生物战的病原体(如炭疽、鼠疫、多种脑炎病毒和多种出血热病毒等),成为医学生物学研究的热点。目前已基本明确了HIV(人类免疫缺陷病毒)、HBV(乙型肝炎病毒)、HCV(人类免疫缺陷病毒和丙型肝炎病毒合并感染)及疟疾的基因结构及功能,对其致病与免疫机制已有较深入的了解。以DNA(脱氧核糖核酸)疫苗为代表的一些新型疫苗已开始临床试验及应用,对乙肝和丙肝的基因治疗已进入临床前阶段;多种艾滋病疫苗正在进行临床试验,FDA(美国食品药品监督管理局)已批准30余种艾滋病治疗药物上市;恶性疟原虫的全基因组序列已经明确,其中部分基因的结构已经清楚。

免疫学:起源于抗感染的研究,20世纪的免疫研究突破了抗感染免疫,产生了许多新的理论,现代免疫概念认为免疫是机体识别和排除抗原性异物,维持自身稳定和平衡的一种生理功能,通常对机体有利,某些条件下也可对机体造成损害。过敏反应、免疫耐受等机制被发现,澳大利亚免疫学家伯恩特提出了细胞系选择学说;20 世纪 70 年代单克隆抗体技术问世,随即被广泛用于免疫诊断和治疗;进入 21 世纪以来,以抗体疗法、细胞疗法和肿瘤疫苗为代表的肿瘤被动免疫和主动免疫治疗已取得显著的进展。

药物的研究也出现了许多重大成果,各种抗癌药物、精神作用药物、避孕药物、疫苗等问世,现代药理学已从器官系统深入到细胞和分子水平;基因工程(重组体 DNA 技术)的进展特别引人瞩目,基因技术已被大量地应用于诊疗和药物研发等领域,此外纳米药物的出现使高效低毒、靶向明确的药物研发成为可能。

神经生物学的研究日益受到重视,大脑的结构和功能成为自然科学研究中最具有挑战性的课题。从 20 世纪 90 年代以来,世界科研强国加快了对神经生物学研究的投入。美国继 20 世纪 90 年代推出"脑的十年计划"后,于 2013 年继续推出了"推进创新神经技术脑研究计划"(brain research through advancing innovative neurotechnology,BRAIN),旨在探索人类大脑工作机制、绘制脑活动全图,并最终开发出针对大脑疾病的疗法。欧盟于 2013 年启动"人脑计划"(human brain project,HBP),目标是整合已有的神经科学数据和知识,在超级计算机上模拟人脑,通过模拟人脑来达到对大脑新的理解、找到脑疾病的新治疗方案和新的类脑计算技术。日本也于 1996 年正式推出为期 20 年的"脑科学时代计划";我国科技部"973 项目",国家自然科学基金也先后启动了"脑结构与功能的可塑性研究""视听觉信息的认知计算""神经环路的形成及其信息处理原理"等重大项目。这些研究工作将为 21 世纪神经生物学的腾飞打好基础。

医学影像学与生物医学工程:基础研究和临床检测技术得到了全面的发展,产生了大量灵敏、高效的仪器设备,如 20 世纪 50 年代出现了超声影像技术;70 年代研究出计算机断层扫描(CT);到 80 年代根据磁共振原理又诞生了磁共振成像(MRI)技术,这些技术的应用形成了医学影像学。近年来,功能、代谢成像,如 MRI 扩散和(或)灌注成像,频谱分析,正电子发射断层成像(PET)及超声心肌造影等已进入临床;介入治疗的发展和普及应用,尤其是肿瘤和血管内(动脉、静脉)介入治疗及其多种技术的综合应用等取得了重要进展。此外,生物电的检测技术开始应用于心电、脑电和肌电测定;以核素进行诊断和治疗诞生了核医学。人造器官和器官功能辅助装置是另一项重大成就,20 世纪 40 年代出现了人工肾,此后又有人工心肺机、人造心脏瓣膜、人工心脏进入临床应用。

临床医学:自 20 世纪 80 年代以来,生物标志物的研究开始蓬勃发展,心脏、肿瘤生物标志物为心血管和肿瘤相关疾病的一级和二级预防做出了重要贡献。疾病的治疗开始从基因组向蛋白质组学研究转变;微创外科兴起,目前已涵盖了各种内镜、腔镜、导管治疗,伽玛刀、X 刀、微波刀、高能聚焦超声,适形放射治疗、粒子种植放射治疗、质子治疗等各种微创技术。

第二次世界大战后大规模的工业污染带来若干公害病,引起人们对生态学和环境科学的重视,用全球角度来考虑医学问题,到 20 世纪下半叶,系统观点深入人心。由微观到宏观,由大分子、细胞,经器官、生理系统、个体,到种群(社会)、生态系统、生物圈,这种系统模型正指导着现代的医学思维,同时世界各国都在加强政府对卫生事业的领导和支持,国际合作日益密切,促进了现代化的医学知识和技术的发展传播。

第三节　医学的进展

现代医学源于各国的古医学。几千年来,人类在防病治病、保障健康的长期医疗实践中积累的丰富经验,与现代科学技术的发展相结合,直至近百年来才形成了现代医学。

现代医学的首要特点是分科分类更细,范围不断扩大。例如,一切有助于诊断、治疗和预防疾病的物理学、化学和生物学知识和技术,都会成为医学的内容。然而作为医学的核心,现代医学仍然由三个部分组成,即临床医学、群体医学和基础医学。临床医学又称治疗医学,主要以求诊的个体患者为对象,讨论疾病的诊断和治疗。群体医学即预防医学,以一定的社会群体为对象,研究人群的健康情况和疾病在人群中的分布,着重讨论致病原因及相应预防措施。基础医学研究人体的结构、功能、遗传和发育以及病原体、疾病及病理过程、药物作用、发病机制等,基础医学近年取得的飞跃发展,带动着整个医学阔步前进。

现代医学的第二个特点是分析和综合并重。古代医学也标榜整体论,但当时的条件无法窥知人体奥秘,推断只能臆测。现代医学整体论建立在"分析-再综合"的基础上,因而可作出科学的论断来指导医疗实践。一方面医学从系统、器官到细胞、分子,由宏观到微观逐层深入;另一方面是把这些成分综合起来,在整体上研究它们如何在人体神经、内分泌和免疫等系统的调控下协调行动,产生生理和病理变化。

现代医学第三个特点是研究的时空尺度越来越大。群体医学本身视野广阔,但现代医学不仅范围更广且工作更深入,多学科的综合研究可认识宏观环境万物间的复杂联系。生命科学将成为医学学科中的带头学科,分子生物学将对医学的发展继续起主导作用,并和生物技术、生物医学工程结合,带动医学各领域的发展,加速预防、诊断、治疗等的更新,使整个医学面貌发生根本性改观。

21世纪医学的发展主要重视以下几个方面:①保护和改善自然环境、防治污染、控制人口,从根本上改善人类生存条件;②应用高科技,解除恶性肿瘤、中毒、糖尿病、肝炎、艾滋病等疾病对人类的威胁;③通过全民健康教育,最大限度地提高人民群众的自我保健能力。

第二章　生命的基本表现与功能调节

第一节　生命活动的基本特征

蛋白质和核酸是一切生命活动的物质基础,生命活动至少包括新陈代谢、兴奋性和生殖三种基本活动。

一、新 陈 代 谢

新陈代谢是指新的物质不断代替老的物质的过程,也就是生物体不断地进行自我更新,破坏和清除已经衰老的结构,重建新的结构的过程,这一贯穿生命活动的全过程,称为新陈代谢,新陈代谢一旦停止,生命活动也就结束。

新陈代谢包括合成代谢和分解代谢,前者储存和利用能量;后者释放能量,所以在物质代谢的同时伴随着能量的储存、转移和利用,新陈代谢包含物质代谢和能量代谢。

二、兴 奋 性

生物体所处的外界环境是经常发生变化的,生物体能对环境的变化做出适当的反应,以适应变化的环境,这是一切生物体普遍具有的功能。具有对刺激产生生物电反应的能力称为兴奋性(excitability);可被机体感受并引起机体产生反应的体内、外环境改变,称为刺激;凡能引起某种组织产生兴奋的最弱(最小)强度刺激称阈刺激(threshold stimulus);阈刺激的倒数可以作为测定兴奋性高低的指标。受到刺激后机体功能活动的变化,称为反应。

反应有两种形式,兴奋(指某种功能活动出现或加强)和抑制(指某种功能活动减弱或停止)。组织接受刺激产生反应的形式主要取决于刺激的质、量和组织的功能状态。

三、生　殖

机体生长发育到一定阶段,能产生与自己相似的子代,这种功能就是生殖,生殖也是生命活动的基本表现之一。任何生物体的寿命都是有限的,必须通过繁殖子代来延续种族。生物体能产生与自己相类似的个体是由于遗传信息通过 DNA 带到子代细胞,它控制子代细胞的各种生物分子的合成并且保证子代细胞与亲代细胞具有同样的结构和功能。

第二节　机体的内环境和稳态

一、机体的体液

成人体内的液体约占体重的 60%,称为体液。其中 2/3 分布在细胞内,称为细胞内液;1/3 分布在细胞外,称为细胞外液。细胞外液中,约 1/4 分布在心血管系统内,即血浆;其余 3/4 为分布在组织间隙中的组织液和少量存在于一些体腔内的液体。

二、机体的内环境和稳态

人体的绝大多数细胞并不直接与外界环境相接触,它们直接接触的是细胞外液。因此细胞外液成为体内细胞直接接触和赖以生存的环境,称为内环境。

内环境的各种物理的和化学的因素是保持相对稳定的,称为内环境的稳态。内环境(化学成分、含氧量、pH、温度、渗透压等)的稳态是细胞维持正常生理功能的必要条件,也是整个机体能维持正常生命活动的基础。内环境稳态的保持,是机体各个细胞、器官和系统的活动以及机体与环境相互作用的结果。

第三节　机体生理功能的调节

人体是一个有机的整体,在神经、免疫和内分泌网络的调控下,各系统、器官和组织细胞之间的和谐有序协调和密切配合,完成复杂的生理功能。

一、生理功能的调节方式

1. 神经调节　是指通过神经系统的活动对机体功能进行的调节,基本过程是反射,反射活动的结构基础称为反射弧,反射弧由五个基本部分组成,即感受器、传入神经纤维、反射中枢、传出神经纤维和效应器。

神经反射有两种类型,非条件反射(指与生俱来的初级神经活动)及条件反射(指后天形成的高级神经活动,更具有适应性)。神经调节的特点是过程迅速、调节精确、范围局限、时间短暂。

2. 体液调节　是指机体的某些细胞能生成并分泌某些特殊的化学物质,后者经由各种体液途径到达全身组织细胞或某些特殊的组织细胞,通过作用于细胞上相应的受体,改变细胞的活动,从而实现其调节作用。体内有多种内分泌细胞,能分泌多种激素,激素由血液运输至全身各处,调节细胞的活动。有远距分泌、旁分泌、神经分泌等多种形式。体液调节的特点是缓慢、广泛持久、弥散。

3. 自身调节　是指许多组织、细胞不依赖于外来的神经或体液因素,自身能对周围环境变化发生相应的反应。自身调节的特点是调节幅度小、不灵敏、局限。

二、体内的控制系统

人体的功能活动可以看成是和机器一样的自动控制系统,运用数学和物理学的原理及方法,分析和研究机体内部的控制和通信的一般规律的学科内容,是属于控制论的范畴。机体内部存在数以千计的控制系统,甚至一个细胞内部也存在许多复杂精细的控制系统,精确地调控细胞的各种功能活动。控制系统由控制部分和受控部分组成,可分为非自动控制、反馈控制和前馈控制。

1. 非自动控制系统　是一个开环系统,系统内受控部分的活动不会反过来影响控制部分的活动。这种控制方式是单向的,不能起自动控制的作用,见图 2-1。

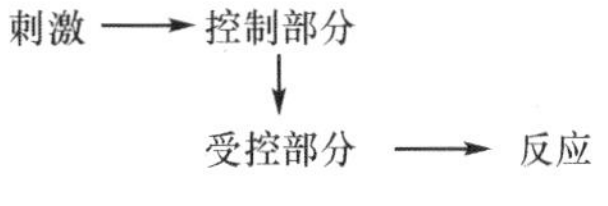

刺激 ⟶ 控制部分
↓
受控部分 ⟶ 反应

图 2-1　非自动控制机制示意图

2. 反馈控制系统　是一个闭环系统,控制部分对受控部分发出指令,而受控部分则能将其活动的状况作为反馈信息送回至控制部分,使控制部分能根据反馈信息来改变或调整自己的活动,两者之间形成一个闭环联系。如果反馈信息的作用是减低控制部分的活动,则这种反馈控制称为负反馈;如果反馈信息能加强控制部分的活动,则称为正反馈,见图 2-2。

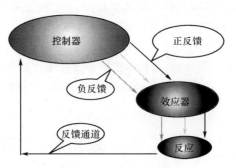

图 2-2　反馈机制示意图

　　(1)负反馈控制系统:负反馈控制的作用是使系统的活动保持稳定,内环境理化因素的稳态就是依靠体内许多的负反馈控制系统的活动来维持的,如血压和血糖的调控等。

　　(2)正反馈控制系统:正反馈的结果不是维持系统的平衡或稳态,而是使一个生理过程持续地达到完成,如排尿和分娩等。

　　3. 前馈控制系统　　在控制部分向受控部分发出活动指令的同时,又通过另一快捷通路向受控部分发出前馈信息,因此受控部分在接受来自控制部分的指令进行活动时,能及时得到前馈信息的调控,使活动更加准确。在整个控制过程中,前馈控制常常与反馈控制互相联系和配合。

第三章 细胞与组织

第一节 细胞的形态结构及细胞周期

细胞是人体形态结构、生理功能和生长发育的基本单位,由于各种细胞的功能不同,所处环境不同,所以人体细胞的大小、形态也并非完全一样。就大小而言,最大的细胞如卵细胞直径是 $120\mu m$,最小的淋巴细胞直径只有 $6\mu m$。形态也有多种,如肌细胞是梭形或长圆柱形,血细胞呈现的大多是球形,而神经细胞的形态更是多种多样。

一、细胞的形态结构

虽然最大的细胞直径为 $120\mu m$,但用肉眼是无法看见的,必须借助于显微镜来观察。在光学显微镜下细胞由细胞膜、细胞质和细胞核三部分组成,在电子显微镜下观察到细胞内部有很多重要结构,可将细胞的结构分为膜相结构和非膜相结构。

(一)细胞膜的组成和结构

化学分析表明细胞膜主要由脂类、蛋白质和糖类三种物质组成。其中以脂类和蛋白质为主,糖类只占少量。但是各种膜中这些物质的比例和组成有所不同,这些物质分子是如何组装成膜结构的,有很多种关于膜结构的假说,目前比较公认的是"液态镶嵌模型"假说。这个假说的基本内容是生物膜是以液态的脂质双分子层为基架,其中镶嵌着具有不同分子结构和不同生理功能的蛋白质。

1. 细胞膜的脂质 以磷脂为主,每个脂质分子都有一个亲水端和一个疏水端,亲水端朝向细胞膜内外两侧,疏水端朝向膜的中间,排列成内外两层。脂质的熔点较低,在体温条件下呈液态,这种特性是膜具有流动性的一个前提条件。

2. 细胞膜的蛋白质 主要是指镶嵌在脂质双分子之间的球形蛋白质,又称镶嵌蛋白,也有少数蛋白质分子附着在脂质双分子层的内表面,称为附着蛋白。由于细胞膜是液态的,蛋白质在脂质双分子层内是可以移动的,但这种移动不是随意的,是有特定条件约束的,即蛋白质的移动只能在一定的范围内,而且只能是横向移动。

细胞膜上的蛋白质具有非常重要的生理功能,包括物质转运功能、受体功能及免疫功能,实际上细胞膜所具有的各种功能在很大程度上都与细胞膜上所含的蛋白质有关。

3. 细胞膜的糖类 细胞膜所含的糖类较少,主要是一些寡糖和多糖。这些糖分子形成糖链,有的与蛋白质结合形成糖蛋白,有的与脂质结合形成糖脂来进一步发挥功能。

(二)细胞质

细胞质位于细胞膜和细胞核之间,包括细胞质基质和包埋在基质中的各种特殊结构(细胞器)。

1. 基质 是细胞质中的胶态物质。由水、无机盐、蛋白质、糖、脂类等组成。内含若干种可溶性的酶,即糖酵解酶系与氨基酸合成和分解有关的酶系,可进行一定的代谢活动。所以基质既是细胞质内有形成分的生存环境,同时又是细胞多种物质代谢的场所。

2. 细胞器　是细胞质内具有一定形态结构和功能的有形成分的总称。

（1）核糖体：是细胞内最小的细胞器，由核蛋白体核糖核酸（rRNA）和蛋白质构成的椭圆形颗粒小体，是细胞内蛋白质合成的主要场所。核糖体按其存在的位置分为游离核糖体和膜旁核糖体。游离核糖体分散在细胞质中，主要合成结构蛋白。膜旁核糖体附着在内质网壁外，主要合成输送分泌蛋白质。

（2）内质网：是膜性管道系统，根据表面是否有核糖体附着，分为粗面内质网和滑面内质网。粗面内质网是核糖体附着的支架，是运输蛋白质的通道。滑面内质网表面没有核糖体的附着，但含有多种酶系，功能复杂，可以参与多种代谢活动，主要参与糖类、脂类合成和类固醇类激素的合成与分泌。骨骼肌细胞和心肌细胞的滑面内质网称为肌质网，与兴奋－收缩偶联机制有关；肝细胞的滑面内质网，内含丰富的酶系等，对某些代谢产物、药物等有害于人体的物质，通过氧化、还原、水解、结合等转化过程，降低其毒性或将其转化成为易溶于水的物质，有利于经排泄系统排出体外。

（3）高尔基体：是位于细胞核附近的网状囊泡，又称内网器，它是由很多层重叠的扁平囊泡、若干个大泡和小泡组成。主要功能是把粗面内质网运转的蛋白质进行加工、浓缩、包装成分泌囊泡或溶酶体。分泌囊泡经胞吐作用排出细胞外，溶酶体则分布于细胞质内。

（4）溶酶体：是一种囊状的有膜包绕的小体，大小不一，散在于细胞质内，内含 50 多种水解酶，在酸性条件下可以对多种物质进行水解，如蛋白质、糖、多肽、中性脂质、糖脂、糖蛋白、核酸等，另外溶酶体还可以通过胞吐，向细胞外释放水解酶，同时可以分解邻近的细胞外物质，所以溶酶体是公认的细胞内重要的消化器官。

（5）线粒体：是椭圆形或圆形小体，由两层膜构成的膜性囊，外膜光滑无皱，内膜向线粒体腔内折叠形成线粒体脊，并围成内室。线粒体内含有多种酶和辅酶，能将蛋白质、脂肪和糖类等物质分解氧化，释放并储存能量，生成更多的高能磷酸化合物（ATP），以备细胞其他生命活动所需。细胞生命活动中所需能量有 95% 是来自线粒体，所以线粒体是细胞内的动力工厂。

（三）细胞核

细胞核在形态上是核物质的集中区域，一般靠近细胞中央部位。人体细胞除了红细胞和血小板没有细胞核外，其他细胞都有细胞核，而且大多是一个核，少数细胞有两个或多个细胞核，细胞核的大小、形态和位置都与细胞种类及功能状态有关。细胞核在功能上是遗传信息传递的中枢，并控制着细胞内蛋白质合成的数量和质量，从而调节细胞的各种生命活动。细胞核的组成包含三个部分：核膜、核仁、染色质及染色体。

（1）核膜：位于细胞核表面的薄膜，由两层单位膜组成。两层膜之间的间隙称为核周隙，在核周隙中含有多种酶类。在细胞核的核膜上有许多散在的孔，称为核孔，是细胞核与细胞质之间进行物质交换的通道，核膜外层的胞质面附有核糖体，并且与内质网延续，核周隙与内质网相通。

（2）核仁：没有外膜包绕的圆形结构，一般是 1～2 个，位置不定，但常偏于核的一侧。核仁的化学成分是蛋白质和核糖核酸（RNA），与蛋白质合成有关。

（3）染色质及染色体：细胞增殖周期有两个时相，分别是间期和分裂期。染色质是细胞间期在细胞核中能被碱性染料着色的物质，又称染色质纤维，染色质的基本化学成分是 DNA 和组蛋白。DNA 和组蛋白结合形成染色质结构的基本单位——核小体。在细胞有丝分裂时期，若干核小体构成的染色质纤维反复螺旋折叠，最后组装成中期染色体，所以染色质和染色体是同一物质的不同功能状态。

二、细胞周期

细胞是以分裂的形式进行增殖,以适应细胞的生长发育、更新和损伤修复的需要。不同细胞分裂增殖的频率差异非常大,如神经细胞增殖频率低,甚至有时不分裂;血液中的成熟红细胞、粒细胞等不具备分裂增殖能力;造血干细胞增殖频率非常高。细胞各组成部分在不断发展变化的基础上还要不断增殖,产生新细胞,以代替衰老、死亡和创伤所损失的细胞,这是机体新陈代谢的表现,也是机体不断生长发育、赖以生存和延续种族的基础。

细胞增殖周期包含生长、分裂两个环节,即间期和分裂期。细胞分裂以后进入间期,此期细胞进行着结构上和生物合成上复杂的变化。结构上的变化有赖于细胞内的生物大分子的合成,与 DNA 分子复制有关的各项活动是间期活动的中心。

(一) 间期

新的细胞一经产生就开始执行其功能,间期分为 DNA 合成前期(G_1)、DNA 合成期(S)、DNA 合成后期(G_2)。

1. DNA 合成前期(G_1)　细胞在此期内主要进行 DNA 复制所必需的核苷酸、蛋白质和酶类的合成以及储备,为 DNA 的合成做准备。进入 G_1 期的细胞有 3 种情况,①不再继续增殖:有些进入细胞 G_1 期后一直到死亡都不会进入下一个时期;②暂时不增殖:如肝肾细胞平时保持分化状态,执行肝肾功能,停留在 G_1 期,当肝肾组织受到损伤,细胞大量死亡需要补充时,这些细胞又进入增殖周期进行增殖,这类细胞称为 G_0 期细胞;③继续进行增殖:如骨髓造血细胞增殖比较活跃,在 G_1 期持续一定时间后就进入下一时期。

2. DNA 合成期(S)　细胞在此期主要进行 DNA 的复制,复制后的 DNA 在细胞内的含量增加一倍,为分裂期做好准备;此期还合成一些组蛋白,如果此期受到一些因素的干扰,就会影响 DNA 的复制,可能出现细胞分裂的抑制现象或细胞出现变异,导致异常细胞出现或者出现畸形。

3. DNA 合成后期(G_2)　此期 DNA 复制已经结束,但细胞还会合成一些核糖核酸、组蛋白、微管蛋白和细胞膜上的蛋白质等,为分裂期做准备。如果阻断这些合成,细胞就不能进入有丝分裂,在临床上用放疗治疗某些肿瘤,就是破坏了肿瘤细胞 DNA 的结构与合成,从而达到治疗效果。

(二) 分裂期(M)

从间期结束时开始,到新的间期出现时的一个阶段,它也是一个连续的动态变化过程,此期是确保细胞核内染色体能精确均等地分配给两个子细胞核,使分裂后的细胞保持遗传上的一致性。

细胞的分裂期,又可分为前期、中期、后期和末期,在这四期的过程中,染色体、中心体、细胞核、细胞膜等都发生一系列变化,最后断裂形成两个子细胞,完成有丝分裂,子细胞立即进入下一个周期的间期。

第二节　细胞的基本功能

细胞的功能是通过细胞内的各种成分、物质来完成的,其中细胞膜对维持细胞的一定形态、保护内容物、抵御外界有害物质、沟通细胞内外物质和接受信息等方面都有重要的作用。本节主要讨论细胞膜的跨膜物质转运功能、细胞的生物电现象及其原理以及细胞的信号转导功能。

一、细胞膜的跨膜物质转运功能

细胞在新陈代谢过程中,既要从细胞外面摄取所需的物质,又要将某些物质排出细胞,即细胞与周围环境之间的物质交换,都是通过细胞膜的跨膜物质转运功能来实现的,其主要转运方式有以下 4 种:

1. 单纯扩散　脂溶性物质顺着浓度差通过细胞膜的过程即为单纯扩散,是指物质分子遵循单纯的物理学原理,从浓度高的区域向浓度低的区域移动的现象,这种移动量(扩散量)的大小,可用物理量扩散通量来表示,扩散通量是在单位时间内通过垂直于扩散方向的单位截面积的扩散物质流量,一般情况下扩散通量与这种物质的浓度梯度成正比。实际上,只有脂溶性小分子物质及少数分子很小的水溶性物质(如 O_2、CO_2 等)能以单纯扩散的形式转运,其扩散的方向和速度取决于物质在膜两侧的浓度差和膜对该物质的通透性,即浓度差越大,通透性越大,物质的扩散量就越大;相反,如果浓度差越小,通透性也越小,那么物质的扩散量也就越小。

2. 易化扩散　不溶于或难溶于脂质的物质在脂蛋白的帮助下顺着浓度差或电位差通过细胞膜的过程,即易化扩散。其可分为经载体易化扩散和经通道易化扩散,其中的载体和通道都是细胞膜上的镶嵌蛋白。载体在细胞膜的一侧与被转运的物质结合,通过本身构型改变而将物质转运到膜的另一侧,与被转运物质分离后载体恢复原来的构型,反复进行直到膜两侧这种物质的浓度相等,如葡萄糖、氨基酸等物质就是由相应的载体转运;通道蛋白在膜两侧电位差或某种化学物质的作用下,内部分子构型变化,形成孔道,使被转运物质顺着浓度差或电位差运往膜的另一侧,Na^+、Cl^-、K^+、Ca^{2+} 等都是通过各自相应的通道而转运的,介导这一过程的膜蛋白称离子通道。离子通道有高度的离子选择性,取决于孔道的口径、孔道内壁的化学结构和带电情况等,根据其功能特点,可分为电压门控通道、化学门控通道和机械门控通道等。电压门控通道指通道的开、闭受膜两侧电位差的控制,如 Na^+ 通道等;化学门控通道指通道的开、闭受某些化学物质的控制,通常被神经递质或第二信使物质激活,因此也称配体门控通道。N_2 型乙酰胆碱受体阳离子通道即是其中的代表;机械门控通道指机械性刺激控制通道的开关,如听觉毛细胞。

易化扩散有三个特点:①较高的结构特异性,即载体结合位点与溶质的结合具有化学结构上的特异性,即一种离子通道或载体一般只能转运一种物质;②饱和现象,即转运速率随膜两侧溶质浓度差的变化会出现饱和现象,即当被转运物质增加到一定浓度时,转运量不再随之增加,这是由于通道或载体的数量有限的缘故;③竞争性抑制,即一种离子通道或载体,同时转运两种或两种以上物质时,一种物质浓度增加,必将削弱对另一种物质的转运,也就是说,某一载体对结构类似的两种物质 A 和 B 都有转运功能,那么当 A 物质被转运的量增加时,B 物质的转运量就会减少,这是饱和现象决定的。A 物质量多,占有了一定限量的载体和它的结合点,所以 B 物质的转运量就会减少。

单纯扩散和易化扩散都是顺着浓度差进行的,细胞本身不消耗能量,所以都属于被动转运。

3. 主动转运　细胞膜内外的离子或小分子物质,在细胞膜"泵"的作用下,逆着浓度差或电位差的跨膜物质转运过程是主动转运。这种细胞膜上的泵,实际上是细胞膜上的一种特殊的镶嵌蛋白,这种特殊的镶嵌蛋白具有 ATP 酶的作用,在细胞膜两侧的离子浓度发生改变时被激活,分解 ATP 而释放能量,供给物质逆着浓度差或电位差转运。由于这种方式的转运是逆着浓度差或电位差进行的,细胞需要消耗能量,所以称为主动转运。

实际上细胞膜上有多种离子泵,如钠-钾泵、碘泵、钙泵、氢泵等,其中最重要的是钠-钾泵。细胞膜两侧即细胞内外液中,各种离子的浓度是不相等的,而且有的差异非常大。人体的神经细胞和骨骼肌细胞,正常时细胞内的 K^+ 浓度是细胞外的 30 倍,而细胞外的 Na^+ 是细胞内的 12 倍。这种浓度差的形成和维持是由细胞膜上的钠-钾泵来完成的,这种钠-钾泵简称钠泵,钠泵不仅是镶嵌在细胞膜上的特殊蛋白质,而且还具有三磷酸腺苷酶的活性,是细胞膜上一种 Na^+-K^+ 依赖式 ATP 酶。当细胞内 Na^+ 浓度增高或细胞外 K^+ 浓度增高时,这时钠泵就被激活,把细胞外 K^+ 运至细胞内,同时将细胞内的 Na^+ 运至细胞外,这样就形成和维持 Na^+、K^+ 在细胞膜两侧的不均衡分布,这种不均衡的离子分布状态是神经和肌肉等细胞具有兴奋性的基础,因此主动转运与细胞的代谢密切相关。

4. 胞吐和胞吞 大分子物质或物质团块进出细胞的过程是胞吐和胞吞。

胞吐是指细胞内大分子物质或物质颗粒排出细胞外的过程,细胞的代谢产物以及细胞的分泌物都是以胞吐作用完成的。胞吐有两种形式:一种是胞内合成的大分子物质不间断地排出细胞,它是细胞本身固有的功能活动。例如,分泌物在粗面内质网的核糖体合成,转移到高尔基体,修饰成分泌囊泡,囊泡移向细胞膜的内侧,与细胞膜发生融合、破裂,最后将分泌物排出细胞;另一种则是合成的物质先储存在胞内,当受到化学信号或电信号的诱导时才排出细胞。

胞吞是指大分子物质或物质的团块进入细胞的过程,分别称为吞噬和吞饮。吞噬是指物质颗粒或团块进入细胞的过程,只发生在一些特殊的细胞,如巨噬细胞、中性粒细胞等;吞饮过程出现于几乎所有的细胞,又分为液相胞吞和受体介导胞吞两种。液相胞吞是指细胞外液及其所含的溶质连续不断地以吞饮的方式进入胞内,是细胞本身固有的活动。受体介导胞吞则是被转运的物质分子首先与膜上的受体结合,移行到包被小窝,当受体与其结合物聚积到一定量时,该区进一步内陷、离断,形成吞饮泡,此过程也称为内化。

二、细胞的生物电现象及其原理

细胞不论是在安静状态,还是活动状态,都伴随电现象的存在,这种现象称为细胞的生物电现象,如心电图、脑电图、肌电图等是心脏、大脑皮质、骨骼肌活动时的生物电现象的记录,为了分析单个细胞的生物电变化和产生机制,常采用电位针或者微电极的方法进行细胞内电位记录。

(一) 细胞的静息电位及其产生机制

1. 细胞的静息电位 静息电位是指细胞在未受刺激时存在于细胞膜内外两侧的电位差,细胞膜外正内负的状态称为极化,静息电位的增大称为超极化,静息电位减小称为去极化,细胞膜去极化后再向静息电位方向恢复,称为复极化。

2. 静息电位产生的机制 生物电现象的产生是由于细胞内、外两侧离子定向移动而形成的,这样就出现了"离子流"学说。"离子流"学说认为生物电的产生必须有两个前提条件:一是细胞内外离子分布和浓度不同;二是细胞膜在不同的情况下,对不同离子的通透性不同。

(1) 离子的跨膜扩散:静息电位主要是由离子的跨膜扩散形成的。离子跨膜扩散的驱动力有两个,跨膜的离子浓度差和电位差。两个驱动力的代数和称为电化学驱动力。K^+ 受到浓度差的驱动力向膜外扩散,而扩散后形成的外正内负的跨膜电位又会阻止它进一步向膜外扩散。当达到动态平衡时,K^+ 不再有跨膜的净移动,此时的跨膜电位称为 K^+ 平衡电位。在维持静息电位的状态下,有一个恒定的由膜内流向膜外的 K^+ 电流;同时也存在着一个恒定的由膜外流向膜内的 Na^+ 电流。

(2) 细胞膜钠泵的作用:钠泵在膜内、外离子不均衡分布的形成中具有关键作用,它活动时的生物电作用也会直接影响静息电位。影响静息电位水平的因素主要有三个,膜外 K^+ 浓度、膜

对 K^+ 和 Na^+ 的相对通透性、钠泵活动的水平。

（二）细胞的动作电位及其产生机制

1. 细胞的动作电位　细胞在安静状态下如果受到一个适当的刺激,膜电位会发生迅速的一过性的波动,这种膜电位的波动称为动作电位,动作电位的产生是细胞兴奋的标志。神经纤维受到刺激后,膜电位首先从 $-70mV$ 迅速去极化至 $+50mV$,形成动作电位的升支,随后又迅速复极至接近静息电位的水平,形成动作电位降支,两者共同形成尖状电位变化,称为锋电位。随后出现膜电位低幅、缓慢的波动,称为后电位。锋电位具有动作电位的主要特征,是动作电位的标志。

动作电位的幅度不因刺激强度的增大而增大,这一特性称为动作电位的"全或无"特性。动作电位的另一特征是它的可扩播性,动作电位产生后并不局限于受刺激部位,而是迅速向周围扩播,直至整个细胞的细胞膜都依次产生动作电位。动作电位的扩播是不衰减的,其幅度和波形始终保持不变。

2. 动作电位的产生机制

（1）电化学驱动力:决定离子跨膜流动的方向和速度。某离子的驱动力等于膜电位与该离子的平衡电位之差。离子的流动形成电流,内向电流使膜去极化,而外向电流使膜复极化或超极化。

（2）动作电位期间膜电导的变化:在刺激作用下,细胞膜上首先出现的 Na^+ 电导的迅速增加,使 Na^+ 在强大的驱动力下形成 Na^+ 内向电流,膜迅速去极化,构成锋电位升支;随后 Na^+ 电导减小而 K^+ 电导增大,在 K^+ 驱动力作用下形成 K^+ 外向电流,使膜复极化,构成锋电位降支。

（3）膜电导变化的机制:取决于离子通道的活动,Na^+ 通道内存在着两个独立的闸门,将 Na^+ 通道区分为三个功能状态,①激活门关闭和失活门开放的静息状态;②两个闸门都开放的激活状态;③激活门开放和失活门关闭的失活状态。两个闸门的开、闭状态都是依赖于电压和时间的。

通道由静息状态进入激活状态的过程称为激活,是膜去极化使激活门迅速开放的过程;由激活状态进入失活状态的过程称为失活,是失活门缓慢关闭的过程。已经失活的通道不可能直接进入激活状态,它只能随着膜的复极化而进入静息状态,此过程称为复活。K^+ 通道只有一个激活闸门,闸门的开、闭也是依赖于电位和时间的。去极化使闸门开放,但开放的速度较慢,所以 K^+ 电流的增大发生在 Na^+ 电流出现之后。只要去极化电位持续存在,K^+ 通道就持续开放,直至复极时才逐渐关闭,这一过程称为去激活。

（4）动作电位的发生:膜的去极化程度越大,Na^+ 通道开放概率和 Na^+ 内向电流也就越大,当刺激强度使膜去极化到某一临界膜电位时,Na^+ 的内向电流足以超过 K^+ 的外向电流,从而使膜进一步去极化,较强的去极化又会使更多的 Na^+ 通道开放和形成更强的 Na^+ 内流。如此便形成 Na^+ 通道激活对膜去极化的正反馈,膜迅速去极化至接近 Na^+ 的平衡电位,形成陡峭的动作电位升支。能引起这一正反馈过程的临界膜电位即阈电位,也称燃点。外加刺激通过阈电位产生了动作电位,强度较弱而不能使膜去极化到阈电位的刺激可引起局部反应。局部反应的共同特征是:①反应幅度随刺激强度的增加而增大,不表现"全或无"的特征;②在局部形成电紧张电位,或称电紧张扩播,不能进行远距离的不衰减扩播;③局部反应是可以叠加的,有空间总和与时间总和。

3. 动作电位的传导

（1）动作电位的传导机制:在动作电位的发生部位和邻近未兴奋部位间存在电位差,于是形成局部电流。动作电位的传导是沿着细胞膜不断产生新的动作电位,因而也称为动作电位的扩播。这是它的幅度和形状在长距离传导中保持不变的原因。有髓神经的局部电流是在郎飞结之间发生的,动作电位的这种传导方式称为跳跃式传导。

(2)影响动作电位传导的因素:①细胞膜的被动电学特性,即电紧张电位的扩播范围和扩播速度(达到稳态所需的时间),都会直接影响动作电位的传导速度。胞质电阻的变化是影响传导速度的重要因素;②动作电位的去极化速度和幅度,即去极化的速度越快,幅度越大,则传导速度也就越快,与 Na^+ 通道的功能状态和 Na^+ 动力等因素有关。

4. 缝隙连接　一个细胞产生的动作电位,可通过流经缝隙连接的局部电流直接扩播到另一个细胞。传导兴奋的速度快,没有突触延搁,且传导呈双向,有助于细胞群的同步性活动。

(三)组织的兴奋和兴奋性

1. 兴奋和可兴奋细胞　兴奋是动作电位的同义语或动作电位的产生过程,凡受刺激后能产生动作电位的细胞,包括神经细胞、肌细胞和部分腺细胞,称为可兴奋细胞;而不能产生动作电位的细胞称为非可兴奋细胞,可兴奋细胞受刺激后首先发生的共同反应就是产生动作电位。

2. 组织的兴奋性和阈刺激　可兴奋细胞受刺激后产生动作电位的能力称为细胞的兴奋性,刺激是指细胞所处环境因素的变化。通常包括三个参数:刺激强度、刺激的持续时间和刺激强度对时间的变化率。固定强度对时间的变化率和刺激持续时间,测量能使组织发生兴奋的最小刺激强度,称为阈强度,相当于阈强度的刺激称为阈刺激,阈刺激或阈强度是衡量细胞兴奋性最常用的指标,阈刺激增大表示兴奋性下降;反之,表示兴奋性升高。

3. 细胞兴奋后兴奋性的变化　细胞在发生兴奋后最初的一段时间,无论施加多强的刺激也不能使它再次兴奋,这段时间称为绝对不应期。在绝对不应期之后,一定时间内高于阈强度的刺激可使细胞产生兴奋,这段时期称为相对不应期。相对不应期过后,有的细胞先出现兴奋性的轻度增高,此期称为超常期。随后又出现兴奋性的轻度减低,此期称为低常期。

绝对不应期大约相当于锋电位发生的时间,锋电位可能发生的最大频率受到绝对不应期的限制;相对不应期和超常期大约相当于负后电位出现的时期;低常期相当于正后电位出现的时期。出现不应期的实质是 Na^+ 通道功能状态的变化。绝对不应期是由于膜上全部 Na^+ 通道进入失活状态造成的。相对不应期则是由于膜逐渐复极而使 Na^+ 通道由失活状态逐渐复活到静息状态的过程,一旦 Na^+ 通道全部进入静息状态,相对不应期也就结束。

4. 影响细胞兴奋性的因素　阈刺激是使细胞的膜电位从静息电位水平达到阈电位水平所需的刺激强度。任何能影响静息电位和阈电位之间差距的因素都可能影响细胞的兴奋性。①静息电位:当阈电位保持不变,静息电位减少,会减小它与阈电位的差距,细胞兴奋性因而提高;②阈电位:阈电位上移,则细胞兴奋性下降。决定阈电位的因素中最重要的是膜上 Na^+ 通道的密度和功能状态。细胞膜上处于静息状态的和处于失活状态的 Na^+ 通道的比例,是决定阈电位的关键因素;③细胞外 Ca^{2+} 浓度:细胞外浓度升高,可使细胞的兴奋性下降。

三、细胞的信号转导功能

(一)细胞的信号转导概述

1. 概念　细胞的信号转导是指生物学信息(兴奋或抑制)在细胞间或细胞内转换和传导并产生生物效应的过程,但通常所说的信号转导是指跨膜信号转导,即生物活性物质(激素、神经递质和细胞因子)等,通过受体或离子通道的作用而激活或抑制细胞功能的过程,也即信号从细胞外传入细胞内的过程,细胞信号转导的核心在于通过特定信号通路进行生物信息的细胞内转换与传递过程,并涉及对相关蛋白基因表达过程的调控。

2. 生理意义　　细胞的信号转导本质上是在细胞和分子水平上的功能调节,是机体生命活动中的生理功能调节的基础。机体在对内外环境变化的适应过程中,宏观上需要机体各系统器官之间的相互协调(神经、体液、自身调节)完成适应性调节,微观上三种调节方式都需要依赖机体各种功能细胞的协调活动来各司其职,其中必然在各种细胞间需要有复杂的信号交流过程,这一过程就是细胞的信号转导。

信号转导中,信号指的是生物学信号,即带有生物学意义的信号,可以是物理信号,如电、声、光和机械牵张等,但更多的是以化学物质为载荷物体的化学信号,如激素、神经递质、细胞因子等,所以信号载荷物体可来自外环境,也可由体内细胞产生和释放。至于信号转导的结果即生物效应,则是各式各样的,可为对靶细胞的影响,或为对靶细胞代谢、分化和生长发育的影响,甚至是对靶细胞形态结构和生存状态等方面的影响。

3. 与人类疾病的相关性　　由于细胞的信号转导功能就是机体生理功能调节的细胞和分子机制,所以信号转导通路及信号网络中的各信号分子、信号分子间以及信号通路间相互作用的微小改变,是许多人类疾病的分子基础,相关病理机制研究已在肿瘤、动脉硬化、心肌肥大、炎性疾病以及神经退行性疾病等疾病中取得了显著进展。另外,信号分子、信号转导环节以及信号网络的节点,也是药物作用的有效靶点,是目前基础与临床医学、药物治疗学乃至药物设计中最前沿的领域之一。

(二)细胞信号转导的主要类型

在信号转导中,受体和配体是两个重要概念,受体是指细胞中具有接收和转导信号功能的蛋白质,分布于细胞膜中的受体称为膜受体,位于细胞质和细胞核内的受体则分别称为胞质受体和核受体。凡是能与受体发生特异性结合的活性物质则称为配体。由于所介导的受体和配体的不同,信号转导的种类众多,我们主要介绍由膜的特异受体蛋白质、G 蛋白和膜的效应器酶组成的跨膜信号传递系统。

G 蛋白偶联受体是指激活后作用于与之偶联的 G 蛋白,然后引发一系列以信号蛋白为主的级联反应而完成跨膜信号转导的一类受体。G 蛋白偶联受体既无通道结构,又无酶的活性,它所触发的信号蛋白之间的相互作用主要是一系列生物化学反应过程,故也称促代谢型受体。G 蛋白偶联受体介导的信号转导所涉的信号分子包括多种信号蛋白和第二信使,信号蛋白主要包括 G 蛋白偶联受体、G 蛋白、G 蛋白效应器和蛋白激酶等一系列存在于细胞膜、细胞质及细胞核中的信号分子来实现。因为是在激素的研究过程中发现的,因此又称为第二信使学说,见图 3-1。

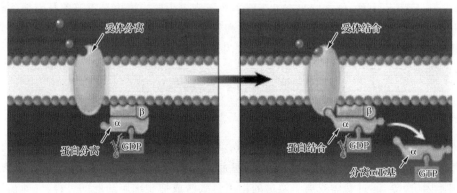

图 3-1　第二信使学说

GDP,鸟苷二磷酸;GTP,鸟苷三磷酸

（1）G蛋白偶联受体：由7次穿膜的肽链构成，也称为7次跨膜受体。胞质侧有结合G蛋白的部位，通过与配体结合后的构象变化来结合和激活G蛋白。

（2）G蛋白：GTP结合蛋白是偶联膜受体和效应器蛋白（酶或离子通道）的膜蛋白。

（3）G蛋白效应器：有两种即催化生成第二信使的酶和离子通道。酶主要是细胞膜上的腺苷酸环化酶（AC）、磷脂酶C（PLC）、磷酸二酯酶（PDE）以及磷脂酶A_2。

（4）第二信使：包括cAMP、三磷酸肌醇（IP_3）、二酰甘油（DG）、环磷酸鸟苷（cGMP）和Ca^{2+}等。第二信使是细胞外信号分子作用于细胞膜后产生的细胞内信号分子，调节的靶蛋白主要是各种蛋白激酶和离子通道。

（5）蛋白激酶：包括丝氨酸、苏氨酸蛋白激酶。

第三节　细胞衰老与凋亡

一、细胞衰老

1. 概念　细胞衰老是细胞的一种重要生命活动现象，衰老通常指生物发育成熟后，在正常情况下随着年龄的增加，机能减退，内环境稳定性下降，结构中心组分退行性变化，趋向死亡的不可逆的现象。衰老和死亡是生命的基本现象，衰老过程发生在生物界的整体水平、种群水平、个体水平、细胞水平以及分子水平等不同的层次。生命要不断地更新，种族要不断地繁衍。而这种过程就是在生与死的矛盾中进行的。至少从细胞水平来看，死亡是不可避免的。

然而对细胞衰老的认识却经历了一个曲折而漫长的过程，由早期的细胞"不死性"的观点发展到现今被普遍接受的细胞增殖能力和寿命有限的观点。海弗利克（Hayflick）等的研究证实，细胞至少是可以培养的，不是不死的，而是有一定寿命的；细胞的增殖能力不是无限的，而是有一定的界限，这就是著名的Hayflick界限。研究发现物种寿命与培养细胞之间存在着正相关的关系，即物种的寿命越长，其培养细胞的传代次数越多，反之，其培养细胞的传代次数越少，对于在体外培养的二倍体细胞，是细胞核决定细胞的衰老；就细胞内外环境因素而言，是细胞内部因素决定细胞的衰老。在生命有机体内，衰老细胞分裂速度减慢，其原因主要是G_1期明显延长，S期的长度变化不大。细胞衰老的过程中，其结构发生一系列的深刻变化，包括细胞核增大，核膜内折，染色质固缩，粗面内质网减少，线粒体变大并且数目减少，产生致密体，膜常处于凝胶相和固相，细胞间间隙连接减少，组成间隙连接的膜内颗粒聚集体变小等。这些形态结构的变化，直接导致其相应的功能下降。

可以看出，衰老是有机体在退化时期生理功能下降和紊乱的综合表现，是不可逆的生命过程。细胞衰老是细胞生理与生化反应发生变化的过程，主要表现是细胞对环境变化适应能力和维持细胞内环境恒定能力的降低，导致细胞形态结构和功能上发生一系列的变化。对多细胞生物而言，细胞衰老与机体的衰老是两个不同的概念，机体衰老并不等于所有细胞的衰老，但是细胞的衰老又是同机体的衰老紧密相关的。

2. 细胞衰老的分子机制　关于细胞衰老的机制研究近年来取得了重大进展，提出了氧化性损伤学说等多种理论，但均未有最终结论。

（1）差错学派：差错学派认为，细胞衰老是各种细胞成分在受到内外环境的损伤作用后，因缺乏完善的修复，使"差错"积累而导致的。根据对导致"差错"的主要因子和主导因素的认识不同，可分为不同的学说，这些学说各有实验证据。

1）代谢废物积累学说：细胞代谢产物积累至一定量后会危害细胞，引起衰老。哺乳动物脂褐质的沉积是一个典型的例子，脂褐质是一些长寿命的蛋白质与DNA及脂质共价缩合形成的巨交联物,由于脂褐质结构致密,不能被彻底水解,又不能排出细胞,结果在细胞内沉积增多,阻碍细胞的物质交流和信号传递,最后导致细胞衰老。研究还发现老年性痴呆(AD)脑内的脂褐质、脑血管沉积物中均有 β-淀粉样蛋白(β-AP),因此 β-AP 可作为 AD 的鉴定指标。

2) 大分子交联学说:过量的大分子交联是衰老的一个主要因素,如 DNA 交联和胶原交联均可损害细胞功能,引起衰老。在临床上,胶原交联与动脉硬化、微血管病变有密切关系。

3) 自由基学说:自由基是一类瞬时形成的含不成对电子的原子或功能基团,普遍存在于生物系统。其种类多、数量大,是活性极高的过渡态中间产物。正常细胞内存在清除自由基的防御系统,包括酶系统和非酶系统,酶系统有超氧化物歧化酶(SOD)、过氧化氢酶(CAT)、谷胱甘肽过氧化物酶;非酶系统有维生素 E、醌类物质等电子受体。自由基的化学性质活泼,可攻击生物体内的 DNA、蛋白质和脂质等大分子物质,造成损伤,结果导致 DNA 断裂、交联、碱基羟基化,蛋白质变性而失活,膜脂中不饱和脂肪酸氧化,细胞膜流动性降低。大量实验证明,SOD 和 CAT 的活性升高能延缓机体的衰老。索哈尔(Sohal)将 SOD 和 CAT 的基因导入果蝇,使转基因果蝇比野生型的这两种酶基因多一个拷贝,转基因果蝇中酶活性显著升高,而平均年龄和最高寿限有所延长。

4) 体细胞突变学说:认为诱发和自发突变积累均可使基因部分或全部功能丧失,导致功能性蛋白的合成减少,细胞衰老或死亡。例如,辐射可以导致年轻的哺乳动物出现衰老的症状,和个体正常衰老非常相似。

5) DNA 损伤修复学说:外源的理化因子、内源的自由基均可引起 DNA 损伤。正常机体内存在 DNA 的修复机制,通常可使损伤的 DNA 得到修复。但是随着年龄的增加,这种修复能力逐渐下降,结果导致 DNA 错误累积,最终导致细胞衰老死亡。另外,DNA 的修复并不均一,转录活跃基因被优先修复,而在同一基因中转录区被优先修复,彻底地修复仅发生在细胞分裂的 DNA 复制时期,这也是干细胞能"永葆青春"的原因。

(2) 遗传论学派:遗传论学派认为衰老是遗传决定的自然演变过程,一切细胞均有内在的预定程序决定其寿命,而细胞寿命又决定种属寿命的差异,外部因素只能使细胞寿命在限定范围内变动。

1) 细胞有限分裂学说:许多实验证明,正常的动物细胞无论是在体内生长还是在体外培养,其分裂次数总存在一个"极限值",亦称最大分裂次数,如人胚成纤维细胞在体外培养时只能增殖 60～70 代。现在普遍认为细胞增殖次数与端粒 DNA 长度有关。有研究表明,体细胞染色体的端粒 DNA 会随细胞分裂次数增加而不断缩短,DNA 复制一次端粒就缩短一段,当缩短到一定程度至极限值时,细胞停止复制,而走向衰亡。资料表明人的成纤维细胞端粒每年缩短 14～18 bp,可见染色体的端粒有细胞分裂计数器的功能,能记忆细胞分裂的次数。端粒的长度还与端粒酶的活性有关,端粒酶是一种反转录酶,能以自身的 RNA(核糖核酸)为模板合成端粒DNA,在精原细胞和肿瘤细胞(如 HeLa 细胞)中有较高的端粒酶活性,而正常体细胞中端粒酶的活性很低,呈抑制状态。

2) 重复基因失活学说:真核生物基因组 DNA 重复序列不仅增加基因信息量,而且也是使基因信息免遭机遇性分子损害的一种方式。主要基因的选择性重复是基因组的保护性机制,也可能是决定细胞衰老速率的一个因素,重复基因的一个拷贝受损或选择关闭后,其他拷贝被激活,直到最后一份拷贝用完,细胞因缺少某种重要产物而衰亡。

3) 衰老基因学说:统计学资料表明,子女的寿命与双亲的寿命有关,各种动物都有相当恒定的平均寿命和最高寿命。成人早衰症患者平均 39 岁时出现衰老,47 岁时生命结束;婴幼儿早衰症的小孩在 1 岁时出现明显的衰老,12～18 岁即过早夭折。由此看来,物种的寿命主要取决于遗传物质,DNA 链上可能存在一些"长寿基因"或"衰老基因"来决定个体的寿限。研究表明,当细胞衰老时,一些衰老相关基因(SAG)表达特别活跃,其表达水平大大高于年轻细胞,已在人 1号染色体、4 号染色体及 X 染色体上发现 SAG。线虫的研究表明,基因确可影响衰老及寿限,*Caenorhabditis elegans* 的平均寿命仅 3.5 天,该虫 age-1 单基因突变,可提高平均寿命 65%,提高最大寿命 110%,age-1 突变型有较强的抗氧化酶活性,对 H_2O_2、农药、紫外线和高温的耐受性均高于野生型。对早老综合征的研究发现,体内解旋酶存在突变,该酶基因位于 8 号染色体短臂,称为 WRN 基因。对 AD 的研究发现,至少与 4 个基因的突变有关,其中淀粉样蛋白前体基因(APP)的突变,导致基因产物 β-淀粉样蛋白易于在脑组织中沉积,引起 AD。

二、细 胞 凋 亡

多细胞生物为维持其自身的完整性及保持机体内环境的稳定,必须具有调控自身细胞增殖和死亡之间平衡的能力。这种平衡由机体内一系列复杂的调控系统来完成,也即生长因子诱导的细胞生长信号和生长抑制因子诱导的细胞凋亡信号之间的平衡。长期以来,生命科学研究的重点是细胞增殖、活细胞的功能及其调节。近年来对细胞死亡调控的研究已成为热点。

1. 概念　细胞死亡的研究历史悠久,但主要是探讨各种致病因子引起的细胞"意外"死亡,即坏死。但是,在生命过程中,更经常进行着的是细胞生理性死亡。病理学家克尔等 1972 年正式提出"细胞凋亡"这一新概念。"凋亡"一词源于希腊文,其意义为"花瓣或树叶的枯落"。细胞凋亡(apoptosis)是指在体内外因素诱导下,由基因严格调控而发生的自主性细胞有序死亡,故又称程序性细胞死亡(programmed cell death,PCD)。

2. 凋亡的形态学变化　细胞凋亡是一个主动的由基因决定的自动结束生命的过程,它普遍存在于动物和植物中。在细胞凋亡发生的过程中,形态结构发生了明显的变化,如细胞表面微绒毛和细胞间接触的消失,内质网囊腔膨胀,染色质固缩,凋亡小体形成,继而逐渐为邻近的细胞所吞噬并消化。整个细胞凋亡过程内含物不泄漏,不引起炎症反应,这是凋亡与坏死的最大区别。

3. 细胞凋亡与细胞坏死的区别　坏死是组织或细胞坏死,是病理原因所造成的被动死亡,坏死细胞的膜通透性增高,细胞肿胀,细胞器变形或肿大,最后细胞破裂;另外坏死的细胞将裂解释放出内含物,通常引起炎症反应。细胞凋亡的最终结局虽然也使细胞死亡,但与细胞坏死有显著的差异,与细胞坏死的区别是:①染色质聚集、分块,位于核膜上,胞质凝缩,最后核断裂,细胞通过出芽的方式形成许多凋亡小体;②凋亡小体内有结构完整的细胞器,还有凝缩的染色体,可被邻近细胞吞噬消化,因始终有膜封闭,没有内容物释放,故不会引起炎症;③线粒体无变化,溶酶体活性不增加;④内切酶活化,DNA 有降解,凝胶电泳图谱呈梯状;⑤凋亡通常是生理性变化,而细胞坏死是病理性变化。

4. 细胞凋亡的分期　细胞凋亡的过程可分为三期:①诱导期,即凋亡诱导因素作用于细胞后,细胞通过复杂信号转导途径将信号传入胞内,由细胞决定生存或死亡;②执行期,即决定死亡的细胞将按预定程序启动凋亡,激活凋亡所需的各种酶类及降解相关物质,形成凋亡小体;③消亡期,即凋亡的细胞被邻近的细胞所吞噬并在吞噬细胞内降解。上述全过程需时约数分钟至数小时不等。从凋亡信号转导到凋亡执行的各个阶段都有负调控因子存在,以形成完整的反馈环路,使凋亡过程受到精确严密的调控。

5. 细胞凋亡的生物学功能　细胞凋亡的现象从低等生物到高等生物都广泛存在着,在进化过程中形成。这一细胞凋亡的方式大致有以下 5 个方面的生物学功能。

(1) 清除无用细胞:这类细胞大多在发育的早期阶段凋亡,原因可能有以下几个方面,第一,在形态形成的过程中,一些进化遗迹随发育的进行不再有用而消亡,如鸡趾发育过程中广泛的细胞死亡有利于鸡趾的分开;第二,在进化过程中成对的结构,在发育时往往是其中之一随机死亡,以便更鲜明地突出另一结构的特点;第三,两性分化时发生细胞凋亡,如哺乳类和鸟类,发育早期米勒管在两性都存在,以后在雌性个体中发育成子宫及输卵管,而在雄性个体中则凋亡或退化。

(2)清除多余细胞:在发育过程中某些细胞产生过多,则多余的细胞死亡,如小鸡背根运动神经元发育到一定阶段,有一半的细胞凋亡;人脑神经元在发育过程中约有 95% 的细胞凋亡。

(3)清除发育不正常的细胞:最典型的例子就是脊椎动物视觉系统的发育,那些没有形成正确神经元连接的神经元被选择性地清除掉。大鼠视丘突起有精确的空间结构,视神经的神经轴突若与之有错误的联系,则很容易被识别,以后相继凋亡。

(4)清除已完成任务的细胞:一些细胞在发育过程中的功能很短暂,之后很快凋亡,如哺乳动物子宫内膜上皮细胞,在增生期很少发生细胞凋亡,而在月经期则大多数上皮细胞凋亡有利于开始新的生殖周期。

(5)清除有害的细胞:细胞凋亡能清除那些对机体有害的细胞。如带有 T 细胞受体的胸腺细胞能识别并结合自身组织,如果这些细胞发育成熟会严重损害机体,所以这些细胞须在离开胸腺之前就被诱导死亡。

6. 细胞凋亡的检测方法

(1)形态学观测染色法:透射和扫描电镜观察,应用各种染色法可观察到凋亡细胞的各种形态学特征,有些染料如锥虫蓝(trypan blue)为活细胞排斥,但可使死细胞着色。DAPI(4′6-二脒基-2-苯基吲哚)是常用的一种与 DNA 结合的荧光染料,借助 DAPI 染色,可以观察到细胞核的形态变化。Giemsa(吉姆萨)染色法可以观察到染色质固缩、趋边、凋亡小体的形成等。此外,使用透射和扫描电镜还可观察凋亡细胞核的形态、结构变化,如染色质固缩、凋亡小体的形成、细胞发泡等现象。有时也有用两种染料进行复染,以便更可靠地确定细胞凋亡的变化。例如,用吖啶橙(AO)和溴化乙锭(EB)进行复染,AO 只进入活细胞,正常的细胞核及处于凋亡早期的细胞核呈现绿色;EB 只能进入死细胞,将死细胞及凋亡晚期细胞的核染成橙红色。

(2)DNA 电泳:细胞发生凋亡时,DNA 发生特征性的核小体间的断裂,产生大小不同的片段,但都是 180～200bp 的整数倍。凋亡细胞中提取的 DNA 在进行常规的琼脂糖凝胶电泳,并用溴化乙锭进行染色时,这些大小不同的 DNA 片段就呈现出梯状条带,绝大多数凋亡细胞中 DNA 的断裂都表现出这种特征。

(3)TUNEL 检测:即 DNA 断裂的原位末端转移酶标记技术,由于凋亡细胞 DNA 为核酸酶降解产生 3′-OH 的缺口和末端,故可用原位缺口平移法或原位末端标记法显示凋亡的细胞。这一方法能对 DNA 分子中 3′-OH 断裂缺口进行原位标记。凋亡细胞的核 DNA 中产生的 3′-OH 末端,可借助一种可观测的标记物,如荧光素进行原位标记,并用荧光显微镜进行观察。原位标记法的最大优点就是能在组织切片上识别难于辨认的凋亡细胞,不足之处为缺乏专一性,但可结合形态学予以正确判断。

(4)彗星电泳法(comet assay):原理是将单个细胞悬浮于琼脂糖凝胶中,经裂解处理后,再在电场中进行短时间的电泳,并用荧光染料染色,凋亡细胞中形成的 DNA 降解片段,在电场中泳动速度较快,使细胞核呈现出一种彗星式的图案;而正常的无 DNA 断裂的核在泳动时保持圆形,这是一种快速简便的凋亡检测法。

(5)流式细胞仪检测法:最常用来分析细胞凋亡的流式细胞技术,可根据凋亡细胞 DNA 断裂和丢失、凋亡细胞中细胞膜磷脂酰丝氨酸(PS)从细胞膜的内侧翻转到细胞膜的外侧等现象进行荧光染色,用流式细胞仪检出凋亡细胞。

7. 细胞凋亡与疾病 凋亡失调与众多疾病相关:凋亡不足多见于肿瘤、自身免疫病;凋亡过度多见于心肌缺血、心力衰竭、神经元退行性疾病、病毒感染等;而凋亡不足与过度并存则多见于动脉粥样硬化等疾病。

(1)系统性红斑狼疮(SLE):是由于凋亡的淋巴细胞增加且释放凋亡小体,产生抗核小体抗体,该抗体既可以形成完整的核小体或亚核小体,也可以促使吞噬功能降低,凋亡小体膜破裂后核小体释放入血,进而刺激产生自身抗体。

(2)肾移植排斥反应:由于受者对移植物产生细胞免疫应答,淋巴细胞被激活后,细胞毒 T 淋巴细胞分泌颗粒酶 B、穿孔素、TIA-1 诱导移植肾小管上皮细胞凋亡,导致小管萎缩。

(3)老年性痴呆:包括神经病理学和神经生化改变,导致神经元细胞减少、神经原纤维缠结神经炎症,引起脑内免疫炎症和细胞凋亡。

在疾病防治中,可以合理利用凋亡相关因素,通过干预凋亡信号转导、调节凋亡相关基因、控制凋亡相关的酶、调控线粒体跨膜电位等途径来治疗疾病。

第四节 组　　织

细胞是人体和其他生物体形态、结构的基本单位,这些结构和功能相同、相似或相关的一些细胞以及周围的细胞间质一起构成了组织。人体的组织按照其结构和功能的特点,分为上皮组织、结缔组织、肌肉组织和神经组织,即人体是由这四大组织所构成。

一、上 皮 组 织

上皮组织简称上皮,它是衬贴或覆盖在其他组织上的一种重要结构。由排列密集的细胞和少量的细胞间质构成,通常具有保护、吸收、分泌、排泄的功能。上皮组织按照分布和功能可分成被覆上皮、腺上皮和感觉上皮三大类,下面主要讨论前两者。

1. 被覆上皮

(1)位置:分布在身体表面和体内中空器官的内面和实质器官的外面,所以称被覆上皮。这种上皮朝向体表或腔的一面叫作游离面;与游离面相对应的,并且与深部结缔组织相接的面叫作基底面;上皮细胞相互靠近的面叫作邻接面或相邻面。被覆上皮一般没有血管,它所需的营养物质都是由深部结缔组织渗透供应。

(2)功能:保护、吸收和分泌三大功能。

(3)分类和特点

1)单层上皮:由单层细胞组成,包括单层扁平(鳞状)上皮、单层立方上皮、单层柱状上皮(有的有纤毛)、假复层柱状上皮(有的有纤毛)。其中假复层柱状上皮由不同高度的单层细胞所组成,较低的是杯状细胞,它可以分泌黏液;较高的是纤毛细胞,它可以扫除被黏液层黏附而吸入的尘粒,主要分布在呼吸道。

2)复层上皮:由多层细胞组成,包括复层扁平(鳞状)上皮和变异上皮。复层扁平上皮主要分布在皮肤的表皮,口腔、咽、食管、肛门和阴道的表面等容易摩擦的部位,更新速度比较快,主要功能是保护作用;变异上皮主要分布在输尿管和膀胱等器官的内面,其层数和细胞的形态能够随着所在器官容积的变化而发生相应的改变。当器官容积增大时,细胞层数就减少,而且形状也变为扁平状;当器官容积减少时,细胞层数就增多,而且细胞的体积也增大变成了立方状,此时最表面的细胞最大。

2. 腺上皮　是指专门行使分泌功能的上皮,以腺上皮为主要成分组成的器官叫作腺,腺实际上是在胚胎时期,腺上皮下陷分化而成。腺体形成以后,留有导管与原来部位上皮相连通的是外分泌腺(有管腺),如肠腺、汗腺等;如果腺体形成以后与原来部位脱离而没有导管的就叫作内分泌腺(无管腺),如肾上腺、甲状腺等。

二、结 缔 组 织

1. 概念　结缔组织由细胞和大量细胞间质构成,结缔组织的细胞间质包括基质、细丝状的纤维和不断循环更新的组织液,具有重要功能意义。细胞则散居于细胞间质内,分布无极性。

2. 分类　广义的结缔组织包括液状的血液、淋巴,松软的固有结缔组织和较坚固的软骨与骨;一般所说的结缔组织仅指固有结缔组织而言,包括疏松结缔组织、致密结缔组织、网状组织、脂肪组织。

3. 分布和作用　结缔组织在体内广泛分布,形态多样,具有连接、支持、营养、保护和修复等多种功能。

4. 疏松结缔组织　广泛存在于各器官之间、组织之间甚至细胞之间。特点是基质多、纤维少,结构疏松,呈蜂窝状(蜂窝组织);细胞特点是细胞种类多,散在分布(成纤维细胞、脂肪细胞、未分化的间充质细胞、巨噬细胞、浆细胞、肥大细胞、血液渗出的白细胞等)。细胞间质由基质(黏蛋白、水、无机盐)和纤维(胶原纤维、网状纤维、弹性纤维)组成。疏松结缔组织具有连接、支持、防御、传递营养和代谢产物等多种功能。

5. 致密结缔组织　组成成分和疏松结缔组织基本相同,但细胞成分少、基质少,而以纤维为主,且排列紧密,平行排列或交织成网。功能是支持、连接和保护作用较强,主要分布在真皮、肌腱、韧带等部位。

6. 网状组织　由网状细胞、网状纤维和基质组成,主要分布在造血器官如骨髓、淋巴结、脾脏等处,构成一个适宜血细胞生存和发育的微环境。

7. 脂肪组织　由大量脂肪细胞聚集而成,细胞之间由疏松结缔组织分隔成许多脂肪小叶,分布在皮肤下、腹腔网膜、肠系膜及黄骨髓等处,具有储存脂肪、支持、保护、参与能量代谢、维持体温等作用。

三、肌 肉 组 织

肌肉组织由具有收缩能力的肌细胞组成,肌细胞细长呈纤维状,又叫肌纤维,肌纤维的细胞膜称肌膜,细胞质称肌浆。肌纤维之间有神经、血管和少量结缔组织分布,根据其特点和部位的不同分为骨骼肌、心肌和平滑肌。

1. 骨骼肌　由骨骼肌纤维组成,借肌腱附着在骨骼上,是随意肌,受躯体神经支配,能够完成各种躯体运动。

2. 心肌　分布在心脏,属于不随意肌。在无外来刺激的情况下,心肌能自动产生节律性收缩和舒张,在完整的机体内,它受自主神经调节。另外,心肌纤维不如骨骼肌纤维那样规则和明显;横管少,纵管和终池不发达,三极管极少,因而心肌储备 Ca^{2+} 的能力较骨骼肌纤维低。但肌质丰富、线粒体多,有利于心肌持久地进行节律性收缩。

3. 平滑肌　分布在内脏和血管,收缩活动不受意识控制,缓慢而有规律,不易疲劳。肌纤维呈梭形,无横纹,肌质网不发达,无横管,仅肌膜向内凹陷形成许多小凹,所以肌管系统极不完备。但有较大的伸展性,适于器官的收缩、扩张。

四、神 经 组 织

神经组织由神经元(神经细胞)和神经胶质细胞组成。

（一）神经元

神经元能接受刺激、传导神经冲动，是神经组织的结构和功能单位；有的神经元还能分泌激素，称作内分泌神经元。

1. 神经元的形态结构 每个神经元都是由胞体和突起两部分组成。

（1）胞体：神经元的胞体大小不等，形态各异，有圆形、球形、菱形、星形等，胞体中央有一个大而圆的细胞核，染色较浅，核仁明显，细胞质内除含有一般细胞所具有的细胞器外，还有丰富的尼氏小体和神经原纤维，另外还含有发达的高尔基复合体。

（2）突起：由神经元的细胞膜和细胞质构成，由于形态和功能的不同，分为树突和轴突。树突有一个或多个，并有树枝状的分支，树突能接受刺激和其他神经元传来的冲动，并将冲动传向胞体；轴突，一个神经元只有一个轴突，也有没有轴突的神经元。轴突表面较光滑，有的可有少数侧支，轴突通常较树突细而长，轴突的终末都有分支。轴突的功能是传导神经冲动，将冲动从胞体传到末梢，引起末梢释放化学物质，进一步影响与它联系的各种细胞的功能。

2. 神经元的分类

（1）根据神经元突起的数量进行分类可分为假单极神经元、双极神经元、多极神经元。①假单极神经元：由胞体发出一个突起，很快分为两支，其中一个突起进入脑或脊髓，叫中枢突，另一个突起则走向器官，叫周围突；②双极神经元：胞体发出两个突起，一个树突和一个轴突；③多极神经元：胞体发出一个轴突和多个树突。

（2）根据神经元功能进行分类可分为感觉神经元、运动神经元、中间神经元。①感觉神经元：又称传入神经元，是指能将体内、外环境变化的有关刺激，转变为神经冲动，并将神经冲动传向脑和脊髓的神经元；②运动神经元：又称传出神经元，是指能将脑和脊髓发出的冲动，传给效应器，即肌肉和腺体，并影响肌肉和腺体功能活动的神经元；③中间神经元：也称联络神经元，是指介于感觉神经元和运动神经元之间的，起联络作用的神经元，这类神经元数量最多。

（二）神经胶质细胞

神经胶质细胞，是神经系统的重要组成部分，广泛分布于中枢和周围神经系统，是指神经元胞体之间或包绕于神经元突起周围，不能接受刺激和传导神经冲动的一些细胞，其细胞的种类众多，形态和功能也各异。但对神经元均起着支持、联系、营养和保护等作用。

中枢神经系统的胶质细胞，是一些具有突起的细胞，主要有三种，包括星形胶质细胞、少突胶质细胞、小胶质细胞。星形胶质细胞不仅有支持和分隔神经元的作用，而且有转运代谢物质的作用，使神经元与毛细血管之间发生物质交换；少突胶质细胞分布在神经元胞体附近和神经纤维周围，作用为形成中枢神经系统内的髓鞘；小胶质细胞在中枢神经系统损伤时，可转变为巨噬细胞，吞噬细胞碎片及退行性变化的髓鞘。周围神经系统的胶质细胞，主要是神经膜细胞，即施万细胞，它可以形成周围神经纤维的神经膜，作用为在周围神经再生中起重要作用。

（三）神经纤维

神经纤维不同于其他纤维，是由神经元胞体发出的轴突和长树突（两者统称为轴索）及包在外面的胶质细胞组成。根据包绕轴索的胶质细胞是否形成髓鞘，把神经纤维分为有髓神经纤维和无髓神经纤维。有髓神经纤维是神经胶质细胞包绕神经元长突起的周围，形成髓鞘和神经膜，所以这种神经纤维比较粗，而且有明显的节段。无髓神经纤维是包绕神经元长突起的周围神经胶质细胞，只形成神经膜而没有形成髓鞘，所以无髓神经纤维比较细，同时也没有神经纤维节和节间段这样的结构。

第四章　损伤修复与炎症

第一节　损伤的修复

当组织细胞出现"耗损"时,机体进行吸收清除,并以实质细胞再生和(或)纤维结缔组织增生的方式加以修补恢复的过程,称为修复(repair)。这一概念包含一个前提和三个要素。前提是必须先有细胞或组织的"耗损",所谓"耗"指的是组织细胞生理性的老化、凋亡等消耗,而"损"指的是病理性损伤。三个要素是:①机体通过免疫、炎症反应对耗损区内坏死、碎屑、异物和病原等进行吸收清除;②如果损耗的实质细胞有再生能力和适宜条件,则通过邻近存留的同种实质细胞再生来进行修补恢复,因为此种修复可完全恢复原有细胞、组织的结构和功能,故称此为再生性修复或完全性修复;③在病理状态下,如果实质细胞不能再生或仅有部分能再生,组织缺损则全部或部分由新生的富于小血管的纤维结缔组织(肉芽组织)来修补充填缺损,并形成瘢痕,因为它只能恢复组织的完整性,不能完全恢复原有的结构和功能,故称此为瘢痕性修复或不完全性修复。

一、再　　生

1. 再生的概念　机体的组织和细胞损伤后修补、恢复其结构和功能的过程称为修复,修复通过再生来完成。再生指组织损伤后,其周围未受损伤细胞分裂增殖加以修复的过程,毛细血管再生见图 4-1。

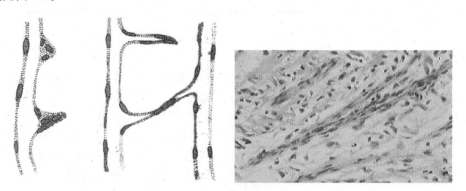

图 4-1　毛细血管再生示意图

可见毛细血管的分支,并经血流冲击而扩张,形成小静脉、小动脉

2. 再生的种类

(1) 生理性再生:在生理情况下,有些细胞和组织不断老化、凋亡,由新生的同种细胞和组织不断补充,始终保持着原有的结构和功能,维持组织、器官的完整和稳定,称生理性再生。如表皮的复层扁平细胞不断地角化脱落,通过基底细胞不断增生、分化,予以补充;月经期子宫内膜脱落后,又有新生的内膜再生;消化道黏膜上皮细胞每 1~2 天再生更新一次等。

(2) 病理性再生:在病理状态下,细胞和组织坏死或缺损后,如果损伤程度较轻,损伤的细胞又有较强的再生能力,则可由损伤周围的同种细胞增生、分化,完全恢复原有的结构与功能,称为病理性再生。如表皮的Ⅱ度烫伤常出现水疱,基底细胞以上各层细胞坏死,此时基底细胞增生、分化,完全恢复表皮的原有结构与功能;腺上皮损伤后,只要基底膜未被破坏,也可由残留的细胞增生、分化,恢复原有结构与功能;骨组织坏死或骨折以后,在一定条件下也可以完全恢复原有结构与功能等。在病理情况下,不能进行再生修复的组织,可经肉芽组织、瘢痕进行修复。

3. 再生能力的分类　细胞周期(cell cycle)由间期(interphase)和分裂期(mitotic phase,M期)构成。间期又可分为G_1期(DNA合成前期)、S期(DNA合成期)和G_2期(DNA合成后期)。不同种类的细胞,其细胞周期的长短不同,在单位时间内可进入细胞周期进行增殖的细胞数也不相同,因此具有不同的再生能力。一般而言,低等动物比高等动物的细胞或组织再生能力强。就个体而言,幼稚组织比分化成熟的组织再生能力强;平时易受损伤的组织及生理状态下经常更新的组织有较强的再生能力;除了主要由非分裂的永久细胞构成的组织外,多数成熟的组织都含有具有分裂能力的静止细胞(G_0期细胞),当其受到刺激时,可重新进入细胞周期。按再生能力的强弱,可将人体细胞分为三类。

(1) 不稳定性细胞(labile cells):是指一大类再生能力很强的细胞,在细胞动力学方面,这些细胞不断地随细胞周期循环而增生分裂。在生理情况下,这类细胞就像新陈代谢一样周期性更换。病理性损伤时,常常表现为再生性修复。属于此类细胞的有表皮细胞、呼吸道和消化道黏膜被覆细胞,男、女性生殖器官管腔的被覆细胞,淋巴、造血细胞及间皮细胞等。

(2) 稳定性细胞(stable cells):这类细胞有较强的潜在再生能力。在生理情况下是处在细胞周期的静止期(G_0),不增殖。但是当受到损伤或刺激时,即进入DNA合成前期(G_1),开始分裂增生,参与再生修复,属于此类细胞的有各种腺体及腺样器官的实质细胞,如消化道、泌尿道和生殖道等黏膜腺体,肝、胰、唾液腺、内分泌腺、汗腺、皮脂腺实质细胞及肾小管上皮细胞等(图4-2)。此外还有原始的间叶细胞及其分化出来的各种细胞,如成纤维细胞、内皮细胞、骨母细胞等,

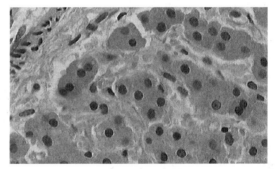

肝脏损伤后,双核肝细胞较多,这是再生的肝细胞

图4-2　肝细胞再生示意图

虽然软骨母细胞及平滑肌细胞也属于稳定性细胞,但在一般情况下再生能力很弱,再生性修复的实际意义很小。

(3) 永久性细胞(permanent cells):是指不具有再生能力的细胞,此类细胞出生后即脱离细胞周期,永久停止有丝分裂。属于此类的细胞有神经细胞(包括中枢的神经元和外周的节细胞),另外心肌细胞和骨骼肌细胞再生能力也极弱,没有再生修复的实际意义,一旦损伤破坏则永久性缺失,代之以瘢痕性修复。

目前有研究证明,神经细胞、心肌细胞不能再生的传统概念正在逐渐改变。正常生理情况下,心肌细胞可以增殖和再生,在病理状态下,心肌细胞增殖与再生加速,再生的心肌细胞由干细胞分化而来。神经干细胞存在于中枢神经系统的广泛区域,在特定环境和因子的诱导下能定向分化成不同的神经细胞类型,为脑损伤的修复提供了新的途径。

二、肉 芽 组 织

1. 概念　肉芽组织指旺盛增生的幼稚的结缔组织,在开放性创面常呈鲜红、颗粒状,似鲜嫩肉芽,故名。

2. 结构与形态　典型的结构是位于体表和管腔表面损伤处的肉芽组织，其表面常覆盖一层炎性渗出物及坏死组织。其下方为肉芽组织，主要由毛细血管、成纤维细胞和炎症细胞等组成。

基本结构：①大量新生的毛细血管，平行排列，均与表面相垂直，并在近表面处互相吻合形成弓状突起，肉眼呈鲜红色细颗粒状。②新增生的成纤维细胞散在分布于毛细血管网络之间，很少有胶原纤维形成。③多少不等的炎症细胞浸润于肉芽组织之中。如为感染性损伤，则炎症细胞较多，且以中性粒细胞为主；如为非感染性，炎症细胞少且以单核细胞、淋巴细胞等为主。肉芽组织内常含一定量的水肿液，但不含神经纤维，故无感觉。

3. 肉芽组织的作用　肉芽组织在组织损伤修复过程中有以下重要作用：①抗感染保护创面；②填补创口及其他组织缺损；③机化或包裹坏死、血栓、炎性渗出物及其他异物。机化是指由新生的肉芽组织吸收并取代各种失活组织或其他异物的过程。最后肉芽组织成熟，转变为纤维瘢痕组织。包裹（encapsulation）是一种不完全的机化，即在失活组织或异物不能完全被机化时，在其周围增生的肉芽组织成熟为纤维结缔组织形成包膜，将其与正常组织隔开。

三、瘢痕组织

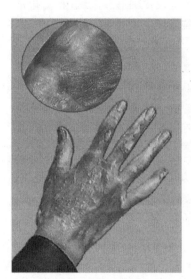

图 4-3　瘢痕组织
右手烫伤后瘢痕组织形成，质地较硬、缺乏弹性，因玻璃样变，造成瘢痕的收缩，使皮肤发生皱褶

1. 概念　瘢痕（scar）组织是肉芽组织成熟转变而来的老化阶段的纤维结缔组织。

2. 瘢痕组织的形态特点　镜下观察，瘢痕组织由大量平行或交错分布的胶原纤维束组成，纤维束往往呈均质性红染，即玻璃样变，纤维细胞很稀少，核细长而深染，小血管稀少。肉眼观察，局部呈收缩状态，颜色苍白或灰白色半透明，质硬韧，缺乏弹性，见图 4-3。

3. 瘢痕组织的作用和危害

（1）瘢痕组织的形成对机体有利的作用：首先它能把损伤的创口或其他缺损长期地填补并连接起来，可使组织、器官保持完整性；其次由于瘢痕组织含大量胶原纤维，虽然没有正常皮肤的抗拉力强，但比肉芽组织的抗拉力要强得多，因而这种填补及连接也是相当牢固的，可使组织、器官保持其坚固性。如果胶原形成不足或承受力大而持久，加之瘢痕缺乏弹性，故可造成瘢痕膨出，在腹壁可形成疝，在心室壁可形成室壁瘤。

（2）瘢痕组织的形成对机体的不利和危害：①瘢痕收缩，特别是发生于关节附近和重要器官的瘢痕，常常引起关节挛缩或活动受限和胃溃疡瘢痕所引起的幽门梗阻，关于瘢痕收缩的机制可能是由于其中的水分丧失或含有肌成纤维细胞（myofibroblast）所致；②瘢痕性粘连，特别是在各器官之间或器官与体腔壁之间发生纤维（瘢痕）的粘连，常常不同程度地影响其功能。器官内广泛损伤导致广泛纤维化玻璃样变，可发生器官硬化；③瘢痕组织增生过度，又称肥大性瘢痕。如果这种肥大性瘢痕突出于皮肤表面并向周围不规则地扩延，称为瘢痕疙瘩（keloid），临床上又常称为"蟹足肿"，其发生机制不清，一般认为与体质有关，也有人认为，可能与瘢痕中缺血、缺氧，促使其中的肥大细胞分泌生长因子，使肉芽组织增生过度有关。

实际上，瘢痕组织内的胶原纤维在胶原酶的作用下，可以被逐渐地分解、吸收，从而使瘢痕缩小、软化。胶原酶主要来自成纤维细胞、中性粒细胞和巨噬细胞等。因此，要解决瘢痕收缩和器官硬化等的关键是要在细胞生长调控和细胞外基质等分子病理水平上,阐明如何调控肉芽组织中胶原的合成和分泌以及如何加速瘢痕中胶原的分解吸收。

四、创 伤 愈 合

创伤愈合(healing of wound)指机体遭受外力作用,皮肤等组织出现离断或缺损后的愈复过程,包括了各种组织的再生和肉芽组织增生、瘢痕形成的复杂过程,表现出各种修复过程的协同作用。

(一) 创伤愈合的基本过程

轻度的创伤仅限于皮肤表皮层,重者则有皮肤和皮下组织断裂,甚至可有肌肉肌腱、神经的断裂及骨折,并出现伤口。

1. 伤口的早期变化 伤口局部有不同程度的组织坏死和出血,数小时内便出现炎症反应,故局部红肿。伤口中的血液和渗出的纤维蛋白原很快凝固形成凝块,有的凝块表面干燥形成痂皮,凝块及痂皮起着保护伤口的作用。

2. 伤口收缩 2～3 天后伤口边缘的全层皮肤及皮下组织向伤口中心移动,于是伤口迅速缩小,直到 2 周左右停止,伤口收缩的意义在于缩小创面。伤口收缩是伤口边缘新生的肌成纤维细胞的牵拉作用引起的,而与胶原无关。5-HT(5-羟色胺)、血管紧张素及去甲肾上腺素能促进伤口收缩,肾上腺皮质类固醇及平滑肌拮抗药则能抑制伤口收缩,抑制胶原形成而对伤口收缩没有影响,植皮可使伤口收缩停止。

3. 肉芽组织增生和瘢痕形成 从第 2～3 天开始从伤口底部及边缘长出肉芽组织,逐渐填平伤口。肉芽组织中没有神经,故无感觉。第 5～6 天起成纤维细胞产生胶原纤维,以后逐渐过渡为瘢痕组织,大约在伤后一个月瘢痕完全形成。由于局部张力的作用,瘢痕中的胶原纤维最终与皮肤表面平行,瘢痕可使创缘比较牢固地结合。伤口局部抗拉力的强度于伤口愈合后不久就开始增加,在第 3～5 周抗拉力强度增加较快,至 3 个月左右抗拉力强度达到顶点,但这时也只能达到正常皮肤强度的 70%～80%。

4. 表皮及其他组织再生 创伤发生 24h 内,伤口边缘的表皮基底细胞便可从凝块下面向伤口中心增生,形成单层上皮,覆盖于肉芽组织的表面,当这些细胞彼此相遇时,则停止前进,并增生、分化成为鳞状上皮。健康的肉芽组织对表皮再生十分重要,因为它可提供上皮再生所需的营养及生长因子,如果肉芽组织发育不良,长时间不能将伤口填平(如弛缓性肉芽、水肿性肉芽)或形成瘢痕,则上皮再生将延缓。此外,由于异物及感染等刺激而形成过度生长的肉芽组织,高出于皮肤表面,也会阻止表皮再生,因此临床常需将其切除清创,若伤口过大,则往往需要植皮。皮肤附属器(毛囊、汗腺及皮脂腺)如遭完全破坏,则由瘢痕修复;肌腱断裂后,初期也是瘢痕修复,但随着功能锻炼而不断改建;胶原纤维可按原来肌腱纤维方向排列,达到完全再生。

(二) 创伤愈合的类型

根据组织损伤程度及有无感染,创伤愈合可分为以下三种类型。

1. 一期愈合(primary healing) 见于组织缺损少、创缘整齐、无感染、经黏合或缝合后创面对合严密的伤口,如手术切口,这种伤口中只有少量血凝块,炎症反应轻微,表皮再生在 1～2 天内便可完成,肉芽组织在第 2 天就可从伤口边缘长出并很快将伤口填满,5～6 天胶原纤维形成(此时可以拆线),2～3 周完全愈合,留下一条线状瘢痕。一期愈合的时间短,形成瘢痕少,抗拉力强度大。

2. 二期愈合(secondary healing)　见于组织缺损较大、创缘不整、哆开、无法整齐对合，或伴有感染的伤口，往往需要清创后才能愈合。二期愈合与一期愈合不同之处有：①由于坏死组织多或感染，局部组织继续发生变性、坏死，炎症反应明显。只有等到感染被控制，坏死组织被清除以后，再生才能开始；②伤口大，伤口收缩明显，伤口内肉芽组织形成量多；③愈合的时间较长，形成的瘢痕较大，抗拉力强度较弱。

3. 痂下愈合(healing under scar)　是指伤口表面的血液、渗出物及坏死组织干燥后形成硬痂，在其下面进行上述愈合过程，待上皮再生完成后，痂皮即脱落。痂下愈合所需时间较长，这是因为表皮再生之前必须首先将痂皮溶解，然后才能向前生长。痂皮由于干燥不利于细菌生长，故对伤口有一定的保护作用。但如果痂下渗出物较多或已有细菌感染时，痂皮反而影响渗出物的排出，使感染加重，不利于愈合。

（三）再生修复的分子机制

受损组织修复的完好程度，不但取决于受损伤组织细胞本身的再生能力，而且也受许多细胞因子及其他因素的调控。

1. 促增生因子(proliferation promotor)　当细胞受到损伤因素的刺激后，可释放或分泌多种生长因子，刺激同类细胞或同一胚层发育来的细胞增生与分化，从而促进整个修复过程。常见的生长因子有血小板源性生长因子、成纤维细胞生长因子、角化细胞生长因子、表皮生长因子、转化生长因子、血管内皮生长因子、胰岛素样生长因子、具有生长作用的细胞因子等。

2. 抑素与接触抑制　与生长因子相比，对抑素(chalone)的了解甚少。抑素具有组织特异性，似乎任何组织都可以产生一种抑素抑制本身的增殖。例如，已分化的表皮细胞能分泌表皮抑素，抑制基底细胞增殖。当已分化的表皮细胞丧失时，抑素分泌终止，基底细胞分裂增生，直到增生分化的细胞达到足够数量或抑制达到足够浓度为止。前面提到的 TGF-β 虽然对某些间叶细胞增殖起促进作用，但对上皮细胞则是一种抑素。此外干扰素-α，前列腺素 E_2 和肝素在组织培养中对成纤维细胞及平滑肌细胞的增生都有抑素样作用。

皮肤创伤、缺损部位周围上皮细胞移动，分裂增生，将创伤面覆盖而相互接触时，或部分切除后的肝脏，当肝细胞增生达到原有大小时，细胞停止生长，不至堆积起来，这种现象称为接触抑制(contact inhibition)。细胞缝隙连接(可能还有桥粒)也许参与接触抑制的调控。肿瘤细胞丧失了接触抑制特性，因而显示不断异常增生。

3. 细胞外基质在细胞生长过程中的作用　细胞外基质(extracellular matrix，ECM)不仅仅是把细胞连接在一起的连接物和支持物，决定着细胞的形态，而且还通过信号传递等控制细胞生长、分化，在器官发生、再生修复方面也有着重要的作用。组成 ECM 的主要成分有胶原蛋白、蛋白多糖、粘连糖蛋白和细胞黏附分子等。

（四）影响再生修复的因素

损伤的程度及组织的再生能力决定修复的方式、愈合的时间及瘢痕的大小。损伤组织的再生与修复是机体在生物进化过程中获得的，因此机体的全身和局部因素，均可影响组织的再生修复。

1. 全身因素

（1）年龄因素：儿童和青少年的组织再生能力较强，创伤愈合快。老年人则相反，组织再生能力差，愈合慢，这与老年人血管硬化、血液供应减少有很大的关系。

（2）营养因素：严重的蛋白质缺乏，尤其是含硫氨酸(如甲硫氨酸、胱氨酸)缺乏时，组织的再生能力降低，肉芽组织及胶原形成不良，伤口不易愈合。维生素 C 对愈合非常重要，这是由于 α

多肽链中的两个主要氨基酸——脯氨酸及赖氨酸,必须经羟化酶羟化,才能形成前胶原分子,而维生素 C 具有催化羟化酶的作用,因此维生素 C 缺乏时前胶原分子难以形成,从而影响了胶原纤维的形成。在微量元素中锌对创伤愈合有重要作用,锌缺乏的患者,创伤愈合缓慢,锌的作用机制不很清楚,可能与锌是细胞内一些氧化酶的必需成分有关。

(3)内分泌因素:机体的内分泌状态,对修复反应有着重要影响。例如,肾上腺皮质类固醇对修复具有抑制作用,而肾上腺盐皮质激素和甲状腺素则对修复有促进作用。

2. 局部因素

(1)感染与异物:感染可严重影响再生修复方式与时间。伤口感染后,渗出物增多,创口内的压力增大,常使伤口裂开,或者导致感染扩散加重损伤。因此对感染的伤口应及早引流,当感染被控制后修复才能进行。此外,坏死组织及其他异物,也妨碍愈合并有利于感染,因此伤口如有感染或有较多的坏死组织及异物,结果常常是二期愈合。临床上对于创面较大、已被细菌污染但尚未发生明显感染的伤口,施行清创术以清除坏死组织、异物和细菌,并可在确保没有感染的前提下,缝合断裂的组织、修整创缘、缝合伤口以缩小创面,这样可以使本来应是二期愈合的伤口,愈合时间缩短,甚至可能达到一期愈合。

(2)局部血液循环:良好的血液循环一方面保证组织再生所需的氧和营养;另一方面对坏死物质的吸收及控制局部感染也起重要作用。因此,局部血流供应良好时,则伤口愈合好,相反,如下肢血管有动脉粥样硬化或静脉曲张等病变时,则该处伤口愈合迟缓。局部应用某些药物或理疗,均有改善局部血液循环、促进伤口愈合的作用。

(3)神经支配:完整的神经支配对损伤的修复有一定的作用,例如,麻风引起的溃疡不易愈合,是因为神经受累的缘故。自主神经的损伤,使局部血液循环发生紊乱,对再生的影响更为明显。

(4)电离辐射:能破坏细胞、损伤血管、抑制组织再生,因此也能阻止瘢痕形成。

(五)骨折愈合

1. 骨折愈合的基本过程　骨折(fracture)通常可分为外伤性骨折和病理性骨折两大类,骨的再生能力很强。骨折愈合的好坏,所需的时间长短与骨折的部位、性质、错位的程度、年龄以及引起骨折的原因等有关。一般而言,经过良好复位后的单纯性外伤性骨折,几个月内便可完全愈合,恢复正常结构和功能。骨折愈合过程可分为以下几个阶段。

(1)血肿形成:骨组织和骨髓都有丰富的血管,在骨折的两端及其周围伴有大量出血,形成血肿,数小时后血肿发生凝固,与此同时常出现轻度的炎症反应。骨折时由于骨折处必然伴有血管的断裂,因此在骨折的早期,常可见到骨髓组织的坏死,骨皮质亦可发生坏死,如果坏死范围不大,可被破骨细胞吸收,如果较大,可形成游离的死骨片。

(2)纤维性骨痂形成:骨折后的 2～3 天,血肿开始机化。肉芽组织中的成纤维细胞主要来自骨内膜及骨外膜细胞(这些成纤维细胞以后逐渐转变为软骨母细胞及骨母细胞)。充填骨折端的肉芽组织,继而发生纤维化形成纤维性骨痂,或称暂时性骨痂,肉眼上骨折局部呈梭形肿胀。约 1 周时间,上述增生的肉芽组织及纤维组织可进一步分化,形成透明软骨,透明软骨的形成一般多见于骨外膜的骨痂区,骨髓内骨痂区则少见,当骨痂内有过多的软骨形成时会延缓骨折的愈合时间。

(3)骨性骨痂形成:上述纤维性骨痂逐渐分化出骨母细胞和软骨母细胞,并形成类骨组织和软骨组织,以后有钙盐沉积,类骨组织转变为编织骨,软骨组织也经软骨化骨过程演变为骨组织,至此形成骨性骨痂。

(4)骨痂改建或再塑:编织骨由于结构不够致密,骨小梁排列紊乱,故仍达不到正常功能需要。为了在结构和功能上符合人体生理要求,编织骨进一步改建成为成熟的板层骨,皮质骨和髓腔的正常关系也重新恢复。改建是在破骨细胞的骨质吸收及骨母细胞新骨质形成的协调作用下完成的。

2. 影响骨折愈合的因素 影响创伤愈合的全身及局部因素均可影响骨折愈合,同时骨折本身的特殊因素也会影响骨折的愈合。

(1) 骨折端及时、正确的复位:完全性骨折由于肌肉的收缩,常常发生错位或有其他组织、异物的嵌塞,可使愈合延迟或不能愈合,所以及时、正确的复位是为以后骨折完全愈合创造必要的条件。

(2) 骨折端及时、牢靠的固定:骨折端即使已经复位,由于肌肉活动仍可错位,因而复位后及时且牢靠的固定(如打石膏、小夹板或髓腔钢针固定)更为重要,一般要固定到骨性骨痂形成后。

(3) 早日进行全身和局部功能锻炼,保持局部良好的血液供应:由于骨折后常需复位、固定及卧床,虽然有利于局部愈合,但长期卧床,血运不良,又会延迟愈合;局部长期固定不动也会引起骨及肌肉的失用性萎缩、关节强直等不利后果。为此在不影响局部固定情况下,应尽早离床活动,不能离床者则进行局部(肢体等)功能锻炼,以保持旺盛血运及肌肉、关节的功能。医学中以小夹板固定加早日功能锻炼治疗骨折是有独到之处的,因此这种针对上述影响骨折愈合的特殊因素予以特殊治疗是恰如其分的解决方法。

骨折愈合障碍者,有时新骨形成过多,形成赘生骨痂,愈合后有明显的骨变形,影响功能的恢复;有时纤维性骨痂不能变成骨性骨痂并出现裂隙,骨折两端仍能活动,形成假关节的现象。

第二节　炎　　症

一、概　　述

1. 炎症的概念 炎症(inflammation)是机体对致炎因子的损伤所发生的一种以防御反应为主的基本病理过程。此过程主要表现为局部组织发生变质(变性、坏死)、渗出(血管反应、液体和细胞渗出)和增生改变,临床上有红、肿、热、痛和功能障碍,而全身则常伴有不同程度的发热、白细胞增多、代谢增强等。炎症是极为常见而又十分重要的一种病理过程,许多常见病如疖、痈、阑尾炎、支气管炎、肺炎、肾炎、风湿病、结核病及其他各种传染病或外伤感染等,其基本病理过程都属于炎症。

炎症是人类疾病中最常见的病理过程,可发生于机体的任何部位和任何组织。人类的大多数疾病都与炎症过程有关,没有炎症的防御性反应,感染将无法控制,创伤不能愈合,器官和组织的损伤将不断加重。但在一定条件下,炎症对机体也可引起不同程度的危害。所以,炎症是损伤和抗损伤的矛盾斗争,即可以使损伤局限化及利于修复,又有潜在危险性,因此了解炎症的两面性,对于正确认识炎症的本质和特征具有重要的意义。

2. 炎症的原因 凡能造成组织损伤而引起炎症的因素,统称为致炎因子。致炎因子的种类很多,一般可归纳为以下几类。

(1) 生物性因子:包括细菌、病毒、立克次体、支原体、螺旋体、真菌和寄生虫等。它们在人体内可以繁殖、扩散,或释放毒素、代谢产物,损伤组织、细胞引起炎症,也可以由其本身的抗原性或寄生于机体细胞后产生的抗原物质引起免疫反应而发生炎症。由生物性因子引起的炎症,称为感染(infection),是最常见和最重要的一类炎症,生物性因子的致病作用,与病原体的数量和毒力有关(图4-4、图4-5)。

(2) 物理性因子:如高温、低温、放射线、紫外线、电击、切割、挤压等造成组织损伤后均可引起炎症反应(图4-6)。

(3)化学性因子:外源性化学物质如强酸、强碱等,内源性毒性物质如组织坏死所生成的分解产物和体内代谢所产生的尿酸、尿素等,可直接引起炎症反应或造成组织损伤后发生炎症反应。

(4)免疫反应异常:免疫反应所造成的组织损伤,可引起各种变态反应性炎症。例如,链球菌感染后的免疫复合物可引起肾小球肾炎,自身免疫引起的系统性红斑狼疮、结节性多动脉炎等。

致炎因子作用于机体,能否引起炎症以及炎症反应的强弱,一方面与致炎因子的性质、数量、强度和作用时间等有关,另一方面还与机体的防御机能状态以及对致炎因子的敏感性有密切关系。例如,新生儿由于从母体获得了抗体而不易感染麻疹和白喉,小儿患麻疹后机体抵抗力降低容易伴发肺炎,免疫缺陷患者易发生细菌或真菌感染等,因此机体的内在因素(年龄、抵抗力、免疫力、神经内分泌的机能状态及器官、组织特性等)对炎症的发生与发展起重要的作用。

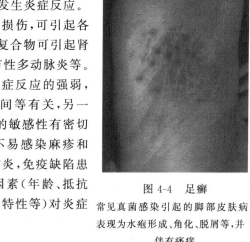

图4-4 足癣

常见真菌感染引起的脚部皮肤病,表现为水疱形成、角化、脱屑等,并伴有瘙痒

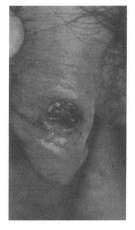

图4-5 原发性梅毒

一期梅毒常发生在感染苍白螺旋体3周左右,在外生殖器黏膜先发生充血质硬边缘耸起的溃疡,称为下疳

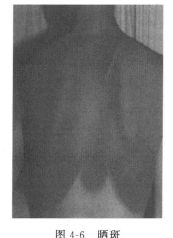

图4-6 晒斑

日光中引起红斑反应的光谱为305mm,可在照射几小时后,皮肤出现边缘清楚的红斑,伴有烧灼感和刺痛,严重时出现水疱

二、炎症局部的基本病理变化

任何炎症,不论其原因、发生部位如何,炎症的局部都有着共同的病理变化,即变质、渗出和增生三种改变。但是,不同的炎症或炎症的不同阶段,三者的变化程度和组成方式不同。有的炎症以变质性改变为主,有的以渗出性改变为主,有的则以增生性改变为主,有时也可互相转化。

1. 变质 炎症局部组织发生的变性坏死改变,统称为变质(alteration)。变质主要是由于致炎因子的直接作用和炎症过程中出现的局部血液循环障碍造成的。此时,局部代谢和功能也发生不同程度的障碍,组织和细胞变性坏死后,细胞的溶酶体膜崩解,释放出多种水解酶,如蛋白酶、脂酶和磷酸酯酶等,可进一步引起周围组织和细胞的变性、坏死。

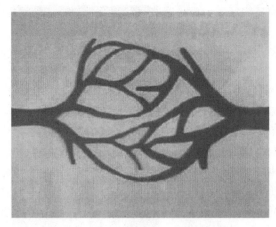

图4-7　炎症的血管反应及渗出过程

2. 渗出　炎症区血管内的液体和细胞成分通过血管壁进入组织间隙、体腔或抵达体表、黏膜表面的过程，称为渗出（exudation）。渗出的液体和细胞成分称为渗出物。渗出病变是炎症的重要标志，它在炎症反应中具有重要的防御作用，是消除病原因子和有害物质的积极因素。渗出过程是在充血、血管壁通透性升高的基础上发生发展的，炎症介质在渗出中起重要作用。渗出的全过程包括血管反应、液体渗出和细胞渗出三部分（图4-7）。

3. 增生　在致炎因子和组织崩解产物或某些理化因素的刺激下，炎症局部细胞增殖、细胞数目增多，称为增生（proliferation）。增生的细胞主要是巨噬细胞、血管内皮细胞和成纤维细胞。某些情况下，炎症病灶周围的上皮细胞或实质细胞也发生增生，有时尚可伴有淋巴组织增生，在炎症早期，增生改变常较轻微，而在炎症后期或慢性炎症时，增生改变则较明显。少数炎症亦可在早期即有明显的增生现象，如伤寒时大量巨噬细胞增生，急性肾小球肾炎时肾小球的血管内皮细胞和系膜细胞明显增生等。炎症增生是一种防御反应。例如，增生的巨噬细胞具有吞噬病原体和清除组织崩解产物的作用；增生的成纤维细胞和血管内皮细胞形成肉芽组织，有助于使炎症局限化和最后形成瘢痕组织而修复。但过度的增生，也可影响器官功能，如上述急性肾小球肾炎时的细胞增生可引起肾小球缺血、原尿生成减少等病理改变。

任何炎症的局部都有变质、渗出和增生三种改变，这三者既有区别，又互相联系、互相影响，组成一个复杂的炎症过程。在此过程中，既有致炎因子对机体的损伤作用，同时又有机体的抗损伤反应。损伤与抗损伤反应的对立统一贯穿于炎症过程的始终，而且往往以抗损伤反应为主，故炎症本质上是一种以防御为主的病理过程。一般来说，炎症过程中的变质属于损伤性改变，而渗出和增生属于抗损伤反应，但这种区分不是绝对的，在一定条件下，损伤能促使抗损伤过程的出现，损伤和抗损伤过程可以互相转化。例如，变质虽属损伤性改变，但变质过程中的坏死崩解产物又可促使渗出和增生等抗损伤反应的出现；渗出虽属抗损伤反应，但渗出反应如果过分剧烈，渗出的液体或纤维素过多，则可引起器官、组织的功能障碍；增生改变，特别是成纤维细胞和血管内皮细胞的增生，可形成肉芽组织参与炎症的修复过程，但若增生过度，则形成大量瘢痕而影响器官的正常结构和功能。炎症虽然是一种以防御为主的病理过程，但也可给机体带来损害和痛苦，甚至威胁患者的生命。因此，既要积极预防炎症性疾病的发生和发展，又要运用病理学知识，正确认识和区别损伤与抗损伤反应及其转化规律，采取适当的医疗措施，增强机体的防御功能，消除致炎因子，减少组织损伤，促进病变愈复。

三、急 性 炎 症

（一）渗出

急性炎症是机体对致炎因子的刺激所发生的立即和早期反应。急性炎症的主要特点是以血管反应为中心的渗出性变化，导致血管内的白细胞和抗体等透过血管壁进入炎症反应部位，消灭病原体，稀释并中和毒素，为炎症修复创造良好的条件。急性炎症的渗出主要包括以下基本过程：

1. 血管反应和血流动力学改变　　血管反应首先表现为炎性充血,是指微循环中血管舒缩和血流速度及血流量的变化,血流动力学的变化一般按下列顺序发生。

(1) 细动脉短暂痉挛:损伤因子作用于机体后,机体通过神经反射或产生各种炎症介质,作用于局部血管首先产生细动脉短暂痉挛。

(2) 血管扩张和血流加速:动脉端毛细血管括约肌舒张,毛细血管床开放,血流加快,血量增加,导致局部动脉性充血,此时炎症区组织代谢增强,温度升高,呈鲜红色。

(3) 血流速度减慢:10~15min 后,静脉端毛细血管和小静脉也随之发生扩张,血流逐渐减慢,导致静脉性充血。随着充血的发展,小静脉和毛细血管的通透性增高,致血浆渗出、血液浓缩、血管内红细胞聚集,血液黏稠度增加、血流阻力增高,血液回流受阻甚至发生淤滞。由于细动脉端入血量增多而静脉端回流减少,使局部组织的毛细血管和小静脉内流体静水压上升,同时因血流缓慢,血细胞轴流变宽,其边缘的白细胞得以向管壁靠近,为白细胞的黏附创造了有利条件。

2. 血管通透性升高　　是导致炎症局部液体和蛋白质渗出的最重要原因。正常的液体交换和血管通透性的维持主要依赖于结构完整、功能正常的血管内皮细胞,炎症时血管通透性升高主要与血管内皮细胞的如下改变有关。

(1) 小静脉内皮细胞收缩:这是血管通透性升高最常见的发生机制。组胺、缓激肽、P 物质和许多化学介质均可诱发此反应,当这些介质与内皮细胞受体结合后,内皮细胞立即收缩,导致内皮细胞间隙形成,这一过程持续时间很短(仅 15~30min)而且是可逆的,故可称为速发短暂反应。此反应仅累及 20~60mm 管径的静脉,毛细血管和小动脉一般不受累,其原因可能与内皮细胞表面不同的介质受体密度有关。

(2) 细胞骨架的重组:细胞骨架的结构重组导致内皮细胞收缩,也是导致内皮细胞间隙形成的一个重要原因,但其发生主要与细胞因子类化学介质(如白细胞介素-1、肿瘤坏死因子、γ-干扰素)以及内皮细胞缺氧等原因有关。相对而言,这一反应发生的时间较晚(4~6h),但可持续较长时间(24h 以上),故可称为迟发持续反应。此反应仅累及毛细血管和小静脉。

(3) 穿胞作用:是通过内皮细胞质内存在的囊泡性细胞器相互连接形成的穿胞通道而实现的。某些因子如血管内皮细胞生长因子,可以增加这种细胞器的数量和大小,从而引起血管通透性增加;另外,组胺和大多数化学介质也可通过此途径增加血管通透性。

(4) 内皮细胞的直接损伤:诸如严重的烧伤、化脓菌感染等严重刺激可直接造成内皮细胞损伤,引起内皮细胞坏死和脱落,导致血管通透性迅速增加,并在高水平上持续几个小时,直至受损血管内形成血栓或受损血管被修复。此过程被称为速发持续反应。小动脉、毛细血管和小静脉等各级微循环血管均可受累。内皮细胞的脱落可引起血小板黏附和血栓形成。

(5) 白细胞介导的内皮细胞损伤:在炎症早期,白细胞附壁,黏附于内皮细胞上,引起白细胞的激活,从而释放毒性氧代谢产物和蛋白酶,引起内皮细胞的损伤和脱落,使血管通透性增加。这种损伤主要发生在小静脉和肺、肾等脏器的毛细血管。

(6) 新生毛细血管的渗漏:在组织修复时,内皮细胞增生形成新生毛细血管芽,这种新生的小血管芽通透性较高,可引起血管渗漏。直至内皮细胞分化成熟和细胞间连接形成,渗漏才能停止。

3. 液体渗出　　炎症早期上述炎性充血使微循环内的流体静水压上升,液体及小分子物质随压力升高而经毛细血管渗出,随着炎症发展,血管内皮细胞的活化、收缩,管壁通透性明显升高,血管内富含蛋白的液体乃至细胞成分得以逸出进入周围组织内,此过程即为渗出,它包括液体渗出和细胞渗出。炎性渗出液在组织间隙积聚称炎性水肿;在另外一些情况下,由于血液循环障碍、血管壁内外流体静水压平衡失调可造成漏出。无论是渗出还是漏出都可造成组织水肿和体腔积液,通过对穿刺抽出的体腔积液的检测有助于确定其性质。

炎性渗出是急性炎症的重要特征,对机体具有积极意义。渗出液能稀释毒素,带来氧及营养物,带走炎症区内的有害物质;渗出液中的抗体和补体有利于防御、消灭病原微生物;渗出的纤维蛋白原转变成纤维蛋白,交织成网,能限制病原菌扩散,使病灶局限,并有利于吞噬细胞发挥吞噬作用。但过多的渗出液可影响器官功能,压迫邻近的组织和器官,造成不良后果,如肺泡腔内渗出液可影响换气功能,心包积液可压迫心脏等;渗出液中大量纤维蛋白不能完全被吸收时,最终发生机化粘连,影响器官功能,如心包粘连可影响心脏的舒缩功能。

4. 白细胞渗出　白细胞通过血管壁游出到血管外的过程称为白细胞渗出。渗出的白细胞也称为炎症细胞,炎症反应的最重要功能是将白细胞输送到炎症局部。白细胞吞噬、消灭病原体,降解坏死组织和异己抗原;同时,也会通过释放化学介质、自由基和酶,介导组织损伤。因此,白细胞的渗出构成炎症反应的主要防御环节,是炎症反应最重要的特征。白细胞的渗出及其在局部的防御作用是极为复杂的连续过程,主要包括白细胞游出、白细胞在损伤部位聚集和白细胞在局部的作用。

(二)炎症介质

炎症反应中除早期有神经介导作用外,其余都是通过化学介质发挥作用的,尤其是急性炎症时,局部反应的每个阶段都与化学介质的作用密切相关。炎症过程中参与、介导炎症反应的化学因子即炎症介质,其生物活性作用强,种类多,有外源性(如细菌及其产物)和内源性(来源于体液和细胞)两大类。在内源性介质中,体液源性介质一般以前体形式存在,经一系列蛋白水解酶等裂解后被激活而具有生物活性。细胞源性介质则通常存在于细胞内颗粒中,在炎症刺激下分泌或体内合成后发挥作用。炎症介质的一般作用特点如下:

(1)大多数的炎症介质是通过与其靶细胞上的特异性受体结合而发挥生物学效应的,然而少数介质也具有直接的酶活性或介导毒性损害(如溶酶体蛋白酶或氧代谢产物)。

(2)炎症介质可刺激靶细胞释放新的炎症介质,这些随后的炎症介质与原介质的作用可以相同、相似,也可以相反,从而可以放大或拮抗原介质的作用。

(3)多数炎症介质半衰期很短,一旦被激活或从细胞内释放出来,很快衰变,被酶灭活、清除或被阻断等,机体就是通过这种调控体系使体内介质处于动态平衡。

(4)炎症介质可以作用于一种或几种靶细胞,也可以作用范围很广,并且可根据细胞或组织类型不同而有不同的生物学效应。

(5)大多数炎症介质都有可能引起组织损伤。

(三)急性炎症的形态学类型

任何炎症在一定程度上都存在变质、渗出和增生这三种基本病变。但由于炎症病因不同,累及器官、组织结构和功能特点各异,炎症时机体的免疫状态和病程长短也不尽相同。根据炎症局部变质、渗出和增生哪一种病变占优势,分别将炎症概括性地分为变质性炎、渗出性炎和增生性炎三大类型。但这种分类是相对的,即使同一种致炎因素作用于同一机体,由于组织受损伤程度、致炎因子作用部位等的不同和机体免疫机能状态的变化,炎症的病变也不尽相同,且炎症的类型也可发生转化。

四、慢 性 炎 症

1. 原因和分类　慢性炎症的病程较长,数月至数年以上,可由急性炎症迁延而来,或由于致炎因子的刺激较轻并持续时间较长,一开始即呈慢性经过,如结核病或自身免疫性疾病等。慢性炎症时,局部病变多以增生改变为主,变质和渗出较轻;炎症细胞浸润多以淋巴细胞、巨噬细胞和浆细胞为主。

2. 慢性炎症的类型　根据形态学特点,慢性炎症可分为非特异性慢性炎和肉芽肿性炎两大类。

(1) 非特异性慢性炎:病变主要表现为成纤维细胞、血管内皮细胞和组织细胞增生,伴有淋巴细胞、浆细胞和巨噬细胞等慢性炎症细胞浸润,同时局部的被覆上皮、腺上皮和实质细胞也可增生。慢性炎症还可伴有肉芽组织的形成,这类炎症常见于有较大的组织缺损,此时肉芽组织在慢性脓肿、瘘管和慢性黏膜溃疡的吸收和分解上起着重要作用。

(2) 肉芽肿性炎:炎症局部以巨噬细胞及其衍生细胞增生形成境界清楚的结节状病灶,称为肉芽肿性炎,这是一种特殊类型的增生性炎。肉芽肿中巨噬细胞来源于血液的单核细胞和局部增生的组织细胞,巨噬细胞可转化为特殊形态的上皮样细胞和多核巨细胞等。

五、炎症的局部表现和全身反应

(一) 炎症的局部表现

以体表炎症时最为显著,而且肉眼可见,常表现为红、肿、热、痛和功能障碍。

1. 红　是由于炎症病灶内充血所致,炎症初期由于动脉性充血,局部氧合血红蛋白增多,故呈鲜红色。随着炎症的发展,血流缓慢、淤血和停滞,局部组织含还原血红蛋白增多,故呈暗红色。

2. 肿　主要是由于渗出物,特别是炎性水肿所致。慢性炎症时,组织和细胞的增生也可引起局部肿胀。

3. 热　是由于动脉性充血及代谢增强所致,白细胞产生的白细胞介素-1(IL-1)、肿瘤坏死因子(TNF)及前列腺素 E(PGE)等均可引起发热。

4. 痛　引起炎症局部疼痛的因素与多种因素有关。局部炎症病灶内钾离子、氢离子的积聚,尤其是炎症介质诸如前列腺素、5-羟色胺、缓激肽等的刺激是引起疼痛的主要原因。缓激肽的浓度为 $10^{-7}\sim10^{-6}$ g/ml 时即能引起疼痛;炎症病灶内渗出物造成组织肿胀,张力增高,压迫神经末梢可引起疼痛,故疏松组织发炎时疼痛相对较轻,而牙髓和骨膜的炎症往往引起剧痛;此外,发炎的器官肿大,使富含感觉神经末梢的被膜张力增加,神经末梢受牵拉而引起疼痛。

5. 功能障碍　原因很多,如炎症灶内实质细胞变性、坏死、代谢功能异常,炎性渗出物造成的机械性阻塞、压迫等,都可能引起发炎器官的功能障碍;疼痛也可影响肢体的活动功能。

(二) 炎症的全身反应

炎症病变主要在局部,但局部病变与整体又互为影响。在比较严重的炎症性疾病,特别是病原微生物在体内蔓延扩散时,常出现明显的全身性反应。

1. 发热　病原微生物感染常常引起发热。引起发热的化学物质称致热原。致热原可分为外源性和内源性两类。外源性致热原有 G^- 杆菌释放的内毒素以及病毒、立克次体和疟原虫等产生的致热原;内源性致热原是中性粒细胞、单核巨噬细胞和嗜酸性粒细胞所释放的产物,在白细胞释放的细胞因子中,IL-1、IL-6、TNF-α 和干扰素等均可引起发热。外源性致热原不直接作用于体温调节中枢,而是通过激活白细胞释放内源性致热原而引起发热。

一定程度的体温升高,能使机体代谢增强,促进抗体的形成,增强吞噬细胞的吞噬功能和肝脏的屏障解毒功能,从而提高机体的防御功能。但发热超过了一定程度或长期发热,可影响机体的代谢过程,引起多系统特别是中枢神经系统的功能紊乱。如果炎症病变十分严重,体温反而不升高,说明机体反应性差,抵抗力低下,是预后不良的征兆。

2. 白细胞增多　在急性炎症,尤其是细菌感染所致急性炎症时,末梢血白细胞计数可明显升高。这主要是由于 IL-1 和 TNF 等刺激骨髓中白细胞储存库释放加速,白细胞数的增多也是机体防御机能的一种表现。在严重感染时,外周血液中常常出现幼稚的中性粒细胞比例增加的现象,即临床上所称的"核左移",这反映了患者对感染的抵抗力较强和感染程度较重。持续较久的感染还可以通过集落刺激因子(CSF)的产生而促进骨髓造血前体细胞的增殖;在某些炎症性疾病过程中,如伤寒、病毒性疾病(流感、病毒性肝炎和传染性非典型肺炎)、立克次体感染及某些自身免疫性疾病(如 SLE)等,血中白细胞往往不增加,有时反而减少,其机制尚待进一步研究。支气管哮喘和寄生虫感染时,血中嗜酸性粒细胞计数增高。

3. 单核吞噬细胞系统细胞增生　单核吞噬细胞系统细胞增生是机体防御反应的一种表现,在炎症尤其是病原微生物引起的炎症过程中,单核吞噬细胞系统的细胞常有不同程度的增生。常表现为局部淋巴结、肝、脾大,骨髓、肝、脾、淋巴结中的巨噬细胞增生,吞噬消化能力增强,淋巴组织中的 B、T 淋巴细胞也发生增生,同时释放淋巴因子和分泌抗体的功能增强。

4. 实质器官的病变　炎症较严重时,由于病原微生物及其毒素的作用,以及局部血液循环障碍、发热等因素的影响,心、肝、肾等器官的实质细胞可发生不同程度的变性、坏死和器官功能障碍。

(三) 全身炎症反应综合征

全身炎症反应综合征是指继发于严重创伤、感染、组织坏死和组织缺血-再灌注损伤等所引起的以细胞因子等炎症介质呈失控性释放为特征的全身性失控性炎症反应。

六、炎症的经过和结局

(一) 影响炎症过程的因素

影响炎症过程的因素包括致炎因子的因素、全身性因素和局部因素。致炎因子的因素,取决于致炎因子的毒力、数量以及作用时间的长短。影响炎症过程的全身性因素包括机体的免疫、营养和内分泌状态等。白细胞减少、白细胞功能缺陷和补体缺乏会影响机体防御功能,如艾滋病后期,机体丧失抗感染能力而导致继发性全身性感染。细胞和体液免疫缺陷也可影响致敏淋巴细胞和抗体的产生。全身性营养状态不良既影响机体的抗病能力,也影响机体的修复能力。糖尿病患者对致病因子的抵抗能力较低,易发生感染,感染也容易持续较长时间。糖皮质类固醇可降低炎症反应,但同时也可以降低机体对致病因子的清除和杀伤作用,甚至可引起病原微生物在机体内的播散。影响炎症过程的局部因素,包括局部的血液循环状态、炎症渗出物和异物是否被清除或引流是否通畅等。

(二) 炎症的结局

炎症过程中,既有损伤又有抗损伤,致炎因子引起的损伤与机体抗损伤反应决定着炎症的发生、发展和结局。如损伤过程占优势,则炎症加重,并向全身扩散;如抗损伤反应占优势,则炎症逐渐趋向痊愈;若损伤因子持续存在,或机体的抵抗力较弱,则炎症转变为慢性。炎症的结局可有以下三种情况。

1. 痊愈　多数情况下,由于机体抵抗力较强,或经过适当治疗,病原微生物被消灭,炎症区坏死组织和渗出物被溶解、吸收,通过周围健康细胞的再生达到修复,最后完全恢复组织原来的结构和功能,称为痊愈。如炎症灶内坏死范围较广,或渗出的纤维素较多,不容易完全溶解、吸收,则由肉芽组织修复,留下瘢痕,不能完全恢复原有的结构和功能,称为不完全痊愈。如果瘢痕组织形成过多或发生在某些重要器官,可引起明显功能障碍。

2. 迁延不愈或转为慢性 如果机体抵抗力低下或治疗不彻底,致炎因子在短期内不能清除,在机体内持续存在或反复作用,且不断损伤组织,造成炎症过程迁延不愈,使急性炎症转化为慢性炎症。病情可时轻时重,如慢性病毒性肝炎、慢性胆囊炎等。

3. 蔓延播散 在患者抵抗力低下,或病原微生物毒力强、数量多的情况下,病原微生物可不断繁殖并直接沿组织间隙向周围组织、器官蔓延,或向全身播散。

(1)局部蔓延:炎症局部的病原微生物可经组织间隙或自然管道向周围组织和器官蔓延,或向全身扩散。如肺结核病,当机体抵抗力低下时,结核杆菌可沿组织间隙蔓延,使病灶扩大;亦可沿支气管播散,在肺的其他部位形成新的结核病灶。

(2)淋巴道播散:病原微生物经组织间隙侵入淋巴管,引起淋巴管炎,进而随淋巴液进入局部淋巴结,引起局部淋巴结炎。如上肢感染引起腋窝淋巴结炎,下肢感染引起腹股沟淋巴结炎。淋巴道的这些变化有时可限制感染的扩散,但感染严重时,病原体可通过淋巴入血,引起血道播散。

(3)血道播散:炎症灶内的病原微生物侵入血液循环或其毒素被吸收入血,可引起菌血症、毒血症、败血症和脓毒败血症等。

1)菌血症(bacteremia):炎症病灶的细菌经血管或淋巴管侵入血流,从血流中可查到细菌,但无全身中毒症状,称为菌血症。一些炎症性疾病的早期都有菌血症,如大叶性肺炎等,此时行血培养或瘀点涂片,可找到细菌。在菌血症阶段,肝、脾、淋巴结的吞噬细胞可组成一道防线,以清除病原体。

2)毒血症(toxemia):细菌的毒素或毒性产物被吸收入血,引起全身中毒症状,称为毒血症。临床上出现高热、寒战等中毒症状,常同时伴有心、肝、肾等实质细胞的变性或坏死,但血培养阴性,即找不到细菌,严重者可出现中毒性休克。

3)败血症(septicemia):侵入血液中的细菌大量生长繁殖,并产生毒素,引起全身中毒症状和病理变化,称为败血症。患者除有严重毒血症临床表现外,还常出现皮肤、黏膜的多发性出血斑点、脾大及全身淋巴结肿大等,此时进行血培养,常可找到细菌。

4)脓毒败血症(septicopyemia):由化脓菌引起的败血症进一步发展,细菌随血流到达全身,在肺、肾、肝、脑等处发生多发性脓肿,称为脓毒血症或脓毒败血症。这些脓肿通常较小,较均匀散布在器官中。镜下,脓肿的中央及尚存的毛细血管或小血管中常见到细菌菌落(栓子),说明脓肿是由栓塞于器官毛细血管的化脓菌所引起,故称之为栓塞性脓肿或转移性脓肿。

第五章　疾　病　概　论

第一节　生命与健康

一、生命的定义

恩格斯指出:"生命是蛋白体的存在方式。这种存在方式就在于这些蛋白体的化学组成部分的不断自我更新"。恩格斯的这个概括,既揭示了生命的物质基础,又揭示了生命的本质特征。当代生物学的发展已证实了它的正确性。生物具有新陈代谢、遗传、变异、生长、发育和感应性等特征,但生命体最基本的特征就是能够进行自我更新和自我复制,能把生命的特征代代相传,使其将固有的特性稳定地遗传下去。

从现代科学研究的成果来看,生命的物质基础是蛋白质和核酸。核酸分子可以通过自我复制,把遗传信息一代一代传下去,又可以通过遗传信息去控制蛋白质的合成。在生物体内,蛋白质主要功能是负责代谢,核酸则主要负责遗传,而且核酸的遗传信息决定蛋白质的性质。蛋白质的催化作用又控制着核酸的代谢,两者相互配合、相互制约,共同完成各项生命活动。

哈特(Hartt)认为,人类生命包括"生物人"(human)和"意识人"(person)两个阶段。生物人属"生物学生命"阶段,意识人属"社会学生命"阶段。关于人的生命的概念较一致的看法为人的生命是处于一定社会环境关系中具有自我意识的生物实体。人的生命本质特征是具有自我意识。正是这种自我意识,把人与非人的灵长类区别开,把人与受精卵、胚胎、胎儿以及脑死亡者区别开来。正是这种自我意识使人体发展的全部连续过程发生质的变化:当人体发展到产生自我意识时,生物学生命发展为人的生命;当不可逆地丧失自我意识时,人的生命又回归为生物学生命。

二、生命的标准

生命伦理学中的"生命"不仅指人类生命,还包括非人类生命(动物生命、植物生命),生命伦理学主要是运用伦理学方法来研究与生命有关的伦理学问题。1995 年《生命伦理学百科全书》中这样定义:"生命伦理学是运用包括道德意见、决定、行为、政策等各种伦理学的方法论,在跨学科的条件下,对生命科学和医疗的道德问题进行系统性研究",就是对认识生命、理解生命、实践生命、发展生命、改善生存环境、提升生命质量及生活质量等问题进行伦理学研究。

1. 生命伦理学的生命标准对生命教育有重要启示　生命伦理学提出了生命的三重标准:①生物标准,反映人的生物学存在,讨论生物学意义上人的生命从何时开始,到何时结束;②社会标准,反映人的社会存在,主要讨论社会学意义上的人的生命从何时开始;③复合标准,着重解决上述两者的割裂问题,反映人的存在的自然属性和社会属性,认为人的生命"以生物学生命为基础,以人格生命为标准"。生命伦理学提出的生命三重标准,对推进生命教育具有重要的启示:生命教育要关注生命的过程(从胎儿到脑死亡),要关注生命的完整(自然生命、社会生命、价值生命),要关注生命的完全(人的生命、非人类形态的生命)。

2. 生命伦理学的生命属性对生命教育有重要的启示　生命伦理学提出了生命属性标准,将人的自然属性和社会属性结合起来,试图在两者的统一中把握生命。生命伦理学认为:"人的生命是自觉和理性的存在,是生物属性和社会属性的结合体。"生命伦理学对生命的这一界定将人的生命与其他生命区别开来,突出了人的生命所特有的自觉意识和理性活动,同时又将人的生物学生命与人的人格生命相区别。人作为生物体,具有一系列的生物属性,但作为社会成员的人还具有社会属性,人的生物学生命发育到一定阶段产生自我意识就形成了人类的人格生命。相对于人的生物学生命而言,人格生命更能反映人生命的本质意义,是人最明显的本质特征。生命伦理学提出的生命属性标准对生命教育也有重要的启发:生命教育首先要关注自然生命的存在,这是社会生命存在的前提与条件;生命教育更要关注社会生命,将自然生命的直觉、感受、反射等特性引向自觉、理性、创新。

3. 生命伦理学为生命教育提供道德参考　　从学科的特性上来看,伦理学是关于道德的科学,是一门研究社会道德现象的本质及其发展规律的科学。在此基础上,我们可以认为,生命伦理学就是一门研究生命道德的科学。生命伦理学中蕴含着丰富的道德理论与思想,如人道论、美德论、义务论、生命论、公益论等,这些道德理论为生命教育提供了最基本的理论支撑。更为重要的是,生命伦理学中关于生命的道德理论,为生命教育提供了更直接的理论支撑。这主要有两个方面:一是对生命主体性的提升,包括提高生命的质量、生命的创造力和生命的智慧;二是对生命发展的规约,包括尊重生命、珍爱生命、维护生命、体验生命。生命教育同样要把握这两大原则,也就是说生命教育不仅要提升生命的自由状态与生命的主体能力,更要在生命的相互约束中体现生命的真正自由与和谐。

4. 生命伦理学为生命教育提供价值参考　　价值本质问题在当前学术界争议很大,主要有需要满足论、效应论、意义论、功能论、人性论、发展论,但不管怎样,生命价值都是生命伦理学中一个非常重要的理论命题。生命伦理学中对生命价值主要从三个方面论述:

(1)是生命价值的内涵,包括内在价值与外在价值,内在价值指生命所具有的潜在创造能力或劳动能力,外在价值指把内在价值发挥出来,为社会创造物质财富和精神财富。生命价值是内在价值与外在价值的统一。

(2)是生命价值的评价标准,判断生命价值大小主要有以下两个因素:生命本身的质量(体力与智力)决定生命的内在价值,是生命价值判断的前提与基础;某一个体生命对社会、对他人的贡献,决定其外在价值,是生命价值的目的和归宿。

(3)是生命质量与生命价值的逻辑关系。生命伦理学中关于生命价值的理论对生命教育有重要启示:首先,生命教育要着眼于提高生命的质量,在相同的条件下,越高质量的生命创造的价值就越大。其次,生命教育要着力推进生命的创造力,在相同的条件下,生命的创造力越大,其创造出来的价值就越大。再次,生命教育要积极规约生命的需要、和谐生命的发展。个体生命的生长是在一定需要满足下的自我发展,个体需要的满足就是生命自我价值的实现过程。在现代物质财富高度发展的社会,个体生命的需要往往超越了现实的可能,抑或以侵犯他人利益而获得自我价值的满足,抑或以侵犯集体利益而获得自我价值的满足,无论哪种情况,都会扭曲生命的价值,给生命的健康发展带来诸多负面影响,甚至会毁灭生命。最后,生命教育要把生命价值与生命质量统一起来。价值创造是以提升人的生命质量为目的,而不是以加大人的生活压力、降低生命质量为代价的。在现代社会紧张的节奏下,生命价值与生命质量在一定程度上被割裂了,生命质量并没有因为生命价值的提高而提高。生命教育就是要恢复生命质量与生命价值的和谐关系,回归生命的自由状态。

5. 生命伦理学为生命教育提供法律参考　　伦理与法律总是相互辅助的,在某些领域,伦理无法解决的问题,必须通过法律来解决。生命领域中的诸多问题单从伦理角度出发也无法有效解决。生命伦理学虽然不是专门研究生命法律的学科,但它是从伦理立场出发,为生命立法、执法提出了很多较为合理公正的建议。生命科学的迅猛发展,使生命领域的伦理问题日益增多,使生命伦理研究不得不借助法律知识加以推进。这一点恰恰表明了生命伦理中的法律精神。

如关于安乐死的立法过程就是在安乐死伦理研究推进基础上的立法过程。所以,生命教育要将与生命相关的法律问题作为重要的教育内容,以法律的精神来推进社会个体对他人生命、非人类形态生命的尊重、爱护,超越伦理道德,进入法律强制约束。

6. 生命伦理学的基本原则对推进生命教育有重要的启示 生命伦理学的基本原则有"尊重""不伤害""公正"。这些基本原则不仅是生命教育的基本价值导向,也是推进生命教育深入的工具性手段。尊重原则体现在生命教育中就是通过教育使受教育者认识到人与人之间要彼此尊重生命的自主性,不妨碍他人的生命健康与生命权利;尊重他人的生命行为、保守他人的生命信息与隐私。不伤害原则就是要通过教育使得受教育者减少对他人生命的物质伤害、精神伤害和经济伤害。公正原则就是通过教育使受教育者,特别是国家政策的决策者、执行者能够认识到生命公平的重要性,并在实际行为中真正做到不同个体生命的权利与义务平等、价值平等、发展机会均等。

三、健康的定义

健康是人类生存发展的要素,以往人们普遍认为"健康就是没有病的,有病就不是健康"。随着科学的发展和时代的变迁,现代健康观告诉我们,健康已不再仅仅是指四肢健全,无病或虚弱,除身体本身健康外,还需要精神上有一个完好的状态。人的精神、心理状态和行为对自己和他人甚至对社会都有影响,更深层次的健康观还应包括人的心理、行为的正常和社会道德规范,以及环境因素的完美。可以说,健康的含义是多元的、相当广泛的。健康是人类永恒的主题。

世界卫生组织关于健康的定义:"健康乃是一种在身体上、精神上的完满状态,以及良好的适应力,而不仅仅是没有疾病和衰弱的状态。"这就是人们所指的身心健康,也就是说,一个人在躯体健康、心理健康、社会适应良好和道德健康四方面都健全,才是完全健康的人。躯体健康一般指人体生理的健康;心理健康一般有三个方面的标志:①具备健康心理的人,人格是完整的,自我感觉是良好的。情绪是稳定的,积极情绪多于消极情绪,有较好的自控能力,能保持心理上的平衡。有自尊、自爱、自信心以及有自知之明。②一个人在自己所处的环境中,有充分的安全感,且能保持正常的人际关系,能受到别人的欢迎和信任。③健康的人对未来有明确的生活目标,能切合实际地、不断地进取,有理想和事业的追求;社会适应良好指一个人的心理活动和行为,能适应当时复杂的环境变化,为他人所理解,为大家所接受;道德健康最主要的是不以损害他人利益来满足自己的需要,有辨别真伪、善恶、荣辱、美丑等是非观念,能按社会公认的规范准则约束、支配自己的行为,能为别人的幸福做贡献。

"健康"涵盖了生理、心理与社会三个方面。生理意义的健康,指躯体与器官的健康,要求无病而且健壮;心理意义的健康,指精神与智力的正常;社会意义上的健康,指有良好的人际交往与社会适应能力。三方面均衡发展的人,才是一个健康的人。"健康"是一个动态的概念。"健康"与"疾病"处于同一轴线的两个不同的端点。在特定的条件下,健康与疾病共存。健康也有一般意义上的和最高意义上的区别。一个人在其一生中健康状态也是处于变化过程中。只有努力地追求,才能保持一种健康的状态;在一旦患了疾病以后,又能尽快地控制,并向健康的一端发展。

四、健康的标准

1. 生理健康的标准 世界卫生组织提出了健康的十条标准:①精力充沛,能从容不迫地应付日常生活和工作的压力而不感到过分紧张;②处事乐观,态度积极,乐于承担责任,事无巨细,不挑剔;③善于休息,睡眠良好;④应变能力强,能适应环境的各种变化;⑤能够抵抗一般性感冒和传染病;⑥体重得当,身材均匀,站立时头、肩、臂位置协调;⑦眼睛明亮,反应敏锐,眼睑不发炎;⑧牙齿清洁,无空洞,无痛感,齿龈颜色正常,不出血;⑨头发有光泽,无头屑;⑩肌肉、皮肤富有弹性,走路轻松有力。

然而,健康标准对不同年龄、不同性别的人则有不同的要求。

2. 心理健康的标准　　美国学者坎布斯(A. W. Combs)认为,一个心理健康、人格健全的人应具有的 4 种特质:

(1)积极的自我观念。能悦纳自己,接受自己,也能为他人所悦纳,能体验到自己存在的价值,能面对和处理好日常生活中遇到的各种挑战。尽管有时也可能会觉得不顺心,也并非总为他人所喜爱。但是肯定的积极的自我观念总是占优势的。

(2)恰当地认同他人。能认可别人的存在和重要性,即能认同别人而不依赖或强求别人,能体验自己在许多方面和大家都是相同的、相通的,能和别人分享爱和恨、乐与忧以及对未来美好的憧憬,并且不会因此而失去自我,仍保持着自我的独立性。

(3)面对和接受现实。能面对和接受现实,而不论其是好是坏或对自己有利或不利,即使现实不符合自己的希望与信念,也能设身处地、实事求是地去面对和接受现实的考验。能够多方面寻求信息,善于倾听不同的意见,正确把握事实的真相,相信自己的力量,随时接受挑战。

(4)主观经验丰富,可供利用。能对自己、周围的事物、人物及环境有较清楚的知觉,不会迷惑和彷徨,在自己的主观经验世界里,储存着各种可资利用的信息、知识和技能,并能随时提取使用。善于发现和利用自己的长处和优点,同时也能借鉴和学习别人的长处、优点,以此来解决自身所遇到的问题,从而增进自己行为的有效性,并且不断丰富自己的经验、知识库。

国内的著名心理学家王登峰等根据各方面的研究结果,归纳总结,较为详细地提出了有关心理健康的几条指标:

(1)了解自我,悦纳自我。一个心理健康的人能体验到自己的存在价值,既能了解自己,又能接受自己,具有自知之明,即对自己的能力、性格、情绪和优缺点都能做到恰当、客观的评价,对自己不会提出苛刻的非分期望与要求,对自己的生活目标和理想也能制定的切合实际,因而对自己总是满意的;同时,努力发展自身的潜能,即使对自己无法补救的缺陷,也能安然处之。一个心理不健康的人则缺乏自知之明,并且总是对自己不满意,由于所定的目标和理想不切实际,主观和客观的距离相差太远而总是自责、自怨、自卑,总是要求自己十全十美,而自己却又总是无法做到完美无缺,于是,就总是和自己过不去,结果是使自己的心理状态永远无法平衡,也无法摆脱自己将会面临的心理危机。

(2)接受他人,善与人处。心理健康的人乐于与人交往,不仅能接受自我,也能接受他人、悦纳他人,能认可别人存在的重要性和作用。能为他人所理解,为他人和集体所接受,能与他人相互沟通和交往,人际关系协调和谐,在生活的集体中能融为一体,乐群性强,既能在与挚友团聚之时共享欢乐,也能在独处沉思之时而无孤独之感。在与人相处时,积极的态度(如同情、友善、信任、尊敬等)总是多于消极的态度(如猜疑、嫉妒、畏惧、敌视等),因而在社会生活中具有较强的适应能力和较充足的安全感。一个心理不健康的人,总是自别于集体,与周围的环境和人格格不入。

(3)热爱生活,乐于工作。心理健康的人珍惜和热爱生活,积极投身于生活,在生活中尽情享受人生的乐趣。他们在工作中尽可能地发挥自己的个性和聪明才智,并从工作的成果中获得满足和激励,把工作看作乐趣而不是负担。他能把工作的过程中积累的各种有用的信息、知识和技能储存起来,便于随时提取使用,以解决可能遇到的新问题,能够克服各种困难,使自己的行为更有效率,工作更有成效。

(4)面对现实,接受现实,适应现实,改变现实。心理健康的人能够面对现实,接受现实,并能够主动地去适应现实,进一步地改变现实,而不是逃避现实,对周围事物和环境能作出客观的认识和评价,并能与现实环境保持良好的接触,既有高于现实的理想,又不会沉湎于不切实际的幻想与奢望,能对自己的能力有充分的信心,对生活、学习、工作中的各种困难和挑战都能妥善处理。心理不健康的人往往以幻想代替现实,不敢面对现实,没有足够的勇气去接受现实的挑战,总是抱怨自己生不逢时或责备社会环境对自己不公而怨天尤人,因而无法适应现实环境。

(5)能协调与控制情绪,心境良好。心理健康的人愉快、乐观、开朗、满意等积极情绪状态总是占据优势的,虽然也会有悲、忧、愁、怒等消极的情绪体验,但一般不会长久。他能适当地表达和控制自己的情绪,喜不狂,忧不绝,胜不骄,败不馁,谦虚不卑,自尊自重,在社会交往中既不妄自尊大也不畏缩恐惧,对于无法得到的东西不过于贪求,争取在社会规范允许范围内满足自己的各种要求,对于自己能得到的一切感到满意,心情总是开朗的、乐观的。

(6)人格和谐完整。心理健康的人,其人格结构包括气质、能力、性格和理想、信念、动机、兴趣、人生观等各方面能平衡发展,人格即人的整体的精神面貌能够完整、协调、和谐地表现出来。思考问题的方式是适中和合理的,待人接物能采取恰当灵活的态度,对外界刺激不会有偏颇的情绪和行为反应,能够与步调合拍,也能与集体融为一体。

(7)智力正常。智力正常是人正常生活的最基本的心理条件,是心理健康的主要标准,智力是人的观察力、记忆力、想象力、思考力的操作能力的综合。

(8)心理行为符合年龄特征。人的生命发展的不同年龄阶段,都有相对应的不同的心理行为表现,从而形成不同年龄阶段独特的心理行为模式。心理健康的人应具有与同年龄段大多数人相符合的心理行为特征,否则一般都是心理不健康的表现。

心理健康的人并非没有痛苦和烦恼,而是他们能适时地从痛苦和烦恼中解脱出来,积极地寻求改变不利现状的新途径。他们能够深切领悟人生冲突的严峻性和不可回避性,也能深刻体察人性的阴阳善恶。他们是那些能够自由、适度地表达并展现自己个性的人,并且与环境和谐地相处。他们善于不断地学习,利用各种资源,不断地充实自己。他们也会享受美好人生,同时也明白知足常乐的道理。他们不会去钻牛角尖,而是善于从不同角度看待问题。

五、人的自然寿命

希腊哲学家郝拉克里特说过:"健康是人生最大的财富,谁拥有健康谁就拥有一切",可见健康是何等重要。从古到今,人人都渴望健康长寿,最好长生不死,健康长寿可望可及,但就目前的现状,人类永生还是不可行的,我们要遵循生物的自然规律。

现阶段的研究提示我们,任何生物的寿命都是有限的,人也如此。人的自然寿命是指人类在进化过程中形成的相当稳定的平均寿命的最大尺度,即寿命的极限,人类的自然寿命究竟有多长,有性成熟期、生长期以及细胞分裂次数和分裂周期的乘积等三种比较科学的测算方法。

据研究,哺乳动物的寿命相当于性成熟期的8~10倍,生长期的5~7倍,而人类的性成熟期为14~15年,生长期为20~25年,所以人的自然寿命可达到110~150岁或100~170岁。亦有研究指出,动物的自然寿命为其细胞分裂次数和分裂周期的乘积,人体细胞分裂次数约为50次,每次分裂周期平均为2.4年,所以人的自然寿命应为129岁左右。根据以上三种测算方法,人的自然寿命都应该达到100岁以上。但是实际生活过程中,超过100岁的人并不多,这主要是由于遗传、环境、生活水平、生活方式等因素,促使了疾病的发生和衰老的早到,有的直接引起死亡,致使人的实际寿命远远低于自然寿命。我们的任务就在于为医学提供防治疾病、增进健康、提高生命质量的理论依据,并通过卫生保健的实践,使人的实际寿命接近并延长到自然寿命。

2021年版《世界卫生统计报告》显示我国总体预期平均寿命是77.4岁,我国女性预期平均寿命为80.5岁,男性为74.7岁。国家卫生健康委员会表示,中国人口平均寿命不仅明显高于世界平均水平,而且也超过了中上收入国家,这反映了中国人口素质良好的发展态势,也表明了人民医疗水平和生活水平的持续、明显改善。

六、人体的第三状态

生活中常常遇到这样一些人,有时好端端的却感到疲乏无力、情绪不稳、食欲不振,甚至腰酸腿痛,可是多次去医院检查,医生总是以"没什么病"直言相告,现代医学揭开了这个谜。"第三状态"的命名,是人类对新的疾病谱和医学模式不断认识的结果,第三状态可能是各种疾病的潜伏期,也可能是导致人类各种疾病的最早原因,目前已引起医学界的高度重视。

传统医学将人体分为健康和疾病,通常将健康称为人体第一状态,将疾病称为人体第二状态。但随着医学的进步和社会的发展,人们逐渐认识到人体在健康和疾病之间存在着第三状态,即亚健康。亚健康又称为次健康、第三状态、灰色状态、潜病状态、慢性疲劳综合征等。最早提出亚健康的苏联学者布莱克曼(Breckman)教授提出,在人体健康和疾病之间存在一种第三状态,或称诱发病状态。这时人体处于非病非健康,有可能趋向疾病的状态。

1. 亚健康的基本情况

(1)亚健康定义及主要表现:所谓亚健康,是指人的身心处于疾病与健康之间的一种健康低质状态,是机体虽无明确的疾病,但在躯体上、心理上出现种种不适应的感觉和症状,从而呈现活力和外界适应力降低的一种生理状态。

亚健康主要表现为长期持续的疲劳、失眠、多梦、恋床、四肢无力、经常感冒、无名低热、精神不振、反应及感觉迟钝、白天困倦、烦躁焦虑、精神难以集中、记忆力减退、总是心惊肉跳、烦恼不安、情绪低落、腰酸腿痛、心悸、心律不齐、性功能减退等。

(2)亚健康的分布:亚健康以沿海城市居民、城市人口中的知识分子、企业管理人员居多。年龄大多分布于20~45岁,以脑力劳动者为主。

(3)亚健康的转归:亚健康处于第一、第二状态之间,可通过治疗恢复到健康,即第一状态。亚健康不处理或处理不当则容易诱发疾病,即第二状态。

2. 引起亚健康的原因

(1)心理因素起主导作用:随着现代化节奏的加快,社会竞争日趋激烈,人际关系复杂紧张,心理失衡。同时,中年人随着年龄的增长,其生理功能和心理活动及社会的适应能力逐渐降低,一些不良刺激(诸如事业上不顺心、下岗、离退休的失落感、人际关系不协调、对社会环境不适应等)都可诱发情绪或精神方面的各种障碍,使人体进入亚健康状态。

(2)生活因素:违反人体科学规律的不良生活方式和不合理的膳食结构也可导致亚健康。不良嗜好如吸烟、酗酒以及体力活动过少、长期加班加点及不遵循人体生物节律等。

(3)环境污染:如大气污染、噪声、电磁辐射、使用手机等。除能引起特异性损害外,更多的是以非特异性损害为主,如引起机体免疫力低下,增加患病的机会。

(4)饮食习惯:膳食结构中主要是营养失衡。既有营养过剩又有营养不足。现代人由于生活条件的改善,高热量、低纤维、高脂肪的饮食摄入过多,加之体力劳动减少,摄入过多,消耗减少,肥胖渐成流行。由于膳食中,维生素和微量元素摄入不足,供需失衡,也影响人体健康,诱发亚健康。

3. 预防和消除亚健康的对策　亚健康是一种新的医学概念,亚健康的提出对完善医学体系,更好地提高现代人的生活质量、生命质量,有效防治疾病具有十分重要的意义。

(1)积极开展对亚健康的研究工作:提高对亚健康的认识,宣传和普及亚健康知识,研究亚健康的主要临床表现,探究引起该状态的真正原因及多因素中各自的作用。

摸清亚健康的分布:2012年6月在全国33个大中城市展开的"全国大中城市第三状态人群健康状态调查活动",摸清城市中年人群中第一、二、三状态的基本构成情况,弄清中年人群主要存在的健康问题并制定出相应的对策。探索亚健康的诊断标准、诊断方法。

有资料显示,中国符合世界卫生组织关于健康定义的人群只占总人口数的15%,与此同时,有15%的人处在疾病状态中,剩下的70%的人群处在"亚健康状态"中。通俗地说,就是这70%的人群通常没有器官、组织、功能上的病症和缺陷,但是,自我感觉不适,疲劳乏力,反应迟钝,活力降低,适应能力下降,经常处在焦虑、烦乱、无聊、无助的状态之中,自觉活得很累。

因此有人提出,亚健康状态多种多样,几乎每种疾病都可能有与之相应的亚健康表现。医学并包括医学教育界应该将工作的重点,从单纯的诊断疾病、治疗疾病转到关注健康、关注亚健康上来,把70%的亚健康人群争取到健康队伍来。

另外,中国人的亚健康分布,还与地域、性别、年龄、受教育水平、职业以及经济收入等都有相应的关系,这些也是需要关注的亚健康内容。

对于亚健康的人,各种现代仪器检测或专科医师、专家诊断均"查无实据,没有器质性病变"指标。亚健康者享受不到生活的乐趣,生活质量和生命质量不高。亚健康在身体上、心理上并没有疾病,主观上有许多不适的症状表现和心理体验。红外热像技术(TTM)可以获取机体细胞和组织的状态,描述机体细胞和组织的功能性变化,为诊断亚健康提供了客观依据。

(2)针对性预防措施

1)调整生活节奏,做到劳逸结合:每天抽出一点时间到林中散步,森林中的负氧离子浓度较高,可以调节神经,促进胃肠消化功能,对心、脑、肺、心理等各方面起到良好的调节作用。工作的一天中可以抽出一点时间做做简单的保健操,随意活动筋骨。工作一段时间或感到疲劳时,可以安排适当的放松活动,从事健康的娱乐活动或旅游,积极的休息对调整人体节奏、消除疲劳可以起到良好的作用。

2)健康的心理素质、及时的心理调节:现代人生活压力大、期望值高、不顺心的事多,痛苦和烦恼总是难免的。调查显示心理健康是所有事业有成者的标志。生活中人们应有面对压力和困难的勇气,对失败不必太在意,既有追求的勇气,又有面对现状的心理准备,妥善处理各种不良心理刺激,保持良好的心理状态,应对复杂纷繁的局面。认识自己的生命周期,当出现心理问题时,及时找心理医生进行正规的心理治疗,增强心理调节能力和承受能力,恢复心理平衡和健康。

3)戒除不良嗜好:如戒烟、限酒、适当运动。

4)均衡饮食,保证营养科学合理:主要克服两种倾向,食物营养、热量过剩和为了某种目的节食,以致食物中维生素、纤维素、微量元素不足。合理而全面的膳食是保证健康的重要条件,对于脂肪类食物不可多食,也不可不食。多食鱼肉、猪肝、韭菜等食物补充维生素A,通过食入海鱼、鸡肝补充维生素D,摄入新鲜蔬菜、水果补充维生素C,并通过调整主食,采取粗、细粮搭配或增加杂粮补充维生素B_1、维生素B_2。从事高强度的体力活动后,可多食入西瓜、桃、李、杏、荔枝、哈密瓜、樱桃、草莓等为主的碱性食物,以维持人体的酸、碱平衡。

4. 亚健康的治疗 亚健康者经过适当的饮食调整、心理调适,大多可以恢复健康,对长期亚健康者可通过中西医结合给予治疗,如针对引起亚健康的原因,给予良好的引导,辅以适当的药物综合治疗。

长期以来有一种错误的认识,身体差了就需要"补"。对于亚健康群体而言,大多数不属于虚症。造成亚健康的原因中,营养过剩、代谢不正常、工作生活压力增大,超过心理应激能力者为多数。因此对于亚健康者来说,重要的不是"补",而是"调整",综合调整、阴阳平衡和调整身心功能状态。对少数虚症亚健康者应在中医指点下辨证论治。

第二节 疾 病

一、疾病的定义

疾病是机体在一定病因的损害性作用下,因自稳调节紊乱而发生的异常生命活动过程。在多数疾病中,机体对病因所引起的损害发生一系列抗损害反应。自稳调节的紊乱,损害和抗损害反应,表现为疾病过程中各种复杂的功能、代谢和形态结构的异常变化,而这些变化又可使机体各器官系统之间以及机体与外界环境之间的协调关系发生障碍,从而引起各种症状、体征和行为异常,特别是对环境适应能力和劳动能力的减弱甚至丧失。上述概念概括了疾病如下的基本特征:

(1)疾病是有原因的。疾病的原因简称病因,它包括致病因子和条件。目前虽然有些疾病的原因还不清楚,但随着医学科学的发展,迟早会被阐明的。疾病的发生必须有一定的原因,但往往不单纯是致病因子直接作用的结果,与机体的反应特征和诱发疾病的条件也有密切关系。因此研究疾病的发生,应从致病因子、条件、机体反应性三个方面来考虑。

(2)疾病是一个有规律的发展过程。在其发展的不同阶段,有不同的变化,这些变化之间往往有一定的因果联系。掌握了疾病发展变化的规律,不仅可以了解当时所发生的变化,而且可以预计它可能的发展和转归,及早采取有效的预防和治疗措施。

(3)疾病时,体内发生一系列的功能、代谢和形态结构的变化,并由此而产生各种症状和体征,这是认识疾病的基础。这些变化往往是相互联系和相互影响的,但就其性质来说,可以分为两类,一类是疾病过程中造成的损害性变化,另一类是机体对抗损害而产生的防御代偿适应性变化。

(4)疾病是完整机体的反应,但不同的疾病又在一定部位(器官或系统)有其特殊的变化。局部的变化往往是受神经和体液因素调节的影响,同时又通过神经和体液因素而影响到全身,引起全身功能和代谢变化,所以认识疾病和治疗疾病,应从整体观念出发,辩证地处理好疾病过程中局部和全身的相互关系。

(5)疾病时,机体内各器官系统之间的平衡关系和机体与外界环境之间的平衡关系受到破坏,机体对外界环境适应能力降低,劳动力减弱或丧失,是疾病的又一个重要特征。治疗的着眼点应放在重新建立机体内外环境的平衡关系,恢复劳动力。

所谓病理过程(pathological process)是指存在于不同疾病中的共同的、成套的功能、代谢和形态结构的异常变化。例如,阑尾炎、肺炎以及所有其他炎性疾病都有炎症这个病理过程,包括变质、渗出和增生等基本病理变化。病理过程可以局部变化为主,如血栓形成、栓塞、梗死、炎症等,也可以全身反应为主,如发热、休克等,一种疾病可以包含几种病理过程,如肺炎球菌性肺炎时有炎症、发热、缺氧甚至休克等病理过程。

症状:疾病过程中机体内的一系列功能、代谢和形态结构异常变化所引起的患者主观上的异常感觉,称为症状(symptom)。也就是患者患病后自己感觉到的痛苦和不适,如疼痛、疲乏畏寒、恶心等。

体征:异常变化引起的现象如能用体格检查的方法检出,就称为体征(sign)。也就是说,患者患病后到了医院,医生给患者做了各种体格检查后所得到的异常结果。例如,心脏杂音、肺部啰音、血压升高、神经反射异常、腹部压痛、反跳痛、肌紧张等。

简单地说,疾病的症状是患者自己说出的痛苦感觉;体征是医生检查所得。一般而言,症状是广义症状,包含症状和体征两个方面。

有的疾病,特别是在某些疾病的早期,也可以不伴有症状和体征。据调查,成年人大多都有动脉粥样硬化,但其中只有少数人出现临床症状;许多早期癌症的患者也可以毫无主观症状和容易察见的体征。但如果对这些无症状患者进行相应的实验或特殊检查,往往能够发现异常变化。因此,对某些疾病如恶性肿瘤、动脉粥样硬化、血吸虫病等在一范围内进行普查,以求早期诊断和早期治疗,是非常重要的。

二、疾病过程的共同规律

疾病的种类众多,病因复杂,疾病过程变化多端,但是,诸多疾病在其发生发展过程中,还是有某些共同的规律可循。

1. 自稳调节功能紊乱　机体在不断变化的内、外环境因素作用下,通过神经和体液的调节作用,使各器官、系统的功能和代谢维持在正常范围内,保持着内环境状态的相对稳定,称为自稳调节下的自稳态。它是维持机体正常生命活动所不可缺少的。疾病时由于致病因素对机体的损害作用,使自稳调节的某一方面发生紊乱,引起相应的功能和代谢障碍,进而通过连锁反应使自稳调节的其他方面也相继发生紊乱,从而引起更为严重的生命活动障碍。例如,某些病因所致的胰岛素绝对或相对不足以及靶细胞对胰岛素敏感性降低,可引起糖尿病的发生,出现糖代谢紊乱、血糖升高,而糖代谢紊乱的进一步发展,又可导致脂肪代谢紊乱和蛋白质代谢紊乱以及水、电解质代谢紊乱,还易诱发动脉粥样硬化等。

在自稳调节中,反馈机制起着重要作用。例如,碘摄入不足是引起地方性甲状腺肿大的主要原因,由于碘不足首先引起甲状腺分泌甲状腺素减少,不能满足机体的需要;通过反馈机制,垂体促甲状腺素分泌增多,促使甲状腺滤泡增生、肥大,以加强合成甲状腺素的能力,维持甲状腺功能,以适应机体的需要。如缺碘长期存在,滤泡上皮可反复增生与复旧,致使上皮细胞因活动过度而衰竭,从而引起滤泡扩张,腔内储满不能碘化的甲状腺球蛋白胶质,从而表现为甲状腺肿大。

2. 因果转化规律　是疾病发生发展中的基本规律之一,是指在原始病因作用下机体发生的某种变化,其又可能转化为新的病因、引起新的变化,而后者再转化为病因,再引起新的变化,如此病因与结果交替作用,形成一个螺旋式的发展过程,在这个过程中,每一环节既是前一种变化的结果,同时又是后一种变化的原因。在不同的疾病或同一疾病的不同状态下,因果转化可以向坏的方向发展,形成恶性循环而导致死亡;也可以向好的方向发展,形成良性循环,最后使疾病痊愈。例如,外伤性出血时,急性大量出血可引起血容量减少,血压下降;血压下降可反射性地使交感神经兴奋、小血管收缩,引起皮肤和腹腔内脏等部位的组织缺氧;持续的组织缺氧,又可导致大量血液淤积在毛细血管和微静脉内,而使回心血量和心输出量减少,这样组织缺氧更趋严重,会有更多血液淤积在微循环中,使回心血量进一步减少,如此循环作用,致使每一次因果转化都能使病情进一步恶化。相反,如果能及时采取有效的止血、输血等措施即可防止病情的恶化。如果恶性循环已经出现,也可通过输血、补液、正确使用血管活性药物、纠正酸中毒等措施来阻断恶性循环,使病情向有利于机体康复的方向发展。因此,运用此规律认识疾病发生发展中出现的恶性循环,对正确治疗疾病、防止疾病进一步恶化具有重要意义。

3. 损伤与抗损伤反应　致病因素作用于机体时,可引起机体的损伤;同时,机体能调动各种防御、代偿机制来对抗致病因素及其所引起的损伤。损伤与抗损伤的斗争,贯穿于疾病的始终。双方作用力量的对比,决定着疾病发展的方向和结局。当损伤占优势时,则疾病向恶化发展,甚至造成死亡;反之,当抗损伤占优势时,则病情缓解并向痊愈发展。损伤与抗损伤反应,在一定条件下可相互转化。例如,炎症局部变质属于损伤性改变,而渗出和增生属于抗损伤反应;但如果渗出物过多,大量聚集于心包腔或胸腔,则可压迫心、肺,影响其功能而转化为损伤性因素。

在医护工作中,要尽力排除或减轻损伤性改变,保护和增强抗损伤反应,促使疾病痊愈。例如,器械暴力作用于机体,造成血管破裂、出血、组织缺氧和坏死等损伤性反应,而因失血引起的动脉血压下降和暴力引起的疼痛导致交感神经兴奋,其结果是出现各种抗损伤反应,如血管收缩、减少出血以维持一定水平的动脉血压,有利于心、脑等重要器官的动脉血液供应;心率加快、心肌收缩力加强以增加心输出量,血凝加速以利止血等。如果损伤较轻,则通过上述抗损伤反应和及时有效的治疗,机体便可恢复健康;反之,抗损伤的各种措施不足以抗衡损伤反应,又未进行恰当治疗,则病情恶化,出现创伤性或失血性休克甚至危及生命。应当注意的是,抗损伤反应有一定局限性,并且有的损伤与抗损伤反应之间并无严格的界限。随着病情的发展和条件的改变,抗损伤反应可能转变为损伤反应。临床上,原则上应尽量支持和保护抗损伤反应而消除或减轻损伤反应。

4. 局部与整体的相互影响 任何疾病都是整体的反应,但表现可以局部为主或全身为主,局部受整体的影响,同时又影响着整体。二者在疾病过程中能相互影响,并可在一定条件下相互转化。例如,肺结核病,病变主要在肺,但常有发热、食欲不振及红细胞沉降率加快等全身反应;另一方面,肺结核病也受全身状态的影响,当机体的抵抗力增强时,肺部病变可以局限化甚至痊愈;当抵抗力降低时,肺部病变可以发展,甚至播散到其他部位,形成新的病灶。扁桃体炎时,除了扁桃体呈现红、肿、热、痛等炎症表现外,也可出现发热、白细胞升高、精神不振等全身反应。全身抵抗能力下降时,炎症可进一步发展甚至经血液播散造成毒血症。反之,当全身抵抗力增强时,炎症即可消退。实际上,在某些情况下,疾病的全身反应常常最初表现在某一局部病变,如疖肿是糖尿病的局部表现。因此,在医学实践中,必须注意整体和局部的关系,并明确在疾病发生发展过程中起主导作用的是局部还是全身性因素。正确认识疾病过程中局部和整体的关系,对于采取正确的医疗措施具有重要的意义。

三、疾病发生的一般机制

为了维持正常生命活动,机体必须随时适应来自于体内外的各种变化,通过各器官系统、细胞、分子水平的调节机制,维持着诸如体温、血压、水、电解质、酸碱等的内环境恒定。

神经系统和体液在维持机体与外环境的统一协调和维持内环境稳定方面发挥了重要作用。相应地,神经、体液机制作为疾病发生的基本机制之一,在疾病的发生发展中占有重要地位。许多致病因素可通过影响神经系统直接或间接地改变体液量和体液成分,造成内环境紊乱,引起疾病的发生。

1. 神经机制 某些病因可通过刺激由感受器、传入神经、神经中枢、传出神经和效应器组成的反射弧引起相应系统的功能和代谢变化,如腹部钝击伤引起迷走反射,可致心搏骤停。有些致病因素也可通过影响神经递质的合成、释放、分解或影响神经递质受体的功能,阻断神经信号的正常传递而导致疾病的发生,如有机磷农药中毒就是由于乙酰胆碱酯酶失活,导致乙酰胆碱持续停留于突触和神经肌肉接头上,引起持续兴奋的结果。

2. 体液机制 疾病发生的体液机制可能源自体液量的改变(如脱水、出血可引起血液循环障碍,导致休克发生),但更多的是由于体液成分的改变。各种体液因子即细胞分泌的各种特殊的化学物质,如激素和细胞因子分别通过内分泌、旁分泌和自分泌机制进入细胞外,并作用于靶细胞受体而发挥调节作用。例如,激肽类物质可使局部血管扩张,抑制平滑肌收缩,增加毛细血管通透性,相应地,激肽类物质分泌过多(如休克时)便可引起血流动力学和微循环失调而引起相应的变化。但在致病过程中,神经和体液机制往往同时发生,共同作用,两者密切相关。如失血性休克引发的急性肾衰竭机制中,由于交感神经活动兴奋,交感-肾上腺髓质系统功能亢进,交感神经分泌去甲肾上腺素和肾上腺髓质分泌肾上腺素的增加,造成的肾血管收缩是肾衰竭的重要发病机制之一。

3. 细胞机制　致病因素作用于机体后可以直接或间接作用于组织、细胞,造成某些细胞功能代谢障碍,从而引起细胞的自稳调节紊乱。致病因素引起的细胞损伤除直接的破坏(如外伤、肝炎病毒侵入肝细胞等)外,有时可表现为细胞膜功能障碍和细胞器功能障碍。细胞膜功能障碍中目前对膜上的各种离子泵如钠泵即 Na^+-K^+ ATP 酶、钙泵即 Ca^{2+}-Mg^{2+} ATP 酶等最为重视,当这些泵功能失调时造成细胞内 Na^+、Ca^{2+} 大量积聚、细胞水肿,甚至死亡,这是导致有关器官功能障碍的重要机制。细胞器的功能障碍。例如,线粒体功能障碍主要表现为氧化还原电位下降,辅酶Ⅱ不能再生,各种酶系统受抑制,特别是丙酮酸脱氢酶系统催化过程发生障碍,阻碍丙酮酸脱氢、脱羧生成乙酰辅酶 A,抑制葡萄糖、脂肪及酮体进入三羧酸循环,此时因能量不足,造成严重的细胞功能障碍。此外,ATP 生成减少使依赖 cAMP(第二信使)的激素不能发挥其调节作用,最终导致细胞死亡。

4. 分子机制　各种病因引起疾病,都会在分子水平上以各种形式表现出大分子多聚体与小分子的异常,反之,分子水平的异常变化又会在不同程度上影响正常生命活动。近年来从分子水平研究疾病的发生机制出现分子病理学(molecular pathology)或分子医学(molecular medicine)。广义的分子病理学研究所有疾病的分子机制,狭义的分子病理学主要研究生物大分子(主要是核酸与蛋白质)在疾病中的作用。所谓分子病(molecular disease)是指由于 DNA 遗传变异引起的一类以蛋白质异常为特征的疾病。它主要分成以下几类:

(1)酶缺陷所致的疾病:主要指 DNA 遗传变异引起的酶蛋白异常所致的疾病。如Ⅰ型糖原贮积病,它是由于编码葡萄糖-6-磷酸脱氢酶的基因发生突变,致该酶缺乏,使葡萄糖-6-磷酸无法酶解为葡萄糖,反而经可逆反应转化为糖原,并贮积于肝。

(2)血浆蛋白和细胞蛋白缺陷所致的疾病:如镰状细胞贫血,它是由于血红蛋白的珠蛋白分子中在 β-肽链氨基端第六位的谷氨酸被缬氨酸异常取代,以致血红蛋白的稳定性破坏,表现为血氧分压降低的情况下容易形成棒状晶体,使红细胞扭曲呈镰状,故容易破坏,发生溶血。

(3)受体病:由于受体基因突变使受体缺失、减少或结构异常而致的疾病称为受体病。它又可分为遗传性受体病(如家族性高胆固醇血症等)和自身免疫性受体病(如重症肌无力等)两种。

(4)膜转运障碍所致的疾病,这是一类由于基因突变引起的特异性载体蛋白缺陷而造成的膜转运障碍的疾病。目前了解最多的是肾小管上皮细胞转运障碍,表现为肾小管重吸收功能失调,如胱氨酸尿症,此类疾病的肾小管上皮细胞对胱氨酸、精氨酸、鸟氨酸与赖氨酸转运的载体蛋白发生遗传性缺陷而发生转运障碍,氨基酸不能被肾小管重吸收,随尿排出,形成胱氨酸尿症。

某些疾病(如糖尿病、高血压等)相关基因(disease-associated gene)或易感基因(susceptibile gene)也已找到,因此出现了基因病(gene disease)的新概念。基因病主要是指基因本身突变、缺失或其表达调控障碍引起的疾病。若为一个致病基因引起的基因病则称为单基因病(monogenic disease,single gene disorder),如多囊肾主要是由于常染色体 16p13.3 处存在有缺陷的等位基因 PKDI 所引起的显性遗传;若为多个基因共同控制其表型性状的疾病则称多基因病。此时多个基因的作用可以相加、协同或相互抑制。由于这些基因的作用也受环境因素的影响,因此多基因病也称多因子疾病,高血压、冠心病、糖尿病等均属此类疾病。

四、疾病谱的变化

由于社会制度、生活习惯、经济条件、战争动乱等原因疾病在不同时期不同人群中的发病率、死亡率是不同的,有时会发生很大的差异。这种变化就称为疾病谱的变化。2021 年版《世界卫生统计报告》显示我国总体预期平均寿命由新中国成立前的 35 岁,达到了目前的 77.4 岁;婴儿死亡率由新中国成立前的 20‰ 降到了目前的 3‰ 左右。我国几项主要健康指标已达到或接近世界先进水平。

1. 疾病谱发生了根本变化　随着社会的发展,生活条件的改善以及医疗卫生事业的发展,人们所得疾病的种类正在发生变化。通常,人们把疾病分为传染性疾病和非传染性疾病两大类。传染性疾病,如肝炎、痢疾等。非传染性疾病,如高血压、脑血管意外、冠心病、癌症等。传染性疾病大多是由于细菌、病毒、寄生虫等生物因素引起的,而导致人们患非传染性疾病的原因,有社会因素、心理因素、环境因素,而最重要的是人们自己的生活方式。据社会医学专家分析,在导致人们患癌症、冠心病等非传染性疾病的诸因素中,吸烟、膳食不平衡、缺乏体育锻炼等不健康的生活方式因素约占 60%。所以,人们常把癌症、冠心病等非传染性疾病称作生活方式病。我们对付传染性疾病已有行之有效的疫苗、抗生素、消杀灭(消毒、杀虫、灭鼠)等手段,使传染性疾病总的趋势在减少。然而在传染性疾病逐渐减少的同时,非传染性疾病却在逐渐增多并形成巨大威胁,据有关统计资料表明,慢性非传染性疾病所引起的死亡已占我国人口总死亡数的 2/3。

2. 新的医学模式　过去传染病是人类健康的主要威胁,而传染病又主要是由细菌、病毒等生物因素引起的,所以,人们把那种情况称为“生物医学模式”。现在对人类健康的主要威胁已逐渐由传染病转移到非传染病上,非传染病的致病因素主要是心理因素、社会因素,所以,人们把现在的医学模式称作“生物-心理-社会医学模式”。这种转变是不以人们的主观意志为转移的客观规律。医学模式转变了,健康危险因素改变了,这就要求人们应该相应地转变自己的卫生观、健康观。

对个人而言,那些能引起传染病的不良习惯,如生吃未洗净的瓜果、随地吐痰等,已经得到了人们的重视。但对于那些能导致人们患冠心病、脑出血、癌症的吸烟、缺乏锻炼等生活方式,还缺乏足够的认识;对医生而言,在慢性病成为对人们健康的主要威胁的情况下,也需要转变观念,应该抛弃“重治轻防”的观点,重在传授防病知识,让人们防患于未然。

第三节　衰老与死亡

一、衰老的定义

从生物学上讲,衰老是生物随着时间的推移,自发的必然过程,它是复杂的自然现象,表现为结构的退行性变和机能的衰退,适应性和抵抗力减退。在生理学上,把衰老看作从受精卵开始一直进行到老年的个体发育史。从病理学上,衰老是应激和劳损,损伤和感染,免疫反应衰退,营养失调,代谢障碍以及疏忽和滥用药物积累的结果。另外从社会学上看,衰老是个人对新鲜事物失去兴趣,超脱现实,喜欢怀旧。

衰老(senility)是一种自然规律,因此,我们不可能违背这个规律。但是当人们采用良好的生活习惯和保健措施并适当地运动,就可以有效地延缓衰老,降低衰老相关疾病的发病率,提高生活质量。就衰老理论和延缓衰老而言,中医药学具有深刻阐述和丰富实践。《素问·上古天真论》就详细论述了女子以七、男子以八为基数递进的生长、发育、衰老的肾气盛衰曲线,明确指出机体的生、长、壮、老、已,受肾中精气的调节,总结衰老的内因是“肾”起主导作用。老年期也会出现肾气衰退的表现,如发齿脱落、耳鸣耳聋、腰酸腿软、夜尿频多等。

因此,衰老的实质是身体各部分器官系统的功能逐渐衰退的过程,其最终结果是死亡。它是生命的终止,主要特征是心脏、肺、大脑停止活动,衰老受多种因素影响,如生活环境、生活方式、精神状态、遗传因素等。科学合理地生活、保持轻松愉快的心情、适当地进行文娱和体育活动等可以有效地延缓衰老。

二、衰老的机制

对于人们为什么会衰老，尽管还没有一个公认的学说，但科学家们已提出一些理论。每一种理论的某些部分都可以解释为什么人们会逐渐衰老和死亡。

（一）体细胞突变学说

该学说认为在生物体的一生中诱发（物理因素，如电离辐射、X 射线，化学因素及生物学因素等）和自发的突变破坏了细胞的基因和染色体，这种突变积累到一定程度会导致细胞功能下降，达到临界值后，细胞即发生死亡。支持该学说的证据有：X 射线照射能够加速小鼠的老化，短命小鼠的染色体畸变率较长命小鼠为高，老年人染色体畸变率较高；有人研究了转基因动物在衰老过程中出现的自发突变的频率和类型，也为该学说提供了一定的依据。

然而，该学说也有解释不了的事实，如衰老究竟是损伤增加还是染色体修复能力降低，该学说无法解释；另外，现代生物学证明基因的突变率为 $10^{-9} \sim 10^{-6}$/（细胞·基因位点·代），如此低的突变率不会造成细胞的全群死亡，而按该学说要求细胞应有异常高的突变率；衰老是突变造成的，转化细胞在体外能持续生长，就此而言，转化细胞应不发生突变，事实却并非如此。

（二）自由基学说

衰老的自由基学说是德纳姆·哈曼（Denham Harman）在 1956 年提出的，他认为衰老过程中的退行性变化是由于细胞正常代谢过程中产生的自由基的有害作用造成的。生物体的衰老过程是机体的组织细胞不断产生的自由基积累的结果，自由基可以引起 DNA 损伤，从而导致突变，诱发肿瘤形成。自由基是正常代谢的中间产物，其反应能力很强，可使细胞中的多种物质发生氧化，损害生物膜，还能够使蛋白质、核酸等大分子交联，影响其正常功能。

支持该学说的证据主要来自一些体内和体外实验，包括种间比较、饮食限制、与年龄相关的氧化压力现象测定、给予动物抗氧化饮食和药物处理；体外实验主要包括对体外二倍体成纤维细胞氧压力与代谢作用的观察、氧压力与倍增能力及抗氧化剂对细胞寿命的影响等。该学说的观点可以对一些实验现象加以解释，如：自由基抑制剂及抗氧化剂可以延长细胞和动物的寿命。体内自由基防御能力随年龄的增长而减弱。脊椎动物寿命长的，体内的氧自由基率低。但是自由基学说尚未提出自由基氧化反应及其产物是引发衰老直接原因的实验依据，也没有说明是什么因子导致老年人自由基清除能力下降，为什么转化细胞可以不衰老，生殖细胞何以能世代相传维持种系存在这些问题。而且，自由基是新陈代谢的次级产物，不大可能是衰老的原发性因素。

（三）生物分子自然交联学说

其主要论点是：机体中蛋白质、核酸等大分子可以通过共价交联结合，形成巨大分子。这些巨大分子难以酶解，堆积在细胞内，干扰细胞的正常功能。这种交联反应可发生于细胞核 DNA 上，也可以发生在细胞外的蛋白胶原纤维中。目前有一些证据支持交联学说。皮肤胶原的可提取性以及胶原酶对其消化作用随年龄的增高而降低，而其热稳定性和抗张强度则随年龄的增高而增强了；大鼠尾腱上的条纹数目及所具备的热收缩力随年龄的增高而增加，溶解度却随年龄增高而降低。这些结果表明，在年老时胶原的多肽链发生了交联，并日益增多。该学说与自由基学说有类似之处，亦不能说明衰老发生的根本机制。

　　该学说在论证生物体衰老的分子机制时指出,生物体是一个不稳定的化学体系,属于耗散结构。体系中各种生物分子具有大量的活泼基团,它们必然相互作用发生化学反应使生物分子缓慢交联以趋向化学活性的稳定。随着时间的推移,交联程度不断增加,生物分子的活泼基团不断消耗减少,原有的分子结构逐渐改变,这些变化的积累会使生物组织逐渐出现衰老现象。生物分子或基因的这些变化一方面会表现出不同活性甚至作用彻底改变的基因产物,另一方面还会干扰 RNA 聚合酶的识别结合,从而影响转录活性,表现出基因的转录活性有次序地逐渐丧失,促使细胞、组织发生进行性和规律性的表型变化乃至衰老死亡。

　　生物分子自然交联学说论证生物衰老的分子机制的基本论点可归纳如下:

　　(1) 各种生物分子不是一成不变的,而是随着时间推移按一定自然模式发生进行性自然交联。

　　(2) 进行性自然交联使生物分子缓慢联结,分子间键能不断增加,逐渐高分子化,溶解度和膨润能力逐渐降低和丧失,其表型特征是细胞和组织出现老态。

　　(3) 进行性自然交联导致基因的有序失活,使细胞按特定模式生长分化,使生物体表现出程序化和模式化生长、发育、衰老以至死亡的动态变化历程。

　　随年龄增长,对生命重要的大分子有交联增多倾向,或在同种分子间或在不同分子间都可能产生交联键,从而改变了分子理化特性,使之不能正常发挥功能。此学说则设想胞内大分子如核酸、蛋白质也会进行交联,但迄今在体内还未见证实。把交联视为衰老的原发性因素也只是一种推测,然而这毕竟是研究衰老中值得探索的一个途径。

(四) 衰老的免疫学说

　　衰老的免疫学说可以分为两种观点:①免疫功能的衰老是造成机体衰老的原因;②自身免疫学说,认为与自身抗体有关的自身免疫在导致衰老的过程中起着决定性的作用。衰老并非细胞死亡和脱落的被动过程,而是最为积极的自身破坏过程。

　　从衰老的免疫学说可以看出免疫功能的强弱似乎与个体的寿命息息相关,迄今的研究表明机体在衰老的过程中确实伴有免疫功能的重要改变:

　　1. 个体水平　伴随衰老免疫功能改变的特点是对外源性抗原的免疫应答降低,而对自身抗原的免疫应答增强。据惠廷汉姆(Whittingham)报告,用抗原免疫后,老年人抗体效价比年轻人呈现出有意义的下降。此外随衰老自身抗体的检出率升高。细胞免疫也随增龄而降低。

　　2. 器官、组织水平　人类的胸腺在出生后随着年龄的增长逐渐变大,13～14 岁时达到顶峰,之后开始萎缩,功能退化,25 岁以后明显缩小。新生动物切除胸腺后即丧失免疫功能,年轻动物切除胸腺后,免疫功能逐渐衰退,抗体形成及移植物抗宿主反应下降。

　　3. 细胞、分子水平　老年动物和人的 T 细胞功能下降,数量也减少。随年龄的增长,机体对有丝分裂原刀豆蛋白 A(con A)、植物血凝素(PHA)及抗 CD3 抗体的增殖反应能力下降,这是衰老的免疫学特征之一。伴随老化,细胞因子的分泌有明显的改变。在 T 细胞的增殖中 IL-2 的产生和 IL-2 受体的出现是很重要的,老年人 IL-2 产生减少,IL-2 受体特别是高亲和性受体的出现亦减少。

　　自身免疫观点认为免疫系统任何水平上的失控都可以导致自身免疫反应的过高表达,也从而表现出许多衰老加速的证据。

　　免疫系统控制衰老也有许多相反的证据。小鼠中有一种长命的近交品系 C57BL/6,它的抗核抗体的比例及胸腺细胞毒抗体的含量相对较高,但未显示较高程度的免疫病理损伤。裸鼠是一种先天性无胸腺无毛综合征的小鼠,其 T 细胞免疫功能极度缺乏,以至于可以接受同种异体甚至异种移植物,这种小鼠如果饲养在普通条件下可致早期死亡,但是在无菌条件下饲养,其寿命不低于正常鼠。如果在通常的饲养条件下切除新生小鼠的胸腺，则其将死于3月龄左右，若将其置于无菌的环境中，大多数可以活得更长久。可见免疫系统虽然对生存期可以产生影响，但并非决定因素。免疫学说将免疫系统看成衰老的领步者及根本原因所在，然而至今尚无明显的理由说明免疫系统随年龄退化的原因，免疫系统的增龄改变也均是衰老导致的多种效应的表现，应该视为整体衰老的一部分，而不是衰老的始动原因。

（五）端粒学说

端粒学说由奥洛夫尼科夫（Olovnikov）提出，他认为细胞在每次分裂过程中都会由于DNA聚合酶功能障碍而不能完全复制它们的染色体，因此最后复制的DNA序列可能会丢失，最终造成细胞衰老死亡。

端粒是真核生物染色体末端由许多简单重复序列和相关蛋白组成的复合结构，具有维持染色体结构完整性和解决其末端复制难题的作用。端粒酶是一种反转录酶，由RNA和蛋白质组成，是以自身RNA为模板，合成端粒重复序列，加到新合成DNA链末端。在人体内端粒酶出现在大多数的胚胎组织、生殖细胞、炎症细胞、更新组织的增生细胞以及肿瘤细胞中。正因如此，细胞每进行有丝分裂一次，就有一段端粒序列丢失，当端粒长度缩短到一定程度，会使细胞停止分裂，导致衰老与死亡。

大量实验说明端粒、端粒酶活性与细胞衰老及永生有着一定的联系。第一个提供衰老细胞中端粒缩短的直接证据是来自对体外培养成纤维细胞的观察，通过对不同年龄供体成纤维细胞端粒长度与年龄及有丝分裂能力的关系观察发现，随着年龄的增高，端粒的长度逐渐变短，有丝分裂的能力明显渐渐变弱；海斯蒂（Hastie）发现结肠端粒限制性片段的长度随供体年龄增加而逐渐缩短，平均每年丢失33bp的重复序列；植物中不完整的染色体在受精作用中得以修复，而不能在已经分化的组织中修复，这在较为高等的真核生物中也证实了体细胞中端粒酶的活性受抑制；精子的端粒要比体细胞长，体细胞缺失端粒酶活性就会逐渐衰老，而生殖细胞系的端粒却可以维持其长度；转化细胞能够通过端粒酶的活性完全复制端粒得以永生。但是许多问题用端粒学说还不能解释。体细胞端粒长度与有丝分裂能力成正比，这一点实验已经证实了，而不同的体细胞其有丝分裂能力是不尽相同的，胃肠黏膜细胞的分裂增殖速度就比较快，神经细胞分裂的速度就比较慢。曾有人就不同年龄供体角膜内皮细胞的端粒长度进行研究，发现角膜内皮细胞内端粒长度长期维持在一个较高的水平，而端粒酶却不表达。另外，凯普林（Kippling）发现，鼠的端粒比人类长5～10倍，寿命却比人类短得多，这些都提示体细胞端粒长度与个体的寿命及不同组织器官的预期寿命并非一致。生殖细胞的端粒酶活性长期维持较高的水平却不会像肿瘤那样无限制分裂繁殖；端粒长度由端粒酶控制，那何种因素控制端粒酶呢？生殖细胞内端粒酶活性较高，为什么体细胞中没有较高的端粒酶活性。看来端粒的长度缩短是衰老的原因还是结果尚需进一步研究。

三、人口老龄化与老年病

1. 人口老龄化　是指总人口中因年轻人口数量减少、年长人口数量增加而导致的老年人口比例相应增长的动态。老龄化包括两个含义：一是指老年人口相对增多，在总人口中所占比例不断上升的过程；二是指社会人口结构呈现老年状态，进入老龄化社会。国际上通常的看法是，当一个国家或地区60岁以上老年人口占人口总数的10%，或65岁以上老年人口占人口总数的7%，即意味着这个国家或地区的人口处于老龄化状态。

老龄化问题包括老年人问题与社会老龄化问题，而老年人问题与社会老龄化问题相联系，但又不完全相同,一般把有关老年人的社会保障和权益保护看作老年人问题,把有关老年人口增加对社会经济发展的影响称为社会老龄化问题,这是从人类社会经济发展的范畴来认识老龄问题。目前,全世界 60 岁以上老年人口总数已达 6 亿,有 60 多个国家的老年人口达到或超过人口总数的 10%,进入了人口老龄化社会行列。人口老龄化的迅速发展,引起了联合国及世界各国政府的重视和关注。20 世纪 80 年代以来,联合国曾两次召开老龄化问题世界大会,并将老龄化问题列入历届联合国大会的重要议题,先后通过了《老龄问题国际行动计划》《十·一国际老年人节》《联合国老年人原则》《1992—2001 年解决人口老龄化问题全球目标》《世界老龄问题宣言》《1999 国际老年人年》等一系列重要决议和文件。提醒各会员国铭记 21 世纪的社会老龄化是人类历史上前所未有的,对每个国家都是一项重大的挑战。呼吁各会员国加强或设立老龄化问题国家级协调机构,在国家、地区各级制定综合战略,把老龄问题纳入国家的发展计划中,为老龄化社会的来临做好各项准备工作,提出了"建立不分年龄人人共享的社会"的口号,以期增强人们对人口老龄化问题和老年人问题的重视。

中国人口老龄化的主要特点是:

(1)人口老龄化提前达到高峰。20 世纪后期,为控制人口的急剧增长,国家推行计划生育政策,使得人口出生率迅速下降,加快了中国人口老龄化的进程。

(2)在社会经济不太发达状态下进入人口老龄化。先期进入老龄化社会的一些发达国家,呈现出"先富后老"状态,这为解决人口老龄化带来的问题奠定了经济基础。而中国进入老龄化社会时,呈现出"未富先老"状态,由于经济实力还不强,无疑增加了解决老龄化问题的难度。

(3)在多重压力下度过人口老龄化阶段。中国在建立和完善社会主义市场经济体制过程中,改革和发展的任务繁重,经济和社会要可持续发展,社会要保持稳定,各种矛盾错综复杂,使得解决人口老龄化问题相对发达国家和人口少的国家更为艰巨。

2. 老年病 是指人在老年期所患的与衰老有关的,并且有自身特点的疾病。它所包含的疾病范围相当广泛,大体上可分为三类:

(1)老年病仅发生在老年期:由于机体老化而导致的疾病,如老疣、老年性白内障、绝经后阴道出血症、前列腺增生症、老年性痴呆等。多发生于老年期,发生与机体老化后抗病能力下降有关的疾病,如冠心病、慢性支气管炎、高脂血症、恶性肿瘤、脑卒中、脑萎缩等。

(2)老年与青、中年期同样容易发生的疾病:但具有不同于青、中年期发病特点的疾病(其中不少是青、中年时期疾病的延续),如老年性肺炎、消化性溃疡、慢性胃炎、慢性肾炎、糖尿病、类风湿关节炎、肺气肿、颈椎病等。

(3)老年病有其发病的基本特点:中医学认为老年病的发生,多以身体虚衰,抗病能力弱为诱因。"虚"对老年人来讲,表现尤为突出,故老年病的特点之一是"正虚"。由于老年人抗病能力弱,正气不足,所以病久而缠绵不愈者多,患慢性疾病者多,故老年病的另一特征是病程长。又因为体虚而病,病后正气愈虚,则一处有病而处处皆病,周身脏腑气血阴阳失调,虚实夹杂,寒热交错,甚至出现几个脏腑的病变,形成错综复杂的又一老年病特点。

显然,老年时期和人的衰老使人易患老年病,而老年病又是使人减寿、导致死亡的直接原因。因此,加强老年病的防治,是延长寿命的关键。

四、死亡的定义

死亡(death)是生物个体存在的最终阶段,是机体生命活动不可逆转的终结,死亡是医学实践面临的现实问题。

死亡的定义随着医学的发展而有所改变。经典的关于死亡的定义认为:"死亡就是生命现象的停止。"1951 年《布莱克法律辞典》定义死亡为:"血液循环的完全停止,呼吸、脉搏的停止。"这就是传统的"循环-呼吸标准。"由于医学科学的巨大进步,心肺复苏技术可以停止临床死亡的发展,可使心跳、呼吸停止的人复活。还可用人工心脏、人工肺或心脏移植等技术,使心跳停止或失去原来心脏功能的人继续存活。这时,循环-呼吸标准就不适用了。另外,一些大脑已受到不可逆损害的患者,仍可用呼吸机维持肺、心、肾等器官的功能而继续维持心跳,从伦理上,如何看待这些没有大脑活动的植物人,也是现代医学所面临的现实问题。脑是比心脏更容易死亡的器官。脑血流停止 10s,脑细胞活动即迟钝,意识蒙眬;脑部停止供氧 3~4min,则发生变性和不可逆性损伤,中断 6min 则出现"脑死亡"。脑死亡是指全脑的功能不可逆的消失和停止。

生命的本质是机体内同化、异化这一对矛盾过程的不断运动;而死亡则是这一对矛盾的终止。人体内各组织器官的同化、异化过程的正常进行,首先需要呼吸、循环系统供给足够的氧气和原料,尤其是中枢神经系统耐受缺血缺氧的能力极差,所以一旦呼吸、心跳停止,可以立即引起死亡。所谓复苏也就是先用人工的方法代替呼吸、循环系统的功能,然后再进一步采取措施,恢复有效的自主呼吸和心跳,从而保证中枢神经系统的代谢活动、维持正常生理功能。同时,积极纠正体液内环境的紊乱,使组织细胞有稳定的代谢环境。通过复苏抢救,重建体内同化、异化这一对矛盾过程的动态平衡,才能复转机体的生命活动,逐步恢复健康。

死亡作为疾病的一种转归,也是生命的必然规律,但由于生命自然终止而"老死"的只是极少数,人类绝大部分都死于疾病。因病死亡的原因大致可分为三类:①由于重要生命器官(如脑、心、肝、肾、肺及肾上腺等)发生了严重且不可恢复的损害;②由于长期疾病导致机体衰竭、恶病质等以致代谢物质基础极度不足、各系统正常功能不能维持;③重要器官没有明显器质性损伤的急死,如失血、窒息、休克等。

过去人们习惯把呼吸、心脏功能的永久性停止作为死亡标志。但由于医疗技术的进步、心肺复苏术的普及,一些新问题产生了,它们冲击着人们对死亡的认识。全脑功能停止,自主呼吸停止后,仍能靠人工呼吸等措施在一定时间内维持全身的血液循环和除脑以外的各器官的功能活动。众所周知脑是机体的统帅,是人类生存不可缺少的器官。一旦脑的功能永久性停止,个体的一生也就终结,这就产生了关于"死亡"概念更新的问题。"脑死亡"的概念逐渐被人们所接受。医学界把脑干死亡 12h 判断为死亡,因为完整中枢神经系统目前尚无法移植。

五、死亡的标准

我国目前医学和法律上,还是以呼吸、心跳停止作为判定死亡的标准。脑死亡还没有引入临床或司法实践。不过,学术界一直建议采用脑死亡,国家卫生健康委员会也正在进行相关标准的研讨。

脑死亡:全脑功能不可逆性的永久性停止,称为脑死亡。包括:①大脑功能的停止,除运动、感觉之外,思考、感情等精神活动功能,即意识也都永久性丧失,脑电波消失。如果脑干功能尚存,有自主呼吸,则不能称为脑死亡,只能说是处于"植物状态";②脑干功能停止,脑干有网状结构、脑神经核、延髓血管运动中枢、呼吸中枢等重要结构。因此,脑干功能丧失意味着上述结构功能停止。网状结构功能丧失导致昏迷,脑神经功能丧失则引起对光反射、角膜反射、眼球反射、前庭反射、咽反射、咳嗽反射的消失;③延髓功能停止,则自主呼吸停止,血压急剧下降,直至脑死亡。目前关于脑死亡的判断标准尚未统一,但大多数是根据意识、呼吸、反射、脑电图等方面进行判断。脑死亡的标准为①不可逆昏迷和大脑全无反应性;②脑电波消失;③呼吸停止,人工呼吸 15min 仍无自主呼吸;④脑神经反射消失;⑤瞳孔散大或固定;⑥脑血液循环停止(脑血管造影证实)。

第六章 疾病的病因

任何疾病都是由一定原因引起的。受到人们认识水平的限制,目前还有相当多疾病的病因尚未完全明了。医学上暂称这些原因未明的疾病为"原发性"或"特发性"疾病。病因学(etiology)研究的是疾病为什么发生,其内容包括致病原因与条件及它们的作用机制。

第一节 病因的概念

一、病因的形成过程

疾病发生的原因,简称病因(etiology),是指作用于机体引起疾病并赋予该疾病特征性的因素。

一般来说,所谓病因,应当包括致病因子和条件(包括通常所谓的诱因)两方面的因素,它们在疾病的发生发展中,起着不同的作用。

致病因子是指能够引起某一疾病的某种特定因素而言。例如,伤寒杆菌能引起伤寒、疟原虫能引起疟疾等,因此,伤寒杆菌就是伤寒的原因,疟原虫就是疟疾的原因。原因是引起疾病的必不可少的、决定疾病特异性的因素;没有这个因素,相应的疾病就不可能发生。然而,在许多情况下,仅有致病因子对机体的作用,往往还不足以使疾病发生。例如,与同一感冒患者密切相处的许多人,虽然都可能受到感冒病毒的侵袭,但其中可能只有少数人发生感冒而大多数人并不发生,这里,感冒是否发生,就取决于某些条件是否具备。条件是指在疾病的致病因子作用于机体的前提下,决定疾病发生发展的因素而言。有些条件可使机体的抵抗力(resistance)降低或易感性(susceptibility)、敏感性(sensitivity)增高,从而使机体在相应致病因子的作用下易于发病;有些条件则可使相应的致病因子能以更多的机会、更大的强度作用于机体而引起疾病。例如,免疫功能不足、过劳、月经期、过敏性鼻炎等条件能使机体对感冒病毒的抵抗力降低或易感性增高;因此,具备其中一个或一个以上条件的机体在接触感冒病毒后就易于发病,而不具备上述条件的机体(这是大多数)即使受到感冒病毒的侵袭,一般也不致发病。促使感冒发病的条件还有年龄因素(学龄前儿童感冒发病率较高)、季节因素(寒冷季节中感冒发病率较高)与感冒患者相处特别密切而持续时间又较久等。

二、病因的基本含义

尽管疾病的种类众多,但发病的原因主要包含以下诸因素:

1. 自然因素 包括气象条件、地理环境等。例如,夏季和初秋天气炎热有利于肠道致病菌(伤寒杆菌、痢疾杆菌等)在外界环境中繁殖,也有利于苍蝇的滋生,从而使肠道致病菌易于传播;同时,炎热天气可能使人体消化液分泌减少和肠蠕动减弱,消化道的抵抗力可因而降低,而且炎热季节中人们爱吃生冷食物,与肠道致病菌接触的机会可能增多。因此,炎热季节中容易发生消化道传染病如痢疾、伤寒等。冬春季天气寒冷,人们在室内停留时间较长,如果通风不良,居住拥挤就有利于呼吸道致病微生物的传播,因而容易发生呼吸道传染病如麻疹、白喉、流行性脑脊髓膜炎等。我国血吸虫病主要见于长江两岸和南方湖沼水网地区,是由于这些地区适宜中间宿主的大量繁殖,而水源又易被含有血吸虫卵的人畜粪便所污染。

2. 社会因素　社会制度、社会环境对人类疾病的发生发展有重大影响。中华人民共和国成立前,人民精神苦闷,生活贫困,营养不足,又加上过度劳累,因而对疾病的抵抗力很弱。同时,恶劣的卫生条件又使各种致病微生物、寄生虫得以大量繁殖、滋生,各种劳动保护措施又十分欠缺,从而决定了各种传染病、寄生虫病的猖獗流行和工伤事故、职业病的大量发生。中华人民共和国成立以后,通过逐步提高和改善生活水平、劳动条件和卫生条件,人民体质也不断增强。中华人民共和国成立前在我国危害严重的烈性传染病鼠疫、天花等已经绝迹,黑热病早在 20 世纪50 年代末就已基本消灭,血吸虫病也逐步得到控制。但由于卫生管理制度不够完善以及医疗卫生设施的不足,某些社会因素尚未得到应有的控制,因而在疾病防治方面也还有不少问题有待解决。例如,随着工业发展而出现的废气、废水、废渣对环境的污染,饮食卫生管理不善以致病毒性肝炎和一些常见的消化道传染病如痢疾、伤寒等尚未得到充分的控制等,都是值得重视的问题。但是,现在已是今非昔比,我们国家是以人为本,以生命为本的,高度重视社会因素对疾病的影响,2020 年初的新型冠状病毒肺炎疫情,得到非常及时、有效的控制,这是全世界有目共睹的事实。

区分致病因子和条件的作用和意义,对于许多疾病的防治,具有重要的实际意义。根据不同情况,我们既可以侧重于采取在体内外消灭致病因子或防止其侵入机体的各种措施,也可以侧重于采取排除相应各种条件的措施,或者采取两者并重的办法,来达到防治疾病的目的。

致病条件对于许多疾病的发生发展至关重要,但是,也有许多疾病的发生,似乎并不需要相应条件的存在。例如,机械暴力、高温、氰化物等剧毒化学制剂作用于机体时,无须任何条件,即可分别引起创伤、烧伤和中毒。但同一因素,对一种疾病来说是致病条件,而对另一种疾病却可以是原因,因而应当作具体分析。例如,营养不足使机体抵抗力降低,可以是结核病发生的条件,而长期严重的营养不足本身又是营养不良症的致病因子。

3. 诱因或诱发因素(precipitating factor)　是指能够加强某一疾病或病理过程原因的作用,从而促进疾病或病理过程发生的因素。例如,昏迷患者容易发生上呼吸道带菌分泌物的吸入,因而昏迷可以成为肺炎的诱因。又如,肝性脑病发生的重要致病因子之一是氨中毒,而食管静脉破裂出血是肝性脑病的重要诱因,因为大量血液进入肠道后,其中蛋白质分解产物氨基酸,经肠内细菌作用可产生大量的氨,因而,可使血氨水平突然显著增高而诱发肝性脑病。

第二节　引起疾病的外因

一、致 病 因 子

1. 生物性因素　各种致病性微生物(如病毒、支原体、立克次体、细菌、螺旋体、真菌等)和寄生虫(如原虫、蠕虫等)是常见的致病因子。这些因素致病力量的强弱,除了与其入侵机体的数量有关以外,还取决于它们的侵袭力(invasiveness)和毒力。所谓侵袭力是指这些因素穿过机体的屏障以及在体内散布、蔓延的能力。梅毒螺旋体能穿过完整的皮肤和黏膜,某些链球菌能产生透明质酸(hyaluronan)水解破坏结缔组织的完整性,因而都有较强的侵袭力。所谓毒力主要是指致病微生物产生外毒素或内毒素的能力。例如,白喉杆菌的侵袭力虽然不强,但因其可产生毒性很强的外毒素,故而是致病性很强的细菌。致病微生物作用于机体后是否引起发病以及发病后的病情轻重,往往取决于一系列条件,其中,机体免疫功能低下是促使许多感染性疾病发生的重要条件,应当引起足够的重视。

2. 化学性因素　许多无机和有机化学物质具有毒性,称为毒物(poison)。一定剂量的毒物被摄入机体后即可引起中毒或死亡。毒性（toxicity）极强的毒物如氰化物、有机磷农药等，即使剂量很小，也可导致严重的损害或死亡。不少毒物对机体的某些器官系统有选择性的损害作用。例如，一氧化碳与血红蛋白有很强的亲和力，因而能选择性地作用于红细胞，形成碳氧血红蛋白而导致缺氧；汞主要引起肾脏损害；四氯化碳主要损害肝脏；巴比妥类药物主要作用于中枢神经系统等。熟悉毒物的选择性、毒性作用，对于理解中毒性疾病的发病机制和采取正确治疗措施，都有重要的意义。

某些条件对于中毒性疾病的发生发展也起一定作用。例如，毒物对机体的影响，在一定程度上取决于机体对该毒物的排泄速度，阿托品可被机体代谢，较快地随尿排出，故一般不致发生蓄积作用；而机体排泄铅的速度很慢，因而长期食入非中毒剂量的铅可导致铅在体内蓄积而发生铅中毒。如果机体的排泄功能发生障碍，毒物在体内停留时间就将延长，机体受到的损害也将更为严重。由于正常的肝脏有强大的解毒功能，能使许多毒物减弱或解除毒性，因而肝脏功能的损害，将减低机体对毒物的耐受能力。

3. 物理性因素　能损害机体的物理因素主要有机械暴力（引起创伤、震荡、骨折、脱臼等），高温（引起烧伤或中暑），低温（引起冻伤或全身过冷），电流（引起电击伤），激光（高能量激光由于热的作用可引起蛋白质变性和酶的失活），大气压的改变（引起减压病等），电离辐射（引起放射病）等。

物理因素是否引起疾病以及引起疾病的严重程度，主要取决于这些因素的强度、作用部位和范围、作用的持续时间等。例如，温度越高，作用面积越大，则引起的烧伤越严重；同样强度的交流电通过肢体时，可只引起烧伤；但如果通过心脏，则可引起心室纤维颤动而致死。然而，在有些情况下，某些条件在发病中也起一定作用。例如，在空气干燥、风速较大而利于发汗散热的条件下，人体可以经受得住 50～60℃ 的环境高温，而在空气湿度大、风速小、不利于蒸发对流散热的条件下，30～35℃ 的气温就可能引起中暑。

4. 营养性因素　营养过多和营养不足都可引起疾病。长期摄入热量过多可以引起肥胖病，摄入某些维生素特别是维生素 A 和维生素 D 过多也可引起中毒。营养不足可以由营养物质摄入不足或消化、吸收不良所引起，也可以是需要增加而供应相对不足的结果。例如，生长发育旺盛的儿童和少年，孕妇和甲状腺功能亢进或长期发热的患者等，营养需要或营养物质的消耗显著增加，如不相应地增补，就易发生营养不足。营养不足常见类型是总热量不足，蛋白质不足，各种维生素、必需氨基酸和必需脂肪酸的不足。此外，其他营养素如水和无机物包括钠、钾、钙、镁、磷、氯和微量元素如铁、氟、锌、铜、钼、锰、硒、碘、铬、钴等的缺乏都可以成为疾病的原因，而其中许多物质如水、钠、钾、钙、镁、铁、铜、氟、硒等的过多，也可引起疾病。氧虽然一般不列为营养因素，但比起所有营养因素来，氧更是机体必不可缺的物质。缺氧可引起极严重的后果，严重的缺氧可在数分钟内导致机体死亡。然而，缺氧对机体的影响也取决于一些条件。例如，中枢神经系统的抑制，代谢率的降低，长期锻炼和适应等都能提高机体对缺氧的耐受性。氧吸入过多时，可以发生氧中毒，多见于高压氧或常压高浓度氧持续吸入时。

二、环 境 影 响

1. 自然环境

（1）由自然环境的某些特殊条件所引起，主要表现为地方病。其中有自然疫源性疾病，如血吸虫病，常发生在沼泽水网、湖区、苇滩、溪沟边等地；有因自然环境中某些化学或物理因素过量或不足而引起的疾病，如我国贫硒地区高发的克山病，世界上不少远离海岸线的山区广泛分布着因缺碘所致的甲状腺肿、克汀病等。

（2）由环境污染所引起，主要表现为各种公害病。有慢性中毒性疾病，如城市大气污染导致的慢性支气管炎、肺气肿、支气管哮喘等；有急性中毒性疾病，如 20 世纪 50 年代英国伦敦烟雾事件、洛杉矶光化学烟雾事件等；有因污染的远期危害所导致的疾病，如恶性肿瘤发生率和致死率升高、畸形儿出生率上升等。

（3）由工作环境的某些特殊条件所引起，主要表现为各种职业性疾病。如职业中毒、尘肺、热射病、日射病、潜涵病、高山病、航空病、电光性眼炎、振动性疾病、放射性疾病，以及职业性难听、炭疽、皮肤病、白内障、森林脑炎等。

另外，从广义上来讲，一些与环境因素关系很强的疾病，如现代文明病、癌症、心血管病等，也被认为具有一定环境性疾病的特点。

2. 社会环境与心身疾病

（1）社会因素与心身疾病的相关研究：人体疾病的发生发展，不仅与人和自然环境的关系是否协调有关，而且受到社会的制约，特别是与社会变故、一定时期内社会生产的发展水平及社会文化环境密切有关。卡塞尔（Cassel）总结了 20 个研究结果，发现生活在简单、安定的原始社会中的人们血压偏低，且不随年龄的增加而明显增高。但同一种族的人迁居到种族不同的工业化城市中，他们的血压会升高，而且还随年龄的增加而不断增高。流行病学调查表明，紧张的社会事件如战争、空袭、社会动乱可引起人们罹患各种心身疾病。例如，第二次世界大战期间，在战争发生的地方，德国士兵曾有整个连队突然患应激性胃肠溃疡的情况。又如当社会大动乱时，妇女月经失调的人数增多。另外的调查还表明，在同一社会中不同时期的患病率也不同。例如，50 年前，溃疡病和高血压发生率男女之比都约为 4∶1，但近年来男女患病之比例逐渐接近，溃疡病男女之比约为 3∶2，而高血压已无明显差异。很多学者认为这是由于近年来越来越多的妇女参加工作和社会活动，导致社会心理刺激增加的结果。工作情境，诸如各种持久的、强烈的物理或化学刺激，重复、单调、刻板、毫无兴趣、枯燥无聊的工作性质，过长的劳动时间，人际关系的不协调等都会使人产生焦虑、烦躁、愤怒、失望等紧张情绪。

（2）生活事件与疾病的相关研究：生活事件或变化，是日常生活中经常遇到的问题。寻求变化是人的一种基本特性。生活变化可以避免单调、乏味，激励人们采取行动以适应新环境。由此可见，变化同休息一样重要。然而如果生活变化过大、过多、过快和持续过久，就会造成适应的困难。引起严重的心理应激，甚至损害健康。调查表明，生活事件是造成心理应激并进而损害健康的主要应激原。霍姆斯（Holmes）和拉赫（Rahe）（1966）根据对 500 多人的病史分析和实验所获资料，编制了社会再适应量表（SRRS）。此量表中的"生活变化单位"（LCU）代表相应事件在一段时间内经历的生活变化所要求的适应程度做出数量估计。例如，配偶死亡可以有 100 分，同时利用"疾病量表"调查这段时间内和此后一段时间内所患疾病和病感，然后考查总的 LCU 与疾病分数间的关系，这就是关于生活事件同疾病关系的相关研究。生活事件是研究心身疾病的一个重要内容，LCU 得分过高的人容易产生心身症状。但心身疾病同生活事件只是有一定程度的关联。生活事件的性质不同对人体影响程度不同，生活事件与疾病种类无特异相关。归纳世界各国学者的这类研究结果，有的得出下列主要结论：生活事件同疾病发生和加重有相关关系，在一段时间内，如果 LCU 分数增加很多，一个人发生疾病和病感的可能性变大。研究发现，一年中 LCU 超过 300 的人中第二年有 75% 的人曾感到严重不适、抑郁或有心脑病发作；而低于 150 的人中只有 33% 的人有类似情况。

第三节　疾病发生的内在条件

疾病发生的条件（predisposing factor）是指在病因作用于机体的前提下，影响疾病发生发展的各种体内外因素。条件本身并不直接导致疾病,但它的存在可促进或阻碍疾病的发生。例如,结核杆菌是结核病发生的原因,但并不是所有感染了结核杆菌的个体都会发生结核病。只有在各种因素(如过度劳累、营养不良、居住环境恶劣、长期忧郁等)作用下导致机体免疫功能低下或易感性(susceptibility)增高,为结核杆菌的致病创造有利条件时才容易患病。那些能够促进和加强某一疾病原因作用的条件因素称为诱发因素(precipitating factor),简称诱因。如感染、心律失常、妊娠、分娩等作为心力衰竭的诱因,可进一步降低心功能。

原因与条件在引起疾病方面的关系可表现为:①病因决定疾病的特异性,但致病条件可能影响疾病的发生和发展;②并不是每一种疾病的发生都需要有条件的存在,如机械暴力、毒物中毒,不需要条件即可致病;③病因和条件是相对的。同一个因素,在一种疾病中是病因,而对于另一种疾病又可能是条件。例如,营养不足本身是营养不良症的致病原因,营养不足使机体抵抗力降低,又可以成为多种感染发生的条件。某些可促进疾病发生的因素,但尚未阐明是否是该疾病的原因还是条件。这些因素被统称为危险因素(risk factor),如吸烟、高脂血症、高血压、糖尿病被认为与冠心病的发生、发展有不同程度的相关性。

宿主是能给病原体提供营养和场所的生物,包括人和动物。一些病原体(如伤寒杆菌、痢疾杆菌)只感染人,而有些病原体可能有许多宿主,如狂犬病病毒可寄生在狗、狼、猫等动物体内。宿主不只是被动地接受病原体的损害,还具有主动产生抵制、中和外来侵袭的能力。如果宿主的抵抗力较强,病原体就难以侵入或侵入后迅速被排除或消灭。

一、年龄因素

在年龄因素方面,目前国内外特别重视老年性因素在许多疾病的发生发展中作为条件所起的作用。众所周知,动脉粥样硬化及其所引起的心血管病是最重要的老年性疾病,这种疾病的致死率在欧美占第一位,在我国也相当常见。尽管动脉粥样硬化的发病因素很多,但其中作为条件的老年性因素无疑占有重要位置。首先,老年人动脉内膜往往发生纤维性增厚。据研究,这种老年性变化就有利于胆固醇在内膜的沉积而引起动脉粥样硬化。其次,老年人有性激素生理性减少等原因,容易发生肥胖,肥胖本身和肥胖的常见并发症如高血压、糖尿病等都有利于动脉粥样硬化的发生。此外由于年龄关系以及由于肥胖而加重骨、关节负荷的缘故,老年人易发生关节和骨骼的退行性变化,从而导致退行性骨、关节炎。老年人骨骼比较疏松,易发生骨折且较难愈合。老年人大脑也发生退行性变化,对环境变动的适应能力减弱。老年免疫功能减退,故对感染的抵抗力降低。前文已经提到,老年人较易发生癌症,这可能一方面与胸腺功能减退有关,另一方面与某些致癌因素长时间的蓄积作用有关。

除了老年期以外,其他的年龄阶段也可作为条件而影响疾病的发生发展,例如,小儿易患呼吸道及消化道传染病,可能与小儿的解剖生理特点和防御机制不够完善有关。

各数据库不同年龄的疾病情况显示,将刚出生到不满 5 岁分为一组,5 岁到不满 10 岁分为一组,其余每 10 岁分为一组,然后对每一数据库的每一年龄组进行疾病顺位。婴幼儿与儿童、少年(19 岁以下)住院的主要疾病是呼吸系统疾病和先天异常。青壮年(20～39 岁)住院的主要疾病是损伤和中毒及妊娠、分娩与产褥期并发症。中老年人(40 岁及以上)住院的主要疾病是肿瘤、循环系统疾病和消化系统疾病。

我国乳腺病发病年龄比欧美平均年龄低 10～15 岁,2009 年乳腺疾病发生率比 2008 年提高 46%,呈递增趋势。20 岁左右女性要注意防范乳腺纤维腺瘤,其发生与雌激素相对或绝对升高有密切关系。30 岁的女性则易患乳腺增生,这个年龄阶段女性内分泌系统影响因素较多,如情绪不稳定、过度劳累或者食用含有激素的食品,容易产生乳腺增生。而 40 岁的女性则要警惕乳腺癌,因为 40 岁以后是乳腺癌高发年龄。有资料显示,西方妇女乳腺癌的发病高峰期为 60～70 岁,中国女性的乳腺癌发病高峰则在 40～50 岁。

二、性 别 因 素

生理疾病和心理疾病在患病率和类型上都存在性别差异。"性别"一词暗含了两性的差异,不仅仅是生物学意义上的不同,也反映了社会属性的不同。就性别而言,现知妇女易患胆石症、癌症和甲状腺功能亢进等疾病,而男人则易患动脉粥样硬化、胃癌等疾病。至于性别如何影响疾病的发生,有些问题尚未充分阐明。

心理健康统计数据的性别差异:当前的心理健康统计数据表明,男性和女性在心理困扰的体验方面有显著差异。社区调查的数据显示(Meltzer 等)女性在焦虑症、神经症以及晚年的痴呆患病数目上多于男性。对于痴呆来说,由于女性寿命可能比男性更长,因此其患病数目多也就不足为奇了。但另一方面,数据也显示,在 45 岁以下的各年龄段中,男性入住精神疾病机构的数目超出女性,而在 45 岁以后,情况发生了变化,女性住院的人数更多。另外,值得注意的是,一旦住院,65 岁以下的男性比同龄女性在医院滞留的时间更长。

在疾病的类型分布上,也存在性别差异。例如,男性因"精神分裂症"而住院的人数多于女性;在各年龄段中,在与酒精和毒品滥用有关的"心理疾病"上,男性比女性高出 50%。另一方面,女性情绪障碍的发生率约为男性的 2 倍,如焦虑、抑郁,而且,如前面所提到的,患有老年痴呆的女性多于男性。

疾病分布出现性别差异的原因:①暴露或接触致病因素的机会不同;②与两性解剖、生理特点及内分泌等生物性因素的差异有关;③两性生活方式、嗜好不同也可能导致差异。

三、职 业 因 素

职业有关疾病,是指职业有害因素所致的各种职业性损害,包括职业病(occupational disease)、工作有关疾病(work-related disease)和职业性外伤(occupational trama)三大类。可由轻微的健康影响到严重的损害,甚至导致伤残或死亡。

职业有关疾病主要涉及职业人群,在人群疾病谱中虽属很小部分,但从年龄分布看,生产第一线的工人,大多是青、壮年,有的职业有害因素对个人健康造成损害,并使他们暂时或永久地丧失劳动能力,给工农业生产和经济建设带来损失。新中国成立 70 多年来,我国的劳动安全与职业卫生工作在"预防为主"方针的指导下,取得了显著的成就,成立了各种劳动保护及职业病防治研究机构,培养了大批专业人员,制定了各种有关劳动卫生管理法规、规章制度及劳动卫生标准等,以保证职业人群安全。在某些大、中城市已基本控制住了常见的职业中毒,如铅、汞及镉等中毒已较少见。但近年来随着乡镇企业的发展,由于部分企业的规模较小、机械化程度较低、设备简陋、工艺落后,管理人员科学管理经验不足,工人缺乏劳动卫生知识,在职业危害、安全生产和生产环境污染等方面存在较严重的问题,致使一些过去已经通过预防措施使发病率降低了的职业性疾病又有回升趋势。因此,预防职业性疾病的工作必须继续加强。

硅沉着病(silicosis),是尘肺中最为常见的一种类型,是由于长期吸入大量含有游离二氧化硅粉尘所引起,以肺部广泛的结节性纤维化病变为主的疾病。严重者可影响肺功能,丧失劳动能力,甚至发展为肺源性心脏病、心力衰竭及呼吸衰竭。此病多见于矿工,尤其是掘井工人,以及有大量石英、陶瓷和耐火材料等粉尘接触史者,发病一般较为缓慢,一般为 5～10 年,长者可达 20 年。

棉尘病(byssinosis),是由于长期吸入棉、麻等植物性粉尘所引起的,具有特征性的胸部紧束感和(或)胸闷、气短等症状,并有急性通气功能下降的特点。

静脉曲张为静脉血管受到非正常血流的长期压迫,造成管内瓣膜正常功能受损,血管内压过量血液,导致血管壁变薄及血管突出。

四、种族因素

遗传学家的发现改变了人们对疾病病因的认识,也为疾病的诊断和治疗提供了新的方法:某些疾病的倾向性也与其所属种族有关。白种人比其他人种更易受到一种危险性遗传病——内脏黏液病的折磨(损害胃肠道及呼吸系统),该病是由于负责调节盐代谢的基因发生突变导致的,包括俄罗斯在内的欧洲各民族都有这种病例。在犹太人和巴什基尔人中,也有一些疾病是由各种基因突变引起的。每个民族都有本民族特有的基因突变现象。因此,就医时问明患者的民族属性有助于确定最佳的诊断方法。如有一种儿童易患的遗传病叫作"苯丙酮尿症"(新陈代谢受损,导致智力缺陷)。在爱尔兰和苏格兰,新生儿患此病的概率是俄罗斯和欧洲其他地区儿童的 2.5 倍。苯丙酮尿症需要特殊的饮食治疗,治疗措施实施得越早,效果就越好。由于基因特性的缘故,俄罗斯人酒后血液内的乙醛(乙醇分解产生的一种有毒物质)含量是亚洲人的 1/10,因此俄罗斯人对酒精的耐受度相对较高。而东南亚人则很容易喝醉,甚至少量饮酒也会导致酒精中毒,这与亚洲人体内普遍出现的基因突变有关,基因突变使乙醛在血液中迅速积累,导致人体在大量饮酒后出现不适。

五、遗传因素

遗传因素在许多疾病的发生发展过程中都占有重要地位。一方面,染色体的异常和基因突变可直接引起疾病。染色体异常可表现为染色体数目和结构畸变,如常染色体数目异常导致唐氏综合征。基因突变如基因缺失、点突变、插入和融合等可引起相应的分子病。另一方面,分子病可简单地分为单基因病和多基因病,前者意旨某单一基因的突变足以引起相应疾病,如位于 X 染色体上的凝血因子Ⅷ基因突变可引起血友病,但更多的疾病如高血压、精神分裂症、糖尿病、癌症等常常是多个基因突变的综合。这种综合常常决定患病个体的遗传易感性(genetic susceptibility),即由遗传决定的易于罹患某种疾病的倾向性。遗传易感性决定了相关个体具有患某种疾病的遗传特质,但该类疾病的发生常常是遗传因素与环境因素共同作用的结果。

六、免疫因素

免疫功能是机体防御体内、外致病因子的一道重要屏障。免疫功能的异常可表现为免疫缺陷、变态反应(超敏反应)和自身免疫。其中,免疫缺陷有先天性和获得性两类,此类患者常易发生条件致病菌的感染,提高了恶性肿瘤发生的概率。变态反应是机体的免疫系统对某些抗原刺激发生异常强烈的反应。它常常导致组织、细胞的损伤和生理功能障碍,如某些食物(如虾、蛋类等)、花粉、药物(如青霉素等)可引起某些个体发生诸如荨麻疹、支气管哮喘甚至过敏性休克等变态反应性疾病。自身免疫是当机体免疫系统对自身抗原发生免疫应答,产生自身抗体和(或)自身致敏淋巴细胞引起自身免疫性疾病,如系统性红斑狼疮、类风湿关节炎、原发性血小板紫癜等。

第四节　医源性疾病的病因

医源性疾病(iatrogenic disease)系指由于医护人员的诊断、治疗或预防措施不当而引起的不利于身心健康的疾病,包括医院获得性感染,药物所致的药源性疾病,长期或大量使用某些药物所致的营养缺乏症等。患者由于社会角色的变化,还没有完全适应自己是患者的心理准备,当医患关系处理不当时易造成医源性损害。另一方面,医护人员在医疗服务中本身受到各种职业因素影响,例如,在职业接触中本身受到感染,常见的有乙型肝炎、肺结核等;接触有害的化学物质;放射性照射等。因此在保护患者的同时也应保护广大医护人员的健康。

医源性疾病的病因有以下几种。①与诊断有关:如医生在判断力所及的情况下发生的误(漏)诊;②与药物有关:不合理用药引起,有时合理用药也可发生药物不良反应;③与手术有关:如手术适应证或方法错误,操作失误,以致损伤健康组织或器官,术后处理不当;④与器械有关:如在使用腔道内镜或导管等技术中,引起组织、器官损伤或各种并发症,非创伤性处理不当,如止血带使用过久,石膏绷带包扎过紧,均可造成损伤;⑤与放射或理疗有关:包括 X 线、γ 射线、核素及各种理疗方法,如使用不当、照射量过大、防护不周引起损伤;⑥与用语有关:医护人员使用医学用语不当引起患者心理创伤;⑦与预防措施有关:如免疫制剂使用和接种方法不当,引起损伤。

医源性疾病的发生取决于三个因素:①医护人员的医疗水平和医德修养;②诊疗技术本身的安全性和使用的合理性;③患者的精神状态和原患疾病的轻重。从目前医学发展水平来看,多数医源性疾病是可以防止的或经努力可以减少发生。

一、医 院 感 染

医院获得性感染指患者在住院期间获得的感染,简称医院内感染或院内感染。在住院期间获得,出院后才发病者应列入其中。而住院前获得的感染,入院时正值潜伏期,住院后发病者不属于院内感染。院内感染的确定可根据潜伏期推算、流行病学调查和同源性测定方法。除患者外,医护人员或来访者也可获得院内感染。

院内感染是一个全球性问题,感染率随国家经济情况和医学水平而异,波动在 3%～25%。医院的环境在很多方面不同于其他公共场所。大多数院内感染是由存在于一般人群中的微生物引起,这类微生物在健康人群中不会引起疾病或仅出现轻微症状。因此院内感染的发生有其特定条件:①机体因素,一般患者均处于抵抗力低下状况,几乎所有传染因子均可引起院内感染。一个患者的正常或条件致病菌感染可以传染给其他患者,尤其是新生儿免疫机制尚未成熟,老年人随年龄增长发生生理改变,故危险性大。患某些疾病的人,院内感染易感性增高。例如,恶性肿瘤(尤其是涉及造血系统的肿瘤)、粒细胞缺乏症、免疫缺陷综合征、严重烧伤和某些皮肤病、严重营养不良、昏迷、糖尿病、支气管肺部疾病、尿毒症、肝硬化等。②应用某些诊断或治疗手段,这些人往往对院内感染易感性增加。例如,外科手术后保留导管(尤其是静脉内和膀胱内)、气管插管或切开、输血、麻醉、使用免疫抑制药物、抗生素等。③医院中患者集聚,各类患者密集程度和相互接触机会决定了院内感染发生的可能性。医院内耐药菌株通常较多,一般卫生状况不良为院内感染创造了条件。

(一) 院内感染的种类

1. 交叉感染(cross infection)　是在医院内获得而引起的微生物感染。可以从患者传给患者;患者传给医务人员或从医务人员传给患者或其他人;患者家属作为带菌者传给患者。

2. 环境感染(environmental infection)　指接触到被污染过的物品所获得的微生物感染。例如,尿布、被单、床架、床头柜、擦桌布、病历卡、门把手、拖把、餐具、玩具等。

3. 内源性感染(endogenous infection)　指来自患者自身的感染,患者本身是病原体携带者,由于全身抵抗力低下而引起自身感染。

（二）污染途径

各种来源的污染可以经一条或几条途径，直接或间接进入人体。

1. 空气　患者近距离接触时，微生物在飞沫中或直接传给他人。轻度咳嗽时飞沫可传播2～3m远。一些存活力强的微生物甚至可在飞沫和（或）尘埃中存在较长时间并经较远距离传播，如结核菌。有的呼吸道病毒，如流行性感冒病毒，尽管对外界抵抗力不强，但经空气传播危险性甚大。

2. 手　手的接触面广泛，最易受污染和传播微生物。这种间接传播对易感者来说获得的微生物量不大，但由于患者机体抵抗力低下，对感染剂量要求低，从而引起传播。

3. 医疗器械　是共享的，有的虽然每次用后消毒，但达不到消毒效果。

4. 药品　血制品传播肝炎，静脉用和口服制品受污染引起院内感染机会甚多。有些不宜进行灭菌（因灭菌后失效或改变药性或产生副作用）的非无菌制剂，受微生物污染机会甚多。一些口服液剂，包括糖浆、饮剂等含糖较多的液剂，因呈酸性，不适宜细菌生长，但易受真菌污染。一些外用制剂往往在配制过程中受污染，如消毒剂、抗菌制剂，原是用来杀灭或抑制微生物生长的，但常因配制时所用洗涤剂或容器被污染而引起制剂污染。

二、用药中的医源性感染

在防治或诊断疾病过程中，由于使用药物而产生不利于患者健康的不良反应（adverse reaction），常称为药源性疾病。几乎所有药物都可能引起不良反应，只是反应程度和频度有所不同而已。随着医药工业中大量合成药物不断问世，药物不良反应的发生率有所增加。据国外报道，由于药物不良反应而急症入院者占住院患者的3%左右，且有15%～30%患者在住院期间因产生药物不良反应而延长住院时间或死亡。

在20世纪40年代，临床用药以对症治疗和短程疗法为主，因此很少出现严重的药物不良反应。自从青霉素问世以后，药物治疗进入了一个新纪元，合并用药和长期疗法不断增加，从而使药物不良反应的发生率和严重性日益突出，但并未引起人们的重视。20世纪60年代初"反应停"事件的发生，是人们认识药物不良反应问题的转折点。但药物从其投入使用到认识它的危险性之间常要经过一段漫长时间。例如，早年使用氯仿作为吸入麻醉剂，其有引起突然死亡的危险性，但从认识这个危险性到以氟烷取代它，经历了100年以上。

1. 药物不良反应的类型　第一类反应与药物的药理特性和剂量有关。药物在常用剂量时，除治疗作用外，常出现一些与治疗作用无关的副作用。例如，用阿托品时出现口干和视物模糊。有时在用药剂量过大或用药时间过长后产生毒性反应，毒性反应一般很轻，如恶心、呕吐、头晕、目眩、失眠、耳鸣等，有时不易与副作用区别。严重毒性反应常见对肝、肾、心血管系统或造血系统造成损害。例如，在连续使用苯妥英钠治疗癫痫过程中如不定期检查血象，会因白细胞明显减少或肝损害而造成死亡。皮质激素用于防治炎症，但同时也延缓伤口愈合。药物不良反应在儿童中常见，这是根据体重计算剂量不正确所致。

在正常情况下，肝脏能使类固醇激素分解灭能，但长期应用不仅能使肝功能发生障碍，还可使肝脏发生变性、增生、坏死以致诱发肝细胞癌变；前列腺癌患者长期应用雄激素治疗，可引起男性乳癌；更年期综合征患者用雌激素治疗，会导致子宫内膜癌变，这种情况常称为医源性药物致癌作用。

第二类反应是极少数具有过敏体质或特异体质的患者，在服用常用量或低于常用量药物时发生的过敏反应。这些反应与药物的药理作用无关,在正规药物筛选过程中也不易发现,一旦发生常很严重,往往在大量研究或在一些医疗事件记载中看到。例如,青霉素注射引起休克反应;链霉素引起第Ⅷ对脑神经损伤等。

第三类反应是药物治疗后的继发反应。例如,长期使用广谱抗生素后,敏感的菌群被消灭,而不敏感的菌群或真菌大量繁殖,导致继发感染,如念珠菌病、金黄色葡萄球菌性肠炎。

第四类反应为药物相互作用引起。两种以上药物同时并用或先后使用所产生的效应称为药物相互作用。相互作用可以是有益的,也可以是有害的。有害相互作用有两类:一类为药物之间药理作用不同,以致使其中某一种药物作用改变。例如,噻嗪类利尿剂与洋地黄同用,前者引起低血钾症,以致在服用洋地黄维持量时有出现心律失常的潜在危险;另一类为两种或两种以上药物具有同样药理作用,以致引起累积反应,常见于中枢神经系统抑制药物。联合使用液体药物时,须考虑配伍禁忌。

2. 预防　根据《中华人民共和国药品管理法》规定,任何一种新药在作为商品投入市场前均应经过新药审批。新药系指我国未生产过的药品,已生产的药品但增加新的适应证、改变给药途径和改变剂型者。一个新药的研究,要包括工艺路线、质量标准、临床前药理和临床研究等内容,应根据国家有关法令进行。

已批准在临床应用的新药,仍应在使用中继续监测。一个新药的临床试验,往往只是根据几百至几千人中的试验结果,而对药物的效果作出的评估。副作用或不良反应常不易发现。有时试验时间较短或试验未包括某些很敏感的人群——孕妇、儿童或老人。因此在新药使用过程中仍应继续进行监测。在用药期间,了解患者的既往病史、家族病史、过敏史,并根据患者具体情况,选用适当药物、剂量和用法;密切观察病情和及时处理不良反应,必要时进行回顾性或前瞻性临床流行病学调查,以作出判断。临床流行病学研究不但是肯定药物疗效所必需的,也是医生提高医疗水平的重要手段。

1965 年起全世界成立了国际性药物不良反应监测组织,我国也正在逐步建立和完善监测中心。医务人员应认识到药物不良反应监测的重要性,自觉执行监测制度,以保障药物安全和人民健康。

三、医源性损伤

医源性损伤是指医务人员在实施医疗措施时,对人体所造成的损伤。按医务人员在实施医疗措施时的过错情况,可分为有过错责任医源性损伤和无过错责任医源性损伤两类。

医源性血管损伤(iatrogenic vascular injury,IVJ)是在诊断和治疗疾病的过程中发生的血管损伤。随着血管外科知识的普及和技术提高,由于手术操作失误和解剖不清所致的严重大血管损伤大为减少。但各种血管侵入性操作和介入手术所致的医源性血管损伤发生率却逐年升高,同时腹部手术造成的血管损伤也不少见。

医源性血管损伤的发生率国内并无统计资料可查,Rudström 等统计了 1987～2005 年瑞典国内发生的 1853 例血管损伤发现:48% 是医源性的血管损伤,并逐年升高(41%～51%),死亡率为 4.9%,最常见的损伤部位依次为:右腹股沟区(43%)、左腹股沟区(19%)、腹部(13%)和肢体(8%)。医源性血管损伤按损伤原因可分为 4 类:①外科手术所致的血管损伤;②腔内治疗所致的血管损伤;③放射治疗所致的血管损伤;④药物注射治疗所致的血管损伤。主要的血管损伤方式有:血管破裂或闭塞、假性动脉瘤、动静脉瘘、动脉夹层和血管内异物等。现在由于科技的进步,医疗水平的提高,情况已大为改观。

四、免疫接种性疾病

预防接种是将生物制品接种到人体内,绝大多数对象能在接种后产生抵抗感染的有益免疫反应,以达到预防相应传染病的目的。免疫接种是预防控制相应传染病最有效、最简便、最经济的公共卫生的预防措施之一。随着社会的发展,人民群众对健康的需求和对传染病的控制,以及对接种后的不良反应及其作用尤其关注。近年来,人们对法律及自我保护意识的不断增强,因免疫接种引起的纠纷也呈上升趋势,导致社会公众对接种疫苗有所顾虑,影响了计划免疫工作的深入发展。

1. 不安全接种的几种表现形式　免疫接种后的反应:疫苗接种反应分为一般反应、加重反应、异常反应和偶合反应。

(1) 一般反应:反应程度局限在一定限度内,除个别因机体差异反应略重外,多属轻微;反应过程是一过性的而不是持久性的;反应引起不可恢复的组织、器官损害,或功能上的障碍(但卡介苗局部瘢痕除外),没有后遗症。临床表现为局部红肿、硬结,少数有脓肿形成。全身反应以发热为主,并伴有头痛、头晕、恶心、腰痛、全身不适等症状。经过适当的对症处理或不经处理可自行痊愈。异常反应主要是在接种后与一般反应同时或前后发生,它与疫苗的种类有一定的联系,与接种者的体质也有密切的关系。反应程度比较严重,不及时治理抢救,可能有一定的危险,以致造成不良后果。

(2) 加重反应:指接种者某些生理或病理的原因(饮酒、剧烈运动、过度疲劳、经期等),或是使用不当(已冻结变质的制品、吸附剂未充分摇匀、接种途径错误等),以及某些批号制品质量原因(吸附剂含量过多、菌、酶种毒力过高等),从而造成反应加重。

(3) 接种偶合反应:是免疫接种后偶合其他疾病,可以分为偶合、诱发、加重原有疾病3种情况。偶合是指被接种者在接种时,正处于某一即兴传染病的潜伏期或前驱期,或其他疾病即将发作时接种后恰好发病;诱发是指被接种者患有某种慢性疾病,但临床症状不明显,进行接种后,以上疾病的症状变得明显,或影响生理过程;加重是指患者原有慢性疾病,在免疫接种后立即引起加重或急性复发,偶合其他疾病是一种巧合,即不论接种与否,这种疾病必将发生,它与免疫接种的关系不大。

(4) 异常反应:一般由于疫苗的质量原因或者是接种时的差错及由污染所造成,导致注射局部或全身的强烈反应,以及不按操作规程或由器械用品的消毒不严引发的继发感染等,会引起血液传播性疾病。

2. 不安全接种产生的原因

(1) 疫苗本身的原因:制造疫苗所用毒株的生物学特性,如毒力、毒力返祖、毒性物质、菌体蛋白以及代谢产物等;疫苗制造过程中添加一些不可缺少的物质,如营养液中某些营养素、动物蛋白、抗生素以及细胞培养中含有的细胞碎片等;疫苗制备过程中所加入的防腐剂和吸附剂等均可引起免疫接种反应的发生。

(2) 疫苗运输、保存不当:疫苗的运输、保存不按规定温度的要求,如疫苗长时间暴露高温环境中、冷冻冷藏不分、反复冻化,不仅降低了疫苗的免疫原性也增加了反应性。

(3) 个体方面的因素:接种对象的健康状况、免疫功能不全、精神因素或处于某种病理生理状况,如过敏体质、免疫缺陷等,易引起免疫接种反应的发生。

(4) 其他原因:工作人员的责任心不强,操作技术方面的失误是导致接种反应或事故发生的最主要原因之一,疫苗接种前的仔细检查,接种对象的健康状况和禁忌证及疫苗的接种对象、注射部位、途径、剂量掌握不正确也是造成不安全接种的关键环节,还有组织、协调、管理和宣传方面不正确也可给接种反应的处理带来影响,管理不规范、不严格、不科学、不按规章制度、不按操作规程开展工作是造成不安全接种的一个重要原因。

3. 防范措施与对策

(1)确保疫苗质量是安全接种的关键:提高疫苗的质量是降低不良反应的重要措施之一,疫苗应具有方便、经济、可靠、有效、安全、无副作用等特征,要做好疫苗的统一管理,逐级订购、分发和储存,在收藏、运输和周转过程中必须按照不同制品的要求放入规定的冷链条件中管理。

(2)良好的职业道德和精湛的技术是安全接种的保证:加强职业道德教育,树立全心全意为人民服务的态度,不断提高专业人员技术水平,每年应进行专题培训。

(3)规范化的接种条件是安全接种的物质基础:按照规范化接种门诊的标准要求,做好接种门诊良好的场所,最大限度地防止工作失误的发生。

(4)严格筛查各种疫苗的禁忌证:排除反应的各种诱因,确保接种者的安全。

(5)做好安全注射的有效手段:建立健全严格的规章制度、操作规程,完善岗位责任制,实行专人、定岗、定责、严格管理,定期考核是避免不安全注射的有效手段。

五、其他医源性疾病

1. 抗肿瘤药物所致疾病 随着抗肿瘤药物的不断出现,临床治疗水平的提高,抗肿瘤药物的应用越来越广泛。但一些因疗效差、毒副作用大的抗肿瘤药物被淘汰。临床应用时既要注意抗肿瘤药物的治疗作用,也不可忽视它的副作用的发生率、严重性及可逆性。抗肿瘤药物的毒副作用,因所用药物的种类、剂量、应用方法及联合用药而有所不同,也与患者的年龄、性别、精神与营养状况及器官功能有无损害等有差异,所以,在临床应用时,应考虑到目前的多数抗肿瘤药物的毒性大,就像一把"双刃剑",治疗剂量与毒性剂量十分接近,即安全系数低等特点,慎重选择有效药物并密切观察毒副作用并及时处理。

2. 放射治疗所致的疾病 放射疗法仅有几十年的历史,但发展较快。由于超高压治疗机的使用,辅助工具的改进和经验的积累,治疗效果得到显著提高,目前已成为癌症治疗中的最重要手段之一。我国约有70%以上的癌症需用放射治疗,美国统计也有50%以上的癌症需用放射治疗。放射治疗几乎可用于所有的癌症治疗,对许多癌症患者而言,放射治疗是唯一必须用的治疗方法。

(1)放射疗法治疗癌症主要有两种形式:体外和体内。某些患者接受两种形式的放射治疗。①体外放射:就是仪器位于人体外,直接把高能量射线照在肿瘤部位。大多数患者在医院接受的都是体外放射;②体内放射:是将放射源密封植入肿瘤内或靠近肿瘤。有时,当手术切除肿瘤后,把放射源放在切口处,用来杀死残存的癌细胞。另外一种体内放射治疗是将未密封的放射源通过口服或静脉注入人体内进行治疗。

(2)放射疗法治疗癌症的作用:所有细胞(癌细胞和正常细胞)都要生长和分裂,但是癌细胞的生长和分裂比它们周围许多的正常细胞都要快。放射疗法采用特殊设备产生的高剂量射线照射癌变的肿瘤,杀死或破坏癌细胞,抑制它们的生长、繁殖和扩散。虽然一些正常细胞也会受到破坏,但是大多数都会恢复。与化疗不同的是,放射治疗只会影响肿瘤及其周围部位,不会影响全身。

(3)放射疗法治疗癌症的副作用:高的放射剂量可以破坏或消灭癌细胞,但同时也损害正常细胞,导致副作用。许多患者没有一点副作用,但有些患者在治疗的相关部位会产生副作用。虽然副作用令人不适,但大部分都不严重,而且可用药物或饮食加以控制。副作用因人而异,它主要取决于治疗剂量和治疗部位。患者的健康状况也会影响身体对放射治疗的反应以及是否产生副作用。副作用分为急性和慢性两种。①急性(或短期)副作用指在治疗后不久随即产生，并且通常在治疗停止后几周内完全消失；②慢性(或长期)副作用指可能需几个月或几年才逐步显现出来，但通常是永久性的。最常见的副作用是疲劳、皮肤变化和食欲不振。其他副作用通常与接受治疗的部位有关。例如，对头部进行放射治疗后所引起的脱发。大多数的副作用都会及时消除。如果患者的反应特别严重，医生会中断治疗或改变治疗方法。

3. 医生语言不当所致的医源性疾病　医源性疾病是由于医生的诊断、治疗工作实施不当所引发的一类疾病。但是，人们对医生的诊断工作能够引起疾病，成为某些疾病的原因却不大理解。比如，在治疗过程中用药不合理；询问病史只是草草而过，精神、社会、环境因素一概不涉及；体检往往限于病变较明显的部位，有时竟将这一过程也免了；急于开化验单用来证实临床诊断的倾向性诊断；滥开化验单，就像猎人不用瞄准而四处射击一样，不必要的而且有害性检查导致"知其然，不知其所以然"加重了患者的精神负担，均可导致医源性疾病。临床往往还因医生语言不慎引起患者某些方面的损害而形成疾病。

随着疾病谱的变化，社会心理行为因素在当今常见多发病中的地位越来越重要。患者需要更多的心理学关注。而另一方面，由于现代化医院内部的分工越来越细，医务人员的注意力更加集中于某些先进仪器的检查结果，重视疾病的局部征象，而逐渐忽视了疾病的载体和受害者——患者。这个巨大的"剪刀差"导致了更多的心理相关医源性疾病。

第七章 疾病的治疗

疾病是机体在一定病因的损害性作用下,因自稳调节(homeostatic control)紊乱而发生的异常生命活动过程。在疾病中,机体对病因所引起的损害发生一系列抗损害反应。自稳调节的紊乱,损害和抗损害反应,表现为疾病过程中各种复杂的功能、代谢和形态结构的异常变化,而这些变化又可使机体各器官系统之间以及机体与外界环境之间的协调关系发生障碍,从而引起各种症状、体征和行为异常,特别是对环境适应能力和劳动能力的减弱甚至丧失。针对疾病的治疗,方法众多,可归为两大类——药物治疗和非药物治疗,其中非药物治疗中包含了机体的自我康复功能。

第一节 非药物治疗

我们人体是一个生物体,每天通过摄取五谷杂粮等营养成分以及一些天然的化学物质,来满足自身的需求,维持生命和保持健康,人体好比是一台非常精密的仪器,但它不是钢铁,也有出现故障的时候,有时也需要修理和维护,所以个体就有可能发生疾病,但这并不意味着疾病发生后一定要进行药物等治疗,其实在很多情况下,通过辅助治疗可以达到回归健康的目的。以往的常识告诉人们,生病后用药物治疗似乎是理所应当的事情,但是,当今社会人们对自我保健的意识较高,也越来越重视非药物治疗。其实非药物治疗确实在疾病的预防、治疗和预后康复过程中,具有举足轻重的作用。

一、合理饮食与适量运动

1. 合理饮食 每一种食物都有它的营养特性,正常人是不需要特殊选择的,但对患者来说,由于疾病的类型不同,对饮食就有相应的要求,需要考虑食物对疾病有无影响,有之就要禁忌,以免给疾病的治疗造成不良的后果。饮食与疾病的治疗发生矛盾可分两方面。

(1)饮食性质和疾病类型不相适应:如肾炎、肾衰竭时出现水肿,此时饮食就要禁食含钠盐类食物,不使水钠继续潴留,从而减轻水肿。从中医理论上讲,盐为咸寒之品,可伤肾而致水肿,甚至加重水肿。另外,肾衰竭时,严防高钾血症的出现。患者需饮用不含钾或少含钾的食物,如禁食蘑菇、冬菇、土豆、香菜等蔬菜,以免血钾突然升高而加重病情;又如糖尿病患者的饮食应是控制食量,禁食糖以防血糖升高,饮食疗法重于药物疗法。

(2)饮食的性质和药物的性质有矛盾:如服用参类补剂要忌萝卜,因为萝卜与参相畏,使药物失效,对治疗疾病有损无益。

(3)饮食的禁忌原则:中医理论提到,食物有性味,它与药物一样,也有寒、热、温、凉之性,辛、甘、酸、苦、咸之味,五味必须调和。如果偏重一类食物,就会造成相应疾病。例如,酸伤筋、苦伤气、甘伤肉、辛伤皮毛、咸伤血等。当五脏有病时更要忌食有克制性质的食物。

病情是千变万化的,其属性不出八纲范畴,如阳虚证忌清补、宜温补,阴虚证忌温补、宜清补等。从脾胃运化功能来说,脾胃弱者要控制食量,同时忌食难以消化的食物,以适应脾胃的运化。从食物的分类来说,有动物类、植物类、蔬菜与水果等类型。其中高脂血症、高血压者忌食高脂类食物,宜食低脂、低盐类食物。植物类的葱、蒜、生姜、辣椒、酒等属辛热,少食有健胃作用,多食则对痔疮、疥疮不利,故应少食或忌食。从食物的生冷方面来说,生冷适用于热证疾病,因为能清热解渴,但胃功能弱者禁用或少用。

以上是从人体疾病与饮食的治疗关系上概述,但体质各有差异,对各类食物的反应也有差异,鱼类、蛋类是很好的营养食品,一般人食用无不适感觉,但个别人食用后确有过敏反应,如出现荨麻疹、咽部发痒等过敏症状,这虽是极个别的现象,但在实际工作中都应引起注意。总之,正常的饮食不但能增进人体健康,而且选择性地食用又能促进疾病的痊愈,要做到这一点,就需详细观察病情变化,选择相应的食物。改变食物的调护,以使饮食调护和疾病的治疗取得密切的配合。

2. 适量运动 患有慢性病的人在疾病得到控制的情况下,只要坚持治疗并进行科学的身体锻炼,同样可以具有很强的体质,并能与身体健康的人享受同样美好的生活。相反,没有疾病的人如果缺乏体育锻炼,体质必然逐渐衰弱,进而导致各种急、慢性疾病的发生。缺乏体力活动本身就是许多慢性病特别是心血管系统疾病的独立发病的危险因素;而缺乏运动引起的肥胖更是多种慢性病的主要发病原因。因此,没有疾病的人通过体育锻炼既可以降低患病的概率,同时又能减少体内多余脂肪的堆积、促进正常的进食,从而消除缺乏重要营养素的危险。

对于大多数人来说,体育锻炼还有助于心理健康。体力充沛常常意味着人们能轻易、有效地控制自己的情绪,能经受住各种严峻、特殊环境的考验。只有体能充沛,精力旺盛,心态平和,才能达到真正意义上的健康。在药物有效治疗后,患者合理的运动与疾病的康复有十分重要的关系。首先,急性活动期患者必须卧床休息,注意保持良好的姿势和关节的功能位置,以利于以后进一步的运动康复,主动运动有困难的关节,可在医生、护士的指导下做治疗性的被动运动、辅助性的主动运动,目的在于防止关节的僵硬和肌肉的失用性萎缩,动作宜缓慢轻柔,不妨碍休息。其次,缓解期病情得到进一步控制后,体力恢复的患者可进行动力锻炼,以不引起疼痛和疲劳为原则,慎重地由小到大逐渐进行有阻力的运动,患者可根据自己的能力和爱好,积极开展全身性文娱、体育活动,可选择行走、慢跑、骑车、舞蹈、打球、游泳、气功、太极拳等轻松的运动项目,经验证明,适度的文体活动,对于提高患者的情绪,促进心理健康,维持和改进肌力、耐力,增强自尊,避免社会孤立有相当大的作用。另外有光敏感的患者应避免日光直接照射。

二、物 理 疗 法

应用一种或多种物理能量条件作用于人体诊断或防治疾病的方法称为物理疗法。物理疗法有悠久的历史,特别是 20 世纪 70 年代以来,物理疗法扩大了理疗的适应证,提高了理疗效果。随着现代物理学的发展,更有效的物理疗法,将不断充实到理疗学科中来。

物理疗法是应用自然界或人工的物理因子以及传统医学中的物理方法作用于患病机体,引起体内一系列生物学效应,达到消除病因,消除或减轻疼痛,恢复受破坏的生理平衡,增强机体防卫功能,代偿功能和组织的再生功能,使机体得到康复。

1. 人工物理因素疗法

(1)电疗法:包括静电疗法、直流电疗法、低频电疗法、中频电疗法、高频电疗法、超高频电疗法、特高频电疗法、离子导入疗法、电离空气疗法、电水浴疗法、射频疗法、经颅微电流刺激疗法等。

(2)磁场疗法:包括静磁场疗法、脉动磁场疗法、低频磁场疗法、中频磁场疗法、高频磁场疗法等。

(3)光疗法:包括红外线疗法、可见光疗法、紫外线疗法、激光疗法等。此外,还有超声波疗法、水疗法、传导热疗法、冷冻疗法、运动疗法、拔罐疗法、电子生物反馈疗法等。

（4）自然物理因素的疗法：包括矿泉、气候、空气、日光、海水疗法等。

2. 物理疗法主要作用

（1）共同性作用和特殊性作用：①共同性作用，如充血、消炎、镇痛等。②特殊性作用，如低频电流引起肌肉收缩；紫外线促进维生素 D 的形成；直流电流的电解、电泳，能将药物离子导入体内；超声波的振荡雾化；高频电流可使组织内部产生"内生热"等。

（2）直接作用和反射作用：①直接作用，如高能量激光治疗疣、胎痣、血管瘤，紫外线刺激皮肤细胞和杀菌，直流电场内的离子移动，超高频电场促使偶极分子振荡等；②反射作用，是间接作用，是理疗的主要作用机制，不同于其他疗法的主要特点是借机体的反射作用和防御性反应，来保持和恢复生理平衡，从而消除病理过程。

3. 应用范围

（1）预防：多种物理因素应用于健康人，可以增强抵抗力，预防某些疾病。

（2）治疗：①消炎作用，理疗都可促进炎症的吸收消散，按炎症的性质，可分别选用各种疗法；②镇痛作用，主要对神经、关节、肌肉疼痛以及内脏的痉挛性疼痛发挥作用；③兴奋作用，主要用于神经麻痹、肌肉萎缩、局部感觉障碍等；④缓解痉挛作用；⑤松解粘连、软化瘢痕。此外，有脱敏、杀菌、治癌、解热及发汗作用等。

（3）康复：物理疗法在病后恢复和伤残者功能重建中具有重要的实用价值。在病后，物理因素可以增进食欲，促进体力恢复，如紫外线疗法、水疗法、温泉疗法、日光浴疗法等。对伤残者功能恢复，如电疗、光疗、水疗、体育疗法均可广泛应用，能提高劳动能力和降低残障率。

4. 注意事项　理疗方法的综合应用：①复合疗法，即同时在同一患者或同一部位进行 2 种以上的方法；②联合疗法，即先后连续应用 2 种以上的理疗方法；③交替联合疗法，是两种疗法间隔时间较长的联合作用，即交替应用。2 种以上理疗方法之目的是利用物理因素的协同或相加作用以增强疗效。

5. 加剧反应的发生和处理　在某些理疗过程中，出现症状、体征恶化现象，称为加剧反应。这种加剧反应一般不需特殊处理，多在理疗进行中自然消退。局部加剧反应如持续 1 周以上或症状进一步加重，则宜减少剂量，延长时间或停止理疗。全身加剧反应时应停止数日，从小剂量开始或更换其他理疗方法。

6. 适应证和禁忌证　①适应证：应选择适当的理疗方法，针对性治疗某种病症，理疗适用范围包括各种炎症、神经系统疾病、心血管系统疾病、骨伤科疾病等；②禁忌证：严重的心脏病、动脉硬化、有出血倾向、恶病质及可刺激肿瘤细胞生长的物理因素，均属禁用范围。

三、自 我 康 复

我们在疾病概论章节中已经提及在正常情况下，机体在神经、内分泌和免疫功能的共同调节下，维持自稳调节下的自稳状态。但是，机体的内、外环境时时刻刻都在发生不同的变化，这些变化，有时会对机体形成刺激，机体就会做出相应的反应，有些反应是适应性的，如明适应和暗适应等；有些反应就比较复杂，则是一种抗损伤过程。实际上损伤（也是一种刺激）和抗损伤两种力量的对比或较量，伴随着疾病的发生、发展以及疾病的缓解和康复的全过程。而抗损伤的能力，就是我们机体自身的免疫功能，小到手指划痕的自愈，大到一些自限性疾病的康复，都是机体强大免疫系统的功绩。

机体免疫系统三大功能：①免疫防御，即识别和清除外来入侵的抗原，如病原微生物等；②免疫监视，即识别和清除体内发生突变的肿瘤细胞、衰老细胞、死亡细胞和其他有害成分等"非己"部分；③免疫调节，即通过自身免疫耐受和免疫调节，使免疫系统内环境保持稳定，免疫细胞可以修补受损的器官和组织,使其恢复原来的功能。

　　只有免疫系统的功能正常,机体十大系统的功能密切协调配合,人类才会有诸如感冒、骨折甚至肿瘤等一些自限性疾病的存在;而同一种疾病,治疗方法相同,个体的结局也不同,这也与各自的免疫系统的功能密切相关,由此可见,辅助治疗是加速自我康复的重要手段,在维持人类健康和疾病的恢复过程中,具有无可替代的作用。

第二节　药物治疗学基础

　　药物治疗是人类文化的一部分,人类使用药物治疗的历史几乎与人类本身的历史一样长久。药物治疗学在传统的药理学和医学之间起着衔接作用:①其主要任务是依据疾病的病因和发病机制、患者的个体差异、药物的作用特点,对患者实施合理用药;②研究药物对机体作用的影响因素,也是药物治疗学的重要任务;③药物相互作用也是影响药物反应的重要因素。

一、药物效应动力学

　　药物效应动力学(简称药效学)是研究药物对机体的作用及作用机制,作用强度与剂量之间的关系以及临床适应证等的学科。

(一) 药物的基本作用

　　药物作用指药物对机体组织发挥的原发作用;药物效应指药物原发作用所引起的机体器官组织能够被观察、记录、测定到的功能、代谢等结果的变化,许多情况下两者通用。

　　1. 药物的作用方式

　　(1) 按照药物作用部位可以将药物作用分为:①局部作用,即药物被吸收入血液前在用药部位直接产生作用;②吸收作用,即药物被吸收入血液循环后分布到机体各部位而产生的作用。

　　(2) 按药物作用的先后可以将药物作用分为:①原发作用,即药物被吸收后对机体首先产生的作用;②继发作用,即药物作用后通过体液调节或神经反射机制等引起的远隔器官功能的改变。

　　2. 药物的治疗作用　　指患者用药后所引起的符合用药目的的作用,有利于改变患者的生理、生化功能或病理过程,使机体恢复正常。根据药物所达到的治疗效果分为:①对因治疗,指消除致病因子的针对病因治疗方式,如青霉素用于脑膜炎治疗,可以消除脑膜炎双球菌;②对症治疗,指改善疾病症状的治疗方式,如阿司匹林可以解除发热症状,但不能消除病因。

　　3. 药物的不良反应　　指在治疗剂量下,药物在发挥治疗作用的同时可能产生的其他作用。不良反应包括副作用、毒性反应、过敏反应、继发反应、后遗效应、特异质反应和药物依赖性等。

　　(1) 副作用:药物在治疗剂量下出现的与治疗无关的作用,是药物固有的作用,一般都较轻微。随着用药的目的不同,副作用与治疗作用在一定条件下可互相转化。

　　(2) 毒性反应:在用药剂量较大或用药时间过长情况下发生的机体组织、器官以器质性损伤为主的严重不良反应,通常包括急性毒性、慢性毒性、致癌致畸突变慢性毒性反应。毒性反应通常与剂量和用药时程有关,反应比较严重,对人体健康产生危害。

　　(3) 过敏反应:药物作为抗原或半抗原刺激机体产生免疫反应而引起生理功能障碍或组织损伤,称为药物过敏反应。过敏反应与药物原有效应无关,其反应性质和严重程度随个人差异很大,在停药后反应会逐渐消失,再用时可能再发。

（4）继发反应：由于药物治疗作用引起的不良后果，又称为治疗矛盾。

（5）后遗效应：停药后血药浓度虽已降至有效浓度以下，但仍存留的生物效应称为后遗效应。

（6）特异质反应：即过敏反应，身体的免疫系统出现问题会造成过敏反应，是一种身体上出现的变态反应，分为特异性的免疫反应和一般性的免疫反应，特异性的免疫反应，往往有明显的过敏原，刺激机体产生抗体，然后身体内的抗体和抗原反应就出现了过敏反应，平时需要注意查找过敏原，避免接触，可以在医生指导下，积极给予脱敏的药物治疗，平时不能吃辛辣的食物，多吃含维生素 C 丰富的水果蔬菜。

（7）药物依赖性：包括躯体性和精神性都有主观连续用药的需要。

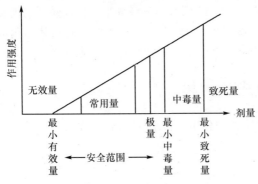

图 7-1　药物剂量与效应关系示意图

（二）药物的量效关系

1. 量效关系　药物对机体产生一定反应的药量称为药物剂量。药物效应与剂量在一定范围内成正比关系，被称为剂量-效应关系，即量效关系（图 7-1）。其中最小有效量（阈剂量）是指出现疗效所需的最小剂量；最小中毒量指开始出现中毒性反应的最小剂量；最大有效量是指药物产生最大效应所需使用的剂量；极量是达到最大治疗作用，但尚未引起毒性反应的剂量；致死量是导致死亡的剂量。

2. 量效曲线　为描述药效随剂量变化的关系，以药物浓度为横坐标，以药效强弱为纵坐标作图所得的曲线。在量效曲线中，半数有效量是指能引起 50% 阳性反应（质反应）或 50% 最大效应（量反应）的浓度或剂量，分别用半数有效浓度（EC_{50}）及半数有效剂量（ED_{50}）表示。如果效应指标为中毒或死亡，则可改用半数中毒浓度（TC_{50}）、半数中毒剂量（TD_{50}）或半数致死浓度（LC_{50}）、半数致死剂量（LD_{50}）表示。继续增加浓度或剂量而效应量不再继续上升时，这在量反应中称为最大效能，可以反映药物的内在活性。药物效应强度是指能引起等效反应（一般采用 50% 效应量）的相对浓度或剂量，反映药物与受体的亲和力，其值越小则强度越大。TD_{50}/ED_{50} 或 TC_{50}/EC_{50} 的比值称为治疗指数，是药物的安全性指标，该数值越大表示有效剂量与中毒剂量（致死剂量）的距离越大，药物的安全性越好。

（三）药物的作用机制

1. 药物作用的受体机制　受体是指能够与药物结合产生相互作用，发动细胞反应的大分子或大分子复合物。体内能与受体特异性结合的物质称为配体或配基，也称第一信使，通常包括内源性递质、激素、自身活性物质或结构特异的药物。受体一般具有以下特征：

（1）特异性：一种特定受体只与它的特定配体结合，产生特定的生理效应，而不被其他生理信号干扰。

（2）高亲和力：受体分子只占细胞的极微小部分，而受体-配体复合物能够激活一系列生物放大系统，引起高度生理活性。

（3）饱和性：受体数目有限，且在体内有特定的分布点，药物与受体结合可达到饱和。

（4）可逆性：药物与受体的结合与解离处于动态平衡状态，药物解离后仍是其原形。

（5）变异性：同一受体可分布在不同组织、器官，且兴奋时产生不同的效应。

多数药物与受体上的受点结合是通过分子间的吸引力（范德华力、离子键、氢键）形成药物一受体复合物。受体与药物结合引起生理效应,必须具备两个条件——亲和力和内在活性。亲和力是指药物与受体结合的能力;内在活性指药物与受体结合引起受体激活产生生物效应的能力,是药物本身内在固有的药理活性,是药物最大效应或作用性质的决定因素。

与受体结合的药物,根据其结合后产生的反应,可分为三种类型:①激动剂(兴奋药),为既有较强的亲和力,又有较强内在活性的药物;②部分激动剂,为有较强的亲和力,内在活性弱的药物,具有激动药和拮抗药双重特性;③拮抗剂(阻滞药),为有较强的亲和力,但无内在活的药物。

2. 药物作用的非受体机制

(1)影响酶的活性:如奥美拉唑不可逆性抑制胃黏膜 H^+-K^+-ATP 酶(抑制胃酸分泌);尿激酶激活血浆溶纤酶原;苯巴比妥诱导肝微粒体酶等。

(2)影响离子通道:硝苯地平等钙拮抗剂,阻断钙离子内流,缓解脑血管痉挛。

(3)影响生理物质转运:如利尿药抑制肾小管 Na^+-K^+、Na^+-H^+ 交换而发挥排钠利尿作用。

(4)影响代谢:抗癌药干扰细胞 DNA 或 RNA 代谢过程。

(5)影响免疫:如免疫增强药和免疫抑制药的使用。

(6)理化反应:如抗酸药中和胃酸以治疗溃疡病;二巯丙醇络合汞、砷等重金属离子而解毒;甘露醇提高血浆渗透压而产生组织脱水作用等。

(7)补充机体缺乏的物质:如铁盐、维生素、多种微量元素等。

二、药物代谢动力学

药物代谢动力学简称药代动力学、药动学,是定量研究药物在生物体内吸收、分布、代谢(又称生物转化)和排泄过程随时间变化的规律,并运用数学原理和方法定量地阐述血药浓度随时间变化规律的一门学科。一般以吸收、分布、代谢、排泄的英文首字母描述药物的体内过程,即ADME。

(一)药物的体内过程

1. 药物跨膜转运 药物在体内吸收、分布、转化及排泄的过程中,首先必须跨越多层生物膜进行转运,这种过程叫作药物跨膜转运。药物跨膜转运方式主要有被动转运、主动转运等。

2. 药物吸收 药物由给药部位进入血液循环的过程称为药物吸收。影响吸收的因素包括:

(1)药物的理化性质:除血管内给药外,药物通过其他途径给药都要经过跨膜转运,多以被动转运方式吸收,因此药物的脂溶性、解离度和分子量均可能影响药物的吸收速率。

(2)药物的给药途径:除静脉给药外,其他给药途径都有吸收过程,不同的给药途径,药物吸收的快慢依次为:气雾吸入>肌内注射>皮下注射>口服>直肠给药>皮肤给药。

(3)制剂因素:药物的剂型对药物的吸收有很大影响,直接影响药物的生物利用度。一般认为口服剂型药物生物利用度高低的顺序依次为溶液剂>混悬剂>颗粒剂>胶囊剂>片剂>包衣片。

在各因素中,给药途径对吸收的影响最为重要,可直接影响到药物的吸收程度和速度。

3. 药物分布 是指药物吸收后随血液循环到达各组织、器官的过程。药物作用的快慢主要取决于药物分布进入靶器官的速度和浓度,药物分布不仅与药物效应有关,而且与药物毒性关系密切,影响药物分布的主要因素包括6个方面。

(1)血浆蛋白结合率:药物吸收后都可不同程度地与血浆蛋白结合,一旦药物结合血浆蛋白,分子量增大,不易通过生物膜到达靶器官,故不能发挥药理作用,也不能到达代谢和排泄器官被消除,只有非结合型的游离药物才能透过生物膜转运到各组织器官发挥药理作用。药物与血浆蛋白的结合是可逆的,结合型和游离型药物通常处于动态平衡的过程中,当血液中游离药物减少时,结合型药物又可转化为游离型,透出血管,恢复其药理活性。此外,药物与血浆蛋白的结合具有饱和性和竞争性抑制现象,由于血浆蛋白总量和结合能力有限,所以当一个药物结合达到饱和以后,再继续增加药物剂量,游离型药物可迅速增加,药物效应或不良反应可明显增强;当同时使用两种或两种以上的药物时,相互间可发生竞争性结合,导致其中某些药物因非结合型成分增加,从而使药物效应及不良反应明显增强。

(2) 细胞膜屏障:有些药物需要通过特殊的细胞膜屏障才能到达靶器官发挥作用,常见的细胞屏障如血脑屏障、胎盘屏障和血眼屏障等。

(3) 体液的 pH 和药物解离度:体液的 pH 也是决定药物分布的另一因素。在生理情况下,细胞内液 pH($\approx$7.0)略低于细胞外液 pH($\approx$7.4),所以一般弱碱性药物在细胞内浓度较高,而弱酸性药物则在细胞外液中浓度高于细胞内,而弱碱性药物相反,改变血液的 pH,可相应地改变其原有的分布特点。

(4) 器官血流量与膜的通透性:局部器官的血流量及药物与某些组织器官的亲和力(如碘制剂可集中分布于甲状腺组织中)等也都会影响药物的分布。

(5) 药物与组织的亲和力。

(6) 药物转运体。

4. 药物的代谢 是指药物在体内发生化学结构的改变。体内能使药物代谢的主要器官是肝脏,其次是小肠、肾、肺及脑组织等。代谢的过程一般分为两个实相进行:

Ⅰ相反应是通过氧化、还原、水解向母药中引入—OH、—COOH、—NH$_2$ 或—SH 等过程。主要是肝微粒体混合功能氧化酶(细胞色素 P450)以及存在于细胞质、线粒体、血浆和肠道菌丛中的非微粒体酶催化。

Ⅱ相反应为母药或其代谢物的极性基团与体内水溶性较大的内源性物质发生的结合反应,该过程在药物分子结构中暴露出的极性基团与体内的化学成分如葡萄糖醛酸、硫酸、甘氨酸、谷胱甘肽等经共价键结合,生成易溶于水且极性高的代谢物,以利于被迅速排出体外。代谢的主要部位是肝,代谢必须在酶的催化下才能进行,这些催化酶又分为专一性酶和非专一性酶,专一性酶如胆碱酯酶、单胺氧化酶等,只能转化乙酰胆碱和单胺类等一些特定的药物或物质;非专一性酶是一种混合功能氧化酶系统,一般称为肝脏微粒体细胞色素 P450 酶系统,简称肝微粒体酶,主要的酶为细胞色素 P450(cytochrome P450,CYP),存在于肝细胞内质网上,由于该酶能促进数百种药物的代谢,故又称肝药酶。

影响药物代谢的因素主要包括:

(1) 遗传因素:最重要的表现是遗传决定的氧化反应及结合反应的遗传多态性。

(2) 环境因素:环境中存在的许多化学物质可以使肝药酶活性增强或减弱,改变代谢速度,进而影响药物作用的强度与持续时间。

(3) 生理因素和营养状态。

(4) 病理因素:疾病状态能影响 CYP 活性。

5. 药物的消除 是指药物及代谢物通过消除器官被排出体外的过程。消除是药物最后彻底排除的过程,肾脏是最主要的消除器官,非挥发性药物主要由肾脏随尿排出,气体及挥发性药物主要由肺脏随呼气排出,某些药物还可从胆汁、乳腺、汗腺、唾液腺及泪腺、头发、皮肤等排出体外。

其中药物及其代谢产生经肾脏消除有三种方式:肾小球滤过、肾小管分泌和肾小管重吸收。①肾小球滤过:除血浆蛋白结合药物外的游离型药物及代谢物,滤过后尿中主要含游离的原型药物和代谢物,浓度与血浆中浓度相等。生理条件下,肾小球滤过率(GFR)约为125ml/min,临床上常用单位时间肌酐或菊粉的肾清除率来代表肾小球滤过率(肾清除率＝尿中药物浓度×每分钟尿量/血浆药物浓度)。影响药物从肾小球滤过的主要因素是药物与血浆蛋白的结合程度以及肾小球滤过率。肾小球滤过率降低或药物的血浆蛋白结合程度高均可使滤过药量减少。②肾小管分泌:主要在近端肾小管细胞进行,主要分泌有机酸类药物和有机碱类药物。肾小管分泌具有主动转运的特点,如可逆浓度梯度转运、需载体参与、消耗能量、有饱和现象和竞争性抑制现象等。③药物在肾小管重吸收的方式主要有主动重吸收和被动重吸收两种,主动重吸收主要在近曲肾小管进行,重吸收的物质主要是身体必需的营养物质如葡萄糖、氨基酸等,被动重吸收主要在远曲肾小管进行,其重吸收方式为被动扩散,因此药物是否能在肾小管重吸收,取决于药物的理化性质。

某些药物经肝脏转化为极性较强的水溶性代谢产物。药物从胆汁消除是一个复杂的过程,包括肝细胞对药物的摄取、储存、转化及向胆汁的主动转运过程。对于从胆汁消除的药物,除需要具有一定的化学基团及极性外,对其分子量有一定阈值的要求,通常分子量大于500且小于5000的化合物可以从人体胆汁排出。由胆汁排入十二指肠的药物可从粪便排出体外,但也有药物再经肠黏膜上皮细胞吸收,经门静脉、肝脏重新进入体循环的反复循环过程称为肛肠循环。

药物自血浆内以被动扩散的方式经胃肠道壁脂质膜排入胃肠腔内称为肠道消除,经肠道消除的药物主要包括:①未被吸收的口服药物;②随胆汁消除到肠道的药物;③由肠黏膜主动分泌消除到肠道的药物。此外,有些弱碱性药物可通过乳汁排出,属被动转运,挥发性药物主要的消除途径是肺。

(二)药物的速率过程

反映药物在体内特定部位,任何时间发生量变(消除)的速度的过程,称为药物消除动力学或速率过程。借助数学的原理和方法可以系统地阐述药物体内过程的动态变化规律。

1. 药物消除速率类型 根据机体内药物的消除速度与药量(或血药浓度)的关系,可将药物消除动力学分为一级、零级和米氏型速率过程。

(1)一级消除动力学:单位时间内消除的药量与血浆药物浓度成正比,又叫恒比消除,不管体内血药浓度高低,药物在相同时间内被清除的比例不变;反之,清除相同比例的药物所需要的时间相同。例如,药物被清除一半所需要的时间(即药物半衰期)不随体内药量的变化而变化,为一恒定值。计算公式为:$dC/dt=-KC$,K:一级消除速率常数。

(2)零级消除动力学:指药物按恒定消除速率进行消除,与血药浓度无关,即单位时间内消除的药量相等,又叫恒量消除。通常是药物在体内的消除能力达到饱和所致,又称非线性动力学。计算公式为:$dC/dt=-K_0C_0$,K_0:零级消除速率常数。

(3)米氏型消除动力学:某些药物在体内的降解速率受酶活力的限制,通常在高浓度时是零级速率过程,而在低浓度时是一级速率过程,为混合消除动力学,又称米氏型消除动力学,如苯妥英钠、阿司匹林、乙醇等。

2. 药动学模型 房室模型理论是从速度论的角度,建立一个数学模型来模拟机体内药物量不断变化的过程,是最常用药物动力学模型。用房室模型来模拟药物或其代谢产物在体内的动力学过程,是把体内分布与消除速率相似的部分用房室来表征。根据速度差异,将机体划分为若干"房室",常见的最简单的模型有一室模型、二室模型和多室模型等。

(1)一室模型:药物进入体内以后,能够迅速、均匀分布到全身各组织、器官和体液中,能立即完成转运间的动态平衡,把机体看作药物转运动态平衡的均一单元,即一个房室称为一室模型。

（2）二室模型：如果药物进入体内以后，能很快进入机体的某些部位，但很难较快地进入另一些部位，药物要完全向这些部位分布需要不同的一段时间，这时从速度论的观点将机体划分为药物分布均匀程度不同的两个独立系统，即二室模型。根据速度不同分为中央室和周边室（或外室）。

（3）多室模型：若在上述二室模型的外室中又有一部分组织、器官或细胞内药物分布更慢，则可以从外室中划分出第三室。分布稍快的称为浅外室，分布慢的称为深外室。

3. 药动学参数计算及意义

（1）速率常数：一定量的药物，从一个部位转运到另一个部位，转运速率与转运药物量的关系用数学公式表示为

$$-\frac{\mathrm{d}X}{\mathrm{d}t}=k \cdot X^n$$

式中，$\mathrm{d}X/\mathrm{d}t$ 表示药物转运速率；X 表示药物量；k 表示转运速率常数；n 表示级数，$n=1$，k 为一级转运速率常数，$n=0$，k 为零级转运速率常数。

（2）半衰期（$t_{1/2}$）：通常是指血浆消除半衰期，是指血浆药物浓度降低一半所需的时间，是表述药物在体内消除快慢的重要参数，一般来说，代谢快、排泄快的药物，其生物半衰期短；代谢慢、排泄慢的药物，其生物半衰期长。

（3）表观分布容积（V_d）：是指给药剂量或体内药量与血药浓度相互关系的比例常数。即药物在生物体内达到转运间动态平衡时，体内药物总量按血浆药物浓度推算时所需的体液总体积。表观分布容积可计算出达到期望血浆药物浓度时的给药剂量，推测药物在体内的分布程度和在组织中的摄取程度。一般用 V 表示，单位为 L 或 L/kg。其计算公式为

$$V_d=D/C$$

式中，D 为体内总药量；C 为药物在血浆与组织中达到平衡时的血浆药物浓度。

（4）清除率（CL）：单位时间从体内消除的含药血浆体积或单位时间从体内消除的药物表观分布容积，又称体内总清除率，表示从血液或血浆中清除药物的速率或效率。

（5）血药浓度-时间曲线下面积（AUC）：是指血药浓度数据（纵坐标）对时间（横坐标）作图，所得曲线下的面积。可由积分求得，最简便的计算是用梯形面积法。AUC 与吸收后体循环的药量成正比，反映进入体循环药物的相对量。

（6）生物利用度（F）：是指药物活性成分从制剂稀释吸收进入血液循环的程度和速度，通常它的吸收程度用 AUC 表示，其吸收速度是以用药后到达最高血药浓度（$C_{\max}$）的时间即达峰时间（$T_{\max}$）来表示。

三、影响药物效应的因素及合理用药原则

（一）影响药物作用的因素

药物应用后在体内产生的作用常常受到多种因素的影响。例如，药物的剂量、制剂、给药途径、联合应用、患者的生理因素、病理状态等，都可影响到药物的作用，不仅影响药物作用的强度，有时还可改变药物作用的性质。主要分为机体和药物两个方面。

1. 机体方面的影响因素

（1）年龄与性别：儿童用药量首先考虑体重的差异，通常可按比例折算，也要注意儿童对药物的敏感性与成人不同，小儿的体力与智力都处于迅速发育阶段，易受药物影响等应予以充分考虑。婴儿，特别是早产儿、新生儿，肝药酶尚未发育完善，药物的消除及持续时间延长，对药物的反应一般比较敏感。老年人的生理功能和代偿适应能力都逐渐衰退，血浆蛋白量较低，体液

较少、脂肪较多,故药物血浆蛋白结合率偏低,水溶性药物分布容积较小而脂溶性药物分布容积较大。老年人肝肾功能随年龄增长而自然衰退,故药物清除率逐年下降,各种药物血浆半衰期都有不同程度的延长,因此对药物的耐受性较差,故用药剂量一般应比成人量要少。

性别对药物的反应在性质上并无差异,但女性多数比男性对药物更敏感。妇女有月经、妊娠、分娩、哺乳等特点,妇女月经期不宜服用峻泻药和抗凝药以免盆腔充血、月经增多;妊娠期应严格禁用"反应停"(导致海豹畸形婴儿),已知的致畸药物有锂盐、乙醇、华法林、苯妥英钠及性激素等。妊娠晚期及授乳期还应考虑药物通过胎盘及乳汁对胎儿及婴儿发育的影响,因为胎盘及乳腺对药物都没有屏障作用。孕妇本身对药反应也有其特殊情况需要注意,如抗癫痫药物产前宜适当增量,产前还应禁用阿司匹林及影响子宫肌肉收缩的药物,用药时应适当注意。

(2) 病理状态:可以影响中枢神经系统、内分泌系统,以及其他效应器官的反应性,因而能改变药物的作用。例如,患者肝肾功能不足时分别影响在肝转化及自肾排泄药物的清除率,可通过适当延长给药间隔和(或)减少剂量加以解决。神经功能抑制时,如巴比妥类中毒时能耐受较大剂量中枢兴奋药而不致惊厥,惊厥时却能耐受较大剂量苯巴比妥。

(3) 心理因素:患者的精神状态与药物的治疗效果有密切关系。例如,安慰剂效应,指不具药理活性的剂型产生一定治疗效果,就是通过心理因素取得的,安慰剂对心理因素控制的自主神经系统功能影响较大。此外,对于情绪不佳的患者尤应多加注意。氯丙嗪、利血平、肾上腺皮质激素及一些中枢抑制性药物在抑郁患者中可能引发悲观厌世倾向,用药时应慎重。

(4) 遗传因素:由于遗传因素,许多药物的作用还有种属差异和个体差异。有少数人对某一药物特别敏感,称特异质反应。特异质反应的反应性质与该药物的作用相一致,反应的强度与剂量成正比,相反,少数人由于遗传因素,对某些药物具有先天性耐受性。

(5) 机体对药物反应的变化:个体在连续用药一段时间后机体对药物的反应可能发生改变,包括①快速耐受性,指药物在短时间内反复应用数次后药效递减直至消失;②药物依赖性,指连续用药患者对药物可产生精神上的依赖性和习惯性,甚至成瘾性;③耐药性,指病原体及肿瘤细胞等对化学治疗药物敏感性降低。

2. 药物方面的影响因素

(1) 药物剂量:可以决定药物和机体组织相互作用的浓度,因而在一定范围内,剂量越大,药物的浓度越高,作用也越强,反之剂量小则作用就小。临床上常用于防治疾病,即可获得良好疗效而又安全的剂量称为治疗量或常用量。《中华人民共和国药典》对某些作用强烈、毒性较大的药物规定了它的极量,即达到最大的治疗作用但尚未引起毒性反应的剂量,超过极量即可能引起中毒。一般用药应在这个范围以内,不宜超过极量。

(2) 药物剂型:同一药物的不同制剂和不同给药途径,对药物的吸收、分布、代谢、排泄有很大的影响,从而会引起不同的药物效应。同一药物可有不同剂型,适用于不同给药途径,一般来说按照吸收速度快慢:静脉注射>吸入>肌内注射>皮下注射>口服>经肛>贴皮给药。此外,缓释制剂利用无药理活性的基质或包衣阻止药物迅速溶出以达到比较稳定而持久的疗效,控释制剂可以控制药物按零级动力学恒速释放、恒速吸收。

(3) 联合用药及药物相互作用:临床常联合应用两种或两种以上药物,除达到多种治疗目的外,都是利用药物间的协同作用以增加疗效或利用拮抗作用以减少不良反应。不恰当的联合用药往往由于药物间相互作用而使疗效降低或出现毒性反应。在体外配伍直接发生物理性的或化学性的相互作用而影响药物疗效或毒性反应称为配伍禁忌,在静脉滴注时尤应注意配伍禁忌。

（4）影响药动学的相互作用

1）吸收：空腹服药吸收较快，饭后服药吸收较平稳。促进胃排空的药能加速药物吸收，抑制胃排空药如抗 M 胆碱药能延缓药物吸收。食物对药物吸收基本上没有特异性禁忌。药物间相互作用影响吸收却不少见，如四环素与 Fe^{2+}、Ca^{2+} 等因络合作用互相影响吸收。

2）血浆蛋白结合：对于那些与血浆蛋白结合率高的、分布容积小的、安全范围窄的及消除半衰期较长的药物易受其他药物置换与血浆蛋白结合而致作用加强，如香豆素类抗凝药及口服降血糖药易受阿司匹林等解热止痛药置换而分别产生出血及低血糖反应。

3）肝脏生物转化：肝药酶诱导药如苯巴比妥、利福平、苯妥英钠及香烟、酒等能增加在肝转化药物的消除而使药效减弱。肝药酶抑制药如异烟肼、氯霉素、西咪替丁等能减慢在肝转化药物的消除而使药效加强。

4）肾排泄：利用离子障原理，碱化尿液可加速酸性药物自肾排泄，减慢碱性药物自肾排泄。反之，酸化尿液可加速碱性药物排泄，减慢酸性药物排泄。水杨酸盐竞争性抑制甲氨蝶呤自肾小管排泄而增加后者的毒性反应。

（5）影响药效学的相互作用

1）生理性拮抗或协同：服用催眠镇静药后饮酒或喝浓茶或咖啡会加重或减轻中枢抑制作用，影响疗效。抗凝血药华法林和抗血小板药阿司匹林合用可能导致出血反应。

2）受体水平的协同与拮抗：许多抗组胺药、酚噻嗪类、三环类抗抑郁药都有抗 M 胆碱作用，如与阿托品合用可能引起精神错乱、记忆紊乱等；β 受体阻断剂与肾上腺素合用可能导致高血压危象等。

3）干扰神经递质的转运：三环类抗抑郁药抑制儿茶酚胺再摄取，可增加肾上腺素及其拟似药如酪胺等的升压反应，而抑制可乐定及甲基多巴的中枢降压作用。

（二）合理用药原则

由于存在药物的有限性（即品种有限及疗效有限）和疾病的无限性（即疾病种类无限及严重度无限），因此不能简单以疾病是否治愈作为判断用药是否合理的标准。从理论上说合理用药是要求充分发挥药物的疗效而避免或减少可能发生的不良反应。具体原则如下：

1. 明确诊断，选药不仅要针对适应证还要考虑禁忌证。

2. 根据药理学特点选药，尽量少用所谓的"撒网疗法"，即多种药物合用以防漏诊或误诊，这样不仅浪费而且容易发生相互作用。

3. 了解并掌握各种影响药效的因素，用药必须个体化，不能单纯公式化。

4. 对因、对症治疗并重，在采用对因治疗的同时要采用对症支持疗法。如在严重的病毒和细菌感染及癌症化学治疗时，应重视采用免疫增强剂以增强机体免疫功能。

5. 对患者始终负责，开出处方仅是治疗的开始，必须严密观察病情反应，及时调整剂量或更换治疗药物。

第三节　生物制品和生物治疗

一、生 物 制 品

生物制品是指用微生物（细菌、噬菌体、立克次体、病毒等）及代谢产物、细胞、动物或人源组织和体液等生物材料作原料，采用传统技术或现代生物技术等方法制备用于预防、治疗、诊断特定传染病或与其有关疾病的制剂。生物制品是应用普通的或以基因工程、细胞工程、蛋白质工程、发酵工程等生物技术获得的药品,不同于其他一般药品,它是通过刺激机体免疫系统,产生免疫物质才能发挥功效。人的生物制品常常包括疫苗、类毒素、抗毒素和抗血清等,广义的生物制品还包括抗生素、血液制剂、肿瘤以及免疫病等非传染性疾病的制剂。

生物制品根据用途的不同,可以分为预防用生物制品、治疗用生物制品和诊断用生物制品。

(一)预防用生物制品

预防用生物制品主要用于传染病的预防,包括疫苗、类毒素等。疫苗指为了预防、控制传染病的发生、流行,用减毒或杀死的细菌、病毒或其抗原性物质所制成,用于人体预防接种的生物制品,包括菌苗和疫苗。

1. 灭活疫苗　选用免疫原性强的细菌、病毒、支原体、立克次体、螺旋体等,经过人工大量培养,用物理或化学方法将其杀死(灭活后制造而成)。病原体虽失去毒力,但仍保持其抗原性。这类疫苗生产周期短,属于无毒制品,安全且容易保存,但因抗原不能在体内繁殖,使用剂量大、免疫期短,因此免疫效果不如弱毒活疫苗好,目前使用的灭活疫苗大多在制品中加入了适当的佐剂。

2. 减毒活疫苗　通过人工培育的减毒或自然无毒细菌(病毒),是具有免疫原性而不致病的生物制品。减毒活疫苗经免疫后能在体内短期繁殖,而且无致病反应,免疫期较长,某些弱毒疫苗还可以在体内诱生干扰素,因此免疫力产生快。这类疫苗体积小、容易保存,便于运输,有效期较长,但需低温保存,如卡介苗、脊髓灰质炎弱毒冻干苗等。

3. 亚基疫苗　是指只含有病原体的一种或几种抗原,而不含有病原体的其他遗传信息,是从整个病毒中剥离非感染性的免疫原性病毒蛋白,然后从其他不相关的组件中纯化,组成疫苗,从而降低不良反应和残留的传染性病毒的风险。

4. 基因疫苗　是将编码外源性抗原的基因插入到真核表达系统的质粒上,然后将质粒直接导入人或动物体内,让其在宿主细胞中表达抗原蛋白,诱导机体产生免疫应答。抗原基因在一定时限内的持续表达,不断刺激机体免疫系统,使之达到防病的目的。该疫苗接种没有感染的危险,疫苗稳定,储存和运输方便,具有长期持久的免疫原性,能确保在体内表达的蛋白质更接近于正常生理的蛋白质,但只能限制于蛋白类的免疫原性。

5. 类毒素　将细菌产生的外毒素用甲醛化学处理得到脱毒的制品,由于变性或化学修饰而失去毒性的毒素,但仍保留其抗原性。在体内吸收慢,能较长时间刺激机体,使机体产生高滴度抗体,增强免疫效果。

(二)治疗用生物制品

治疗用生物制品是用于临床疾病治疗的生物制品,主要有免疫血清、血液制品、重组细胞因子制品、抗体药物、核酸药物等。

1. 血液制品　指以健康人血浆为原料,采用分离纯化技术制备的生物活性制剂。主要包括人血白蛋白、人免疫球蛋白和凝血因子等。人血白蛋白主要用于调节血浆胶体渗透压,适用于治疗失血创伤、重大手术、严重烧伤及低蛋白血症等;人免疫球蛋白主要用于治疗各类感染性疾病,如胎儿和新生儿溶血症、自身免疫性疾病以及暴露乙肝、巨细胞病毒、狂犬病的被动免疫等;凝血因子用于治疗各类凝血障碍类疾病和外科止血。

2. 重组细胞因子制品　细胞因子是由免疫细胞及相关细胞产生的一类调节细胞功能的高活性、多功能的多肽分子。重组细胞因子是利用基因工程技术生产的细胞因子产品,作为生物应答调节剂用于治疗肿瘤、感染、造血功能障碍等,得到了良好的疗效,如干扰素(IFN)、白细胞介素(IL)、集落刺激因子(CSF)、红细胞生成素(EPO)等。

（三）诊断用生物制品

用于检测各种疾病或机体功能的各种诊断试剂统称为诊断制品。目前临床常用的诊断生物制品包括两大类：

1. 体外试验诊断制剂 由特定抗原、抗体或有关生物物质制成的免疫诊断试剂或诊断试剂盒，如伤寒、副伤寒、变形杆菌诊断菌液，沙门菌属诊断血清，HBsAg 酶联免疫诊断试剂盒等，用于体外免疫诊断。

2. 体内诊断制剂 由变态反应原或有关抗原材料制成的免疫诊断试剂，如卡介菌纯蛋白衍生物（BCG-PPD）、布氏菌纯蛋白衍生物（RB-PPD）、锡克试验毒素、单克隆抗体等，用于体内免疫诊断。

二、生 物 治 疗

生物治疗又称生物反应修饰剂治疗，包括一切应用生物大分子进行治疗的方法，可分为非细胞治疗和细胞治疗，包括生物细胞免疫治疗、基因治疗、癌症干细胞靶向治疗等。Oldham 于1984 年提出了肿瘤生物治疗的概念，即从体外补充、诱导或活化体内本来应有的、具有细胞毒活性的生物活性细胞和（或）细胞因子等，以调整机体的生物反应，达到治疗癌症的作用。肿瘤生物治疗主要是通过调动宿主的天然防卫机制或给予机体某些活性物质来取得抗肿瘤的效应，已成为继手术、放疗、化疗后肿瘤治疗的第四种模式。

1. 非细胞治疗

（1）抗体治疗：通过淋巴细胞杂交瘤单克隆抗体技术或基因工程技术制备的单克隆抗体（单抗）药物，具有性质纯、效价高、特异性高、血清交叉反应少或无等特点。1986 年采用杂交瘤技术生产的"鼠源单抗"OKT3TM 成为上市的首个治疗性单抗，但鼠源单抗存在严重的免疫原性（人抗鼠抗）问题。此后，"嵌合抗体"技术保留鼠源 Fab，采用人源 Fc 段替代鼠源 Fc 段，部分减轻了鼠源抗体的免疫原性。CDR 移植技术又可将可变区的部分序列更换为人源序列，进一步减轻嵌合抗体的免疫原性，采用此技术的抗体药物称为"人源化抗体"。嵌合抗体和人源化抗体得以在临床上广泛应用，用于前列腺癌、卵巢癌、胃肠道肿瘤、鼻咽癌、恶性黑色毒瘤、血液系统肿瘤等肿瘤治疗。

（2）多肽疫苗：是按照病原体抗原基因中已知或预测的抗原表位氨基酸序列，通过化学合成技术制备的疫苗。肿瘤多肽疫苗因制作工序简单、费用低廉、化学性质稳定、无致癌性等优点而成为肿瘤免疫治疗的新方法。

（3）基因治疗：原理是将目的基因用基因转移技术导入靶细胞，以期表达此基因而获得特定的功能，继而执行或介导对肿瘤的杀伤和抑制作用，从而达到治疗的目的。提高基因治疗的安全性和有效性仍然是肿瘤基因治疗研究的重点问题。

（4）靶向药物治疗：指针对已经明确的致癌位点来设计相应的治疗药物，药物进入体内会特异地选择致癌位点来结合发生作用，使肿瘤细胞特异性死亡，而不会波及肿瘤周围的正常组织细胞的治疗方式。靶向药物通常包括小分子药物和单克隆抗体。目前已有多种靶向药物进入临床一线治疗方案，如用于治疗慢性粒细胞白血病和肠胃间质瘤的格列卫，用于治疗慢性粒细胞白血病伊马替尼耐药的达沙替尼，以 EGFR 为靶点的用于治疗非小细胞肺癌的吉非替尼和厄罗替尼；用于治疗 HER2 基因阳性（过量表达）的乳腺癌的曲妥珠单抗，以 EGFR 为靶点的结肠癌和非小细胞肺癌治疗药物西妥昔单抗等。

（5）细胞因子治疗：采用某些细胞因子注射体内后可调节、增强一种或多种免疫细胞的功能,发挥更强的抗肿瘤免疫功能。目前临床常用的细胞因子有白细胞介素、肿瘤坏死因子、干扰素等。

2. 细胞治疗　是一种新兴的、具有显著疗效的肿瘤治疗模式,提供了一种自身免疫抗癌的新型治疗方法。细胞治疗是从患者体内采集的免疫细胞,进行体外培养、扩增和诱导激活后回输到患者体内,来激发和增强机体自身免疫功能,从而达到治疗肿瘤的目的。这种治疗方式无放、化疗毒副作用,能够激发全身性的免疫反应,但需要采取个体化的治疗方案,无法进行规模化的生产。

第八章 疾病的表达——症状学

症状学(symptomatology),是研究症状的识别、发生机制、临床表现特点及其在诊断中的作用,是医师向患者进行疾病调查的第一步,是问诊的主要内容,是诊断、鉴别诊断的重要线索和主要依据,也是反映病情的重要指标之一。疾病的症状很多,同一疾病可有不同的症状,不同的疾病又可以有某些相同的症状,因此,在诊断疾病时必须结合临床所有资料进行综合分析,切忌单凭某一个或者几个症状而作出诊断。

第一节 发 热

发热(fever)通常不是独立疾病,而是发热性疾病的重要病理过程和临床表现,是临床常见的疾病症状之一。

一、人体的正常体温及其生理波动

(一)体温的概念

接近体表部分的温度称为表层温度,其中最外层皮肤表面的温度为皮肤温度。表层温度易受环境温度等因素的影响而波动,特别是皮肤和四肢末端的温度波动更大。机体深部的温度称为体核温度,该温度比较稳定,各部位之间的差异也小,体温一般指体核温度。

(二)体温的测定

内脏和组织的温度,取决于:①局部的代谢水平;②通过该部位的血流量和血液的温度;③与周围组织间温度梯度的大小。临床上通常采用测定直肠温度、口腔温度、腋窝温度来反映体温。

(三)体温的正常值及其生理波动

1. 正常体温 直肠温度正常值为 36.5~37.7℃,口腔(舌下)温度比直肠低 0.2~0.3℃,腋窝温度比口腔温度低 0.2~0.3℃。体温低于 34℃ 可引起意识的丧失,体温高于 42℃ 时可引起细胞实质损害,高于 45℃ 将有生命危险。

2. 体温的生理波动

(1)昼夜变化:正常人的体温呈现明显的周期性昼夜变化。清晨最低,午后最高,波动幅度一般不超过 1℃。体温的这种周期性昼夜变化称为昼夜节律或日节律,与下丘脑的生物钟功能有关。

(2)性别:成年女性的体温平均比男性高 0.3℃,女性体温随月经周期呈现节律性波动,是黄体分泌孕酮的生热效应所引起的(图 8-1)。

(3)年龄:儿童、青少年的体温较高,随着年龄的增长体温逐渐降低。

(4)情绪和体力活动:情绪紧张时,肌肉张力增加和激素的作用,使产热量增多。

(5)季节和地区影响:一般夏季的体温较冬季体温高。

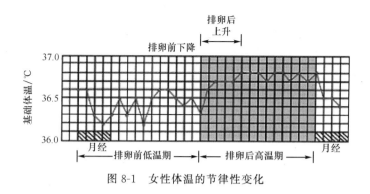

图 8-1　女性体温的节律性变化

二、产热与散热

（一）体热平衡

机体产热和散热之间保持相对平衡的状态，称为体热平衡。机体内所容纳的热量，称为机体热含量。

（二）产热

产热的方式有：①基础代谢产热，即基础状态下，70% 左右的基础代谢产热量来自内脏和脑等深部组织器官，它们是基础状态下主要的产热器官，其中肝脏和脑的代谢水平高，产热多；②食物特殊动力效应产热；③骨骼肌运动产热，骨骼肌是肌肉运动时主要的产热器官，其产热量可占机体总产热量的 90%；④寒战产热与非寒战产热，在寒冷环境中此种方式可增加产热量，维持体温的相对稳定。寒战产热指机体受到寒冷刺激时，最初骨骼肌出现寒冷性肌紧张而增加产热量以维持体温。在寒冷刺激继续加强时，伸肌群和屈肌群同时发生不随意的节律性收缩即寒战。非寒战产热指机体处于寒冷环境中时，除寒战产热外，体内还会发生广泛的代谢产热增加，为非寒战产热。寒冷环境中，交感神经兴奋可使褐色脂肪迅速分解产热。

（三）散热

1. 人体的散热途径　皮肤是人体的主要散热部位，且受体温调节机制的调控。

2. 机体内热量到达皮肤的途径　机体内的热量通过热传导和血液循环两条途径到达皮肤，再从皮肤散发到外环境中。①热传导：受脂肪层厚度的影响；②血液循环：皮下动静脉吻合支，皮肤血管口径受交感神经紧张性变化的调节，使皮肤血流量可以在很大范围内变动，调节皮肤散热量。

3. 皮肤散热方式

（1）辐射：物体温度大于绝对零度时都能以热射线形式向周围放射能量，称为辐射散热。散热量取决于皮肤温度和周围物体表面温度之间的温度差、有效的辐射面积以及物体的颜色等因素。在常温和安静状态下，约 60% 的机体热量通过辐射散发。

（2）传导：是指相互接触的物质分子层的传热现象。传导效率取决于皮肤表面与接触物表面的温度差、物体的热导率、接触面积等。

（3）对流：通过冷、热空气的对流使机体散热，称为对流散热。对流受风速的影响。

（4）蒸发：人体的蒸发分为不感蒸发和发汗两种形式。不感蒸发是指机体中的水分直接渗透到体表汽化蒸发的现象，不受人体生理性体温调节机制的控制。发汗是指汗腺的分泌和汽化达到散热的效果,受环境温度、风速、空气湿度等因素的影响。在环境温度等于或高于皮肤温度的情况下,蒸发散热成为机体唯一的散热方式。

4. 发汗　　指汗腺分泌汗液的活动。人体汗腺分为大汗腺和小汗腺,大汗腺主要集中于腋窝、乳头和阴部等处,小汗腺分布于全身皮肤,以掌心和脚底最多,其次是头部,躯干和四肢比较稀少。小汗腺受交感胆碱能神经的支配,掌心和足底的汗腺也受肾上腺能神经支配,而大汗腺不受神经支配。

由体内外温热性刺激引起的汗腺分泌,称为温热性发汗,是一种全身的小汗腺都分泌汗液的现象,其生理意义在于蒸发散热,调节体温,下丘脑的发汗中枢起重要作用;由精神紧张或情绪激动引起的发汗称为精神性发汗,与体温调节无关,主要发生于掌心、足底和腋窝;在进食辛辣食物时,口中的痛觉神经末梢受到刺激也可反射性地引起头部和颈部发汗,称为味觉性发汗。

三、体 温 调 节

(一) 温度感受器

温度感受器是感受机体各个部位温度变化的特殊结构,可分为冷感受器和热感受器,也可分为外周温度感受器和中枢温度感受器。

1. 外周温度感受器　　指分布于中枢神经系统以外的温度感受器,广泛分布于全身皮肤、黏膜、内脏和肌肉等处。

2. 中枢温度感受器　　指分布于脊髓、延髓、脑干网状结构以及下丘脑等处的与体温调节有关的温度敏感神经元。局部加热时放电活动增加的神经元称为热敏神经元,因局部冷却时放电活动频率增加的神经元称为冷敏神经元。下丘脑的视前区-下丘脑前部(PO/AH 区)中某些温度敏感神经元还能对下丘脑以外部位传入的温度变化信息发生反应。

(二) 体温调节中枢与调定点

体温调节的基本中枢位于下丘脑。PO/AH 区是体温调节中枢整合的关键部位。由 PO/AH 区发出的指令,可通过以下途径调节体温平衡:①通过躯体神经引起行为性体温调节活动和骨骼肌紧张性的改变;②通过交感神经调节皮肤血流量、汗腺分泌和无寒战产热;③通过内分泌腺活动调节机体的代谢水平。在下丘脑 PO/AH 区中有一个控制体温的调定点,当体温处于这一温度值时,热敏神经元和冷敏神经元的活动处于平衡状态,产热和散热过程处于平衡状态。

(三) 体温调节反应

1. 散热调节反应

(1) 血管调节反应:不同环境下,交感神经紧张性的改变可调节动静脉吻合支的开放和关闭。

(2) 发汗:在炎热环境中,发汗增加。

(3) 减少产热量:在炎热的环境中,代谢产热明显受抑制。

2. 产热调节反应

(1) 寒战:机体受到寒冷刺激时,引起全身骨骼肌张力升高,当超过某一临界水平时,即发生寒战。

(2) 交感神经兴奋:交感神经兴奋或血中肾上腺素和去甲肾上腺素增加可立即使细胞代谢加强,增加机体产热量,此种产热可称为非寒战产热。产热量与动物组织中的褐色脂肪量成正比。

（3）甲状腺激素分泌增多：机体受到寒冷刺激时，下丘脑释放的促甲状腺激素释放激素（TRH）增多，腺垂体分泌促甲状腺激素（TSH）增加，甲状腺激素增多，从而引起全身细胞代谢率增加，使机体产热量增多。

四、发 热 机 制

1. 发热概念　正常人体在体温调节中枢的调控下，机体的产热和散热过程经常保持动态平衡。当机体在致热原（pyrogen）作用下或体温调节中枢出现功能障碍时，产热过程增加，散热不能相应地随之增加或散热减少，此时体温升高超过正常范围，称为发热（图 8-2）。

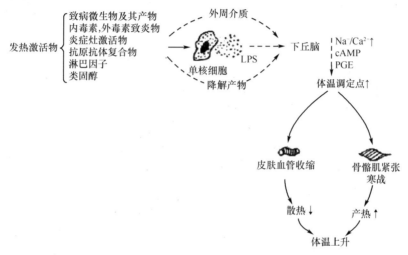

图 8-2　体温上升的机制

cAMP，环磷酸腺苷；PGE，前列腺素；LPS，脂多糖

2. 发热的原因和机制

（1）致热原：可分为外源性致热原和内源性致热原。外源性致热原一般为病原微生物（细菌、病毒、衣原体、真菌等微生物）及其产物，炎性渗出物，无菌性坏死组织和抗原抗体复合物等，其特点为不能直接作用于体温调节中枢，需通过内源性致热原发挥作用，外源性致热原能激活中性粒细胞、嗜酸性粒细胞和单核巨噬细胞释放内源性致热原。内源性致热原简称内热原（EP），由中性粒细胞、嗜酸性粒细胞和单核巨噬细胞所释放，又称为白细胞致热原，如白细胞介素-1（IL-1）、肿瘤坏死因子、干扰素和 IL-6 等细胞因子是目前已明确的四种主要 EP，其特点为可通过血脑屏障直接作用于体温调节中枢，使体温调定点上升，导致产热增加、散热减少和体温上升。

（2）非致热原：主要见于体温调节中枢直接受损；引起产热过多的疾病，如癫痫持续状态、甲状腺功能亢进症等；引起散热减少的疾病，如广泛性皮肤病、心力衰竭等。

五、发热的时相

多数发热的临床经过可分为三个时相，即体温上升期、高温持续期和体温下降期。

1. 体温上升期　由于调定点上移，体温调节中枢通过交感神经引起皮肤血管收缩、血流量减少、散热减少；同时引起寒战和物质代谢增加，产热增加。因此，当产热大于散热时，中心体温迅速或逐渐上升，患者自觉症状发冷。

2. 高温持续期 当体温升高至调定点新水平时不再上升,波动于该点附近,此时寒战停止,体温调节中枢在较高水平上调节体温,开始散热,此时患者自觉酷热,皮肤发红,口唇、皮肤干燥。

3. 体温下降期 当发热激活物、EP及发热介质得以控制和消除时,调定点回到正常水平,此时产热减少,散热增加,体温逐渐降至正常,伴有明显的发汗反应。

六、发热时机体的代谢和功能变化

1. 发热时机体的代谢改变 蛋白质分解代谢增加;糖类与脂肪分解代谢增加;水、电解质代谢紊乱。

2. 发热时机体的生理功能改变 中枢神经系统兴奋性增加;循环系统心率增快;呼吸系统兴奋性增强;消化系统功能减弱。

七、临床表现和临床意义

(一)发热的分度

以口腔温度为标准,可将发热分为:①低热(体温为 37.3～38℃);②中热(体温为 38.1～39℃);③高热(体温为 39.1～41℃);④超高热(体温超过 41℃)。

(二)发热的临床过程及特点

1. 体温上升期 常表现为疲乏无力,肌肉酸痛,皮肤苍白,畏寒或寒战等现象,又可分为骤升型和缓升型,骤升型指体温在几小时内达 39℃ 或以上,常伴有寒战,小儿多伴有惊厥,见于疟疾、大叶性肺炎、败血症、流行性感冒、急性肾盂肾炎、输液或某些药物反应等;缓升型指体温逐渐在数日内达高峰,多不伴寒战,如伤寒、结核病、布鲁菌病等。

2. 高热期 皮肤发红并有灼热感,呼吸加快加剧,开始出汗并逐渐增多。

3. 体温下降期 皮肤出汗多,潮湿,又可分为骤降型和渐降型,骤降型指体温于数小时内迅速下降至正常,有时可略低于正常,常见于疟疾、急性肾盂肾炎、大叶性肺炎及输液反应。渐降型指体温在数天内逐渐降至正常,如伤寒。

八、热型及临床意义

(一)热型及临床意义

1. 稽留热(continued fever) 体温恒定地维持在 39～40℃ 的高水平达数天或数周,24h 内体温波动范围不超过 1℃,常见于大叶性肺炎、斑疹伤寒及伤寒高热期。

2. 弛张热(remittent fever) 又称败血症热型,体温常在 39℃ 以上,24h 内体温波动范围超过 2℃,但最低温仍高于正常体温,常见于败血症、风湿热、重症肺结核及化脓性炎症等。

3. 间歇热(intermittent fever) 体温骤升达高峰后持续数小时,又迅速降至正常水平,无热期(间歇期)可持续 1 天至数天,如此高热期与无热期反复交替出现,见于疟疾、急性肾盂肾炎等。

4. 波状热(undulant fever) 体温逐渐上升达 39℃ 或以上,数天至数周(一般 2～3 周)又逐渐下降至正常,持续数天后又逐渐升高,如此反复多次,常见于布鲁菌病。

5. 回归热(relapsing fever) 体温急剧上升至 39℃ 或以上,持续数天后又骤然下降至正常水平,高热期与无热期各持续若干天后规律性交替一次,可见于回归热、霍奇金(Hodgkin)病、周期热。

6. 不规则热(irregular fever)　发热的体温曲线无一定规律,可见于结核病、风湿热、支气管肺炎、渗出性胸膜炎等。

热型有助于发热原因的诊断,但需注意某些药物如抗生素、非甾体抗炎药(NSAID)、激素可影响热型,此外个体反应的强弱不同,如儿童的发热反应较成人大;老年人、新生儿、使用药物的患者可出现正常体温及低温。热型对疾病的明确诊断作用不大,除了疟疾(malaria)、莱姆疏螺旋体病(borreliosis)和很少的霍奇金病外,体温升高的程度与疾病的严重程度没有必然的联系。

(二)发热伴随症状

1. 寒战(shivering)　常见于大叶性肺炎、败血症、急性胆囊炎、急性肾盂肾炎、流行性脑脊髓膜炎、疟疾、钩端螺旋体病、药物热、急性溶血或输血反应等。

2. 结膜充血　为类似兔眼的表现,多见于麻疹、流行性出血热、斑疹伤寒、钩端螺旋体病等。

3. 单纯疱疹　口唇单纯疱疹多出现于急性发热性疾病,常见于大叶性肺炎、流行性脑脊髓膜炎、间日疟、流行性感冒等。

4. 淋巴结肿大　常见于传染性单核细胞增多症、风疹、淋巴结结核、局灶性化脓性感染、丝虫病、白血病、淋巴瘤及黑热病、急性血吸虫病等。

5. 肝脾大　常见于传染性单核细胞增多症、病毒性肝炎、肝及胆道感染、布鲁菌病、疟疾、结缔组织病、白血病、淋巴瘤、黑热病及急性血吸虫病等。

6. 出血　常见于重症感染及某些急性传染病,如流行性出血热、病毒性肝炎、斑疹伤寒、败血症等,也可见于某些血液病,如急性白血病、严重型再生障碍性贫血、恶性组织细胞增生症等。

7. 关节肿痛　常见于败血症、猩红热、布鲁菌病、风湿热、结缔组织病、痛风等。

8. 皮疹　常见于麻疹、猩红热、风疹、水痘、斑疹伤寒、风湿热、结缔组织病、药物热等。

9. 昏迷　区别昏迷和发热的先后顺序,可以初步判断病因以利于诊断。

(三)发热问诊要点

1. 起病时间、季节、起病情况(缓急)、病程、程度(热度高低)、频度(间歇性或持续性)、诱因等。

2. 有无畏寒、寒战、大汗或盗汗。

3. 应包括多系统症状询问,如咳嗽、咳痰、咯血、胸痛、腹痛、呕吐、腹泻;尿频、尿急、尿痛;皮疹、出血、头痛、肌肉关节痛等。

4. 患者一般情况,如精神状态、食欲、体重改变、睡眠及大小便情况。

5. 诊治经过(药物、剂量、疗程)。

6. 传染病接触史、疫水接触史、手术史、流产或分娩史、服药史、职业特点等。

九、发热的处理原则

基于对发热发病学的新认识和解热药作用原理的了解,对发热患者的处理需遵循下述原则。

(一)对一般发热不急于解热

由于热型和热程变化可反映病情变化,并可作为诊断、评价疗效和估计预后的重要参考,而发热不过高或不太持久又不致有很大危害,故在疾病未得到有效治疗时,不必强行解热。解热本身不能导致疾病康复,且药效短暂,药效一过,体温又会上升。相反,疾病一经确诊而治疗奏效,则热自退。急于解热使热程被干扰,就失去参考价值,有弊无益。

(二)下列情况应及时解热

1. 体温过高(如40℃以上)使患者明显不适、头痛、意识障碍和惊厥者。
2. 恶性肿瘤患者(持续发热加重机体消耗)。
3. 心肌梗死或心肌劳损者(发热加重心肌负荷)。

(三)选用适宜的解热措施

1. 针对发热病因 传染病的根本治疗方法是消除传染源和传染灶。当抗感染奏效时,随着传染灶(包括炎症灶)的消退,便出现退热。为促进退热,解热药可与抗感染疗法合并使用。

2. 针对发热机制中心环节 根据发热机制及现有解热药的药理作用,可针对下列三个环节采取措施以达到解热:①干扰或阻止EP的合成和释放,包括制止或减少激活物的产生或发挥作用;②妨碍或对抗EP对体温调节中枢的作用;③阻断发热介质的合成。这些措施可导致上升的调定点下降而退热。目前临床上采用的解热药包括化学解热药和类固醇解热药。前者以水杨酸盐为代表,对其解热原理有以下解释:①作用于PO/AH区及附近,以某种方式使中枢神经元的机能复原;②阻断PGE的合成(通过抑制环加氧酶),但PGE作为发热介质仍有争议。以糖皮质激素(抗炎激素)为代表的类固醇解热剂的解热作用也有下列解释:①抑制产LP(白细胞致热原)合成和释放LP;②抑制免疫反应;③抑制炎症反应(包括降低微血管通透性、抑制白细胞游出和抗渗出等),使炎症灶EP和激活物减少;④中枢效应:小量注入PO/AH区有解热作用,但方式不清楚。

3. 针刺解热疗法 有一定效果,机制也在进一步深入研究中。

(四)加强对高热或持久发热患者的护理

1. 注意水盐代谢,补足水分,预防脱水。
2. 保证充足易消化的营养食物,包括维生素。
3. 监护心血管功能,对有心肌功能劳损者,在退热期或用解热药致大量排汗时,要防止休克的发生。

第二节 咳 嗽

咳嗽是呼吸系统中最常见的症状之一,是人体的一种保护性措施,对机体是有益的。当呼吸道黏膜受到异物、炎症、分泌物或过敏性因素等刺激时,即反射性地引起咳嗽,有助于排出自外界侵入呼吸道的异物或分泌物、消除呼吸道刺激因子。引起咳嗽的原因有很多,对于咳嗽首先应该明确病因,针对病因进行治疗才可从根本上解决问题,不可盲目使用强效的镇咳药。

一、病因与发病机制

(一)病因

1. 呼吸道疾病 呼吸道的炎症、异物、刺激性气体吸入、肿瘤、出血等刺激咽喉或支气管黏膜,引起咳嗽反射。

2. 胸膜疾病 胸膜病变如胸膜炎、胸膜间皮瘤、自发性或外伤性气胸、血胸、胸膜腔穿刺。

3. 心脏疾病 二尖瓣狭窄或左心功能不全引起肺动脉高压、肺淤血、肺水肿,右心及体循环静脉栓子脱落或羊水引起肺栓塞时,肺泡内或支气管内有浆液或浆液血性渗出物或漏出物,刺激肺泡壁或支气管黏膜导致咳嗽。

4. 中枢性因素 从大脑皮质发出冲动,刺激延髓咳嗽中枢,引起咳嗽。人可以随意引发或抑制咳嗽。

（二）发病机制

咳嗽是延髓咳嗽中枢受刺激所引起,引起咳嗽的刺激大部分来自呼吸道黏膜。呼吸道内分泌物或异物等刺激呼吸道黏膜,通过迷走神经、舌咽神经、三叉神经的感觉纤维传至延髓咳嗽中枢,经喉下神经、膈神经、脊神经支配咽喉、声门、膈肌及其他呼吸肌收缩,产生咳嗽动作,将呼吸道内分泌物排出。

二、问诊的要点

1. 咳嗽的性质

（1）干性咳嗽:指咳嗽无痰或痰量甚少,常见于急性咽喉炎、急性支气管炎初期、胸膜炎、轻症肺结核、肺癌等。

（2）湿性咳嗽:指带痰液的咳嗽,常见于慢性咽喉炎、慢性支气管炎、支气管扩张症、肺炎、肺脓肿、空洞型肺结核。

2. 咳嗽出现的时间与节律 突然发生的咳嗽,常见于吸入刺激性气体所致急性咽喉炎、气管与支气管异物;阵发性咳嗽见于支气管异物、支气管哮喘、支气管淋巴结结核、支气管肺癌、百日咳等;长期慢性咳嗽见于慢性支气管炎、支气管扩张、慢性肺脓肿、空洞型肺结核等;晨咳或夜间平卧时(即改变体位时)加剧并伴咳痰,常见于慢性支气管炎、支气管扩张和肺脓肿等;左心衰竭、肺结核夜间咳嗽明显,可能和夜间肺淤血加重及迷走神经兴奋性增高有关。

3. 咳嗽的音色 音色对提示诊断有一定意义。声音嘶哑的咳嗽多见于声带炎、喉炎、喉癌,以及肺癌、扩张的左心房或主动脉瘤压迫喉返神经;犬吠样咳嗽多见于喉头炎症水肿或气管受压;带有鸡鸣样吼声常见于百日咳。

4. 痰的性质与量 痰的性质可分为黏液性、浆液性、脓性、黏液脓性、浆液血性、血性等。急性呼吸道炎症时痰量较少;支气管扩张、空洞型肺结核、肺脓肿等痰量常较多;支气管扩张与肺脓肿患者痰量多时,痰可出现分层现象:上层为泡沫,中层为浆液或浆液脓性,下层为坏死性物质。大叶性肺炎咳铁锈色痰,肺水肿时痰呈粉红色泡沫状。

三、伴随症状及临床意义

1. 伴发热 多见于呼吸道感染、胸膜炎、肺结核等。

2. 伴胸痛 见于累及胸膜的疾病,如肺炎、胸膜炎、支气管肺癌、自发性气胸等。

3. 伴哮喘 可见于支气管哮喘、喘息性慢性支气管炎、心源性哮喘、气管与支气管异物等。

4. 伴呼吸困难 见于喉头水肿、喉肿瘤、慢性阻塞性肺疾病、重症肺炎以及重症肺结核、大量胸腔积液、气胸、肺淤血、肺水肿等。

5. 伴咯血 常见于肺结核、支气管扩张、肺脓肿、支气管肺癌及风湿性二尖瓣狭窄等。

四、治 疗 原 则

镇咳药的应用原则包括:

（1）应当明确诊断，确定引起咳嗽的病因并积极采取相应的治疗措施。首先控制感染，口服抗感染药物，消除炎症；或对抗过敏原，配合对症治疗，才能使止咳祛痰药起到良好的效果。

（2）对一般咳嗽的治疗应以祛痰为主，不宜单纯使用镇咳药。只有因胸膜、心包膜等受刺激而引起的频繁剧咳，或者当痰液不多而频繁发作的刺激性干咳，影响患者休息和睡眠时，以及为防止剧咳导致并发症（如肺血管破裂、肺气肿、支气管扩张、咯血）时，才能短时间地使用镇咳药。对咳嗽伴有多痰者，应与祛痰剂（如氯化铵、溴己新、乙酰半胱氨酸）合用，以利于痰液排出和加强镇咳效果。

（3）对痰液特别多的湿性咳嗽如肺脓肿，应该谨慎给药，以免痰液排出受阻而滞留于呼吸道内或加重感染。

（4）对持续1周以上的咳嗽，并伴有反复或伴有发热、皮疹、哮喘及肺脓肿的持续性咳嗽，应及时去医院明确诊断。

（5）除用药外还应注意休息，注意保暖，忌吸烟，忌食刺激性食物。对睡眠不佳或情绪烦躁者可应用地西泮（安定剂）或镇静助眠药。

第三节　胸　　痛

胸痛即胸部的疼痛，在胸腔的主要器官有肺脏、心脏、食管和大动脉等，胸痛主要为这些胸腔里面器官的疾病所引起，但也有部分是胸部神经所引起的疼痛。

一、病因与发病机制

胸痛一般由胸部疾病包括胸壁疾病引起。引起胸痛的病因可轻可重，胸痛剧烈程度不一定与病情轻重相平行。因此，发生胸痛时，根据对胸痛部位、性质、伴随症状和影响胸痛的因素的观察来判断引起胸痛的病因尤为重要。

1. 炎症　如皮炎、非化脓性肋软骨炎、带状疱疹、肌炎、流行性肌痛、胸膜炎、心包炎、纵隔炎、食管炎。

2. 内脏缺血　如心绞痛、急性心肌梗死、心肌病、肺梗死。

3. 肿瘤　包括原发性肺癌、纵隔肿瘤、骨髓瘤、白血病的压迫和浸润。

4. 其他原因　如自发性气胸、胸主动脉瘤、过度换气综合征、外伤以及心脏神经症等。

二、问诊的要点

1. 发病年龄与病史　青壮年胸痛，应注意结核性胸膜炎、自发性气胸、心肌炎、心肌病；40岁以上者应多考虑心绞痛、心肌梗死与肺癌等。此外，尚需问及既往有无心脏病、高血压、动脉硬化病史，有无肺及胸膜疾病史和胸部手术史，有无大量吸烟史等。

2. 胸痛的部位　胸壁疾病所致的胸痛常固定于病变部位，局部常有压痛；胸壁皮肤炎症在罹患处皮肤伴有红、肿、热等改变。带状疱疹是成簇的水疱沿一侧肋间神经分布伴胸痛，疱疹不超过体表正中线。非化脓性肋软骨炎多侵犯第1、2肋软骨，患部隆起，但局部皮肤正常，有压痛。心绞痛与急性心肌梗死的疼痛常位于胸骨后或心前区，疼痛常牵涉至左肩背、左臂内侧达无名指及小指。食管、膈和纵隔肿瘤的疼痛也位于胸骨后，常伴进食或吞咽时加重。自发性气胸、急性胸膜炎和肺梗死的胸痛多位于患侧的腋前线及腋中线附近。

3. 胸痛的性质　带状疱疹呈阵发性的灼痛或刺痛；肌痛常呈酸痛；骨痛呈刺痛；食管炎常呈灼痛或灼热感。心绞痛常呈压榨样痛，可伴有窒息感。心肌梗死则疼痛更为剧烈并有恐惧、濒死感。干性胸膜炎常呈尖锐刺痛或撕裂痛,伴呼吸时加重,屏气时消失。肺梗死为突然剧烈刺痛或绞痛,常伴有呼吸困难与发绀。

4. 胸痛持续时间 平滑肌痉挛或血管狭窄缺血所致疼痛为阵发性,如心绞痛发作时间短暂,而心肌梗死疼痛持续时间长且不易缓解。炎症、肿瘤、栓塞或梗死所致疼痛呈持续性。

5. 胸痛的诱因与缓解因素 心绞痛常因劳累、体力活动或精神紧张而诱发,含服硝酸甘油可迅速缓解,而对心肌梗死的胸痛则无效。心脏神经症的胸痛在体力活动后反而减轻。胸膜炎、自发性气胸的胸痛则可因深呼吸与咳嗽而加剧。胸壁疾病所致的胸痛常于局部压迫或胸廓活动时加剧。食管疾病的胸骨后疼痛常于吞咽食物时出现或加剧。反流性食管炎的胸骨后烧灼痛,在服用抗酸剂后减轻或消失。

6. 注意 有无伴随症状。

三、伴随症状与临床意义

1. 伴咳嗽 气管、支气管、胸膜疾病所致的胸痛常伴有咳嗽。

2. 伴吞咽困难 见于食管疾病,如食管炎、食管裂孔疝、食管肿瘤引起的胸痛。

3. 伴咯血 肺结核、肺梗死、支气管扩张症、原发性肺癌的胸痛常伴有咯血。

4. 伴呼吸困难 大叶性肺炎、自发性气胸、渗出性胸膜炎、过度换气综合征等引起的胸痛常伴有呼吸困难。

5. 伴冷汗、面色苍白 胸痛、心前区剧痛伴有血压下降、面色苍白、冷汗、四肢发凉等休克症状,可见于心肌梗死。

6. 伴发热 胸痛伴发热、咳嗽,伴有相应的胸部体征,可见于大叶性肺炎、结核性胸膜炎、脓胸等。胸痛、心前区疼痛,伴有发热、出冷汗和疲乏,出现呼吸困难及咳嗽,可见于心包炎。

7. 伴胸闷、心悸 胸痛伴有胸闷、心悸,与此同时或在此之前,出现发热、身体酸痛、咽痛、腹泻等症状,可见于急性心肌炎。

四、胸痛的处理原则

首先要快速排除最危险、最紧急的疾病,如急性心肌梗死、主动脉夹层、肺栓塞、张力性气胸等,判断病情的严重性,立即进行针对病因的治疗。其次对不能明确诊断的患者应留院观察病情演变,获取详细的病史和体征,进行有针对性的辅助检查。提高胸痛的早期识别、危险分层和紧急救治的技术能力,使患者早期诊治,早期获益。

具体处理方法:①首先判断病情的严重程度,生命体征不稳定者,立即开始治疗;②生命体征稳定的患者,应首先获取详细的病史和体征;③同时进行有针对性的辅助检查;④经以上处理能够明确病因的患者立即开始进行有针对性的病因治疗;⑤对暂时不能明确病因者,留院观察至少24h,尽量减少漏诊高危患者。

第四节 水 肿

组织间隙或体腔内过量的体液潴留称为水肿(edema),然而通常所说水肿是指组织间隙内的体液增多,体腔内体液增多则称积水(hydrops)(图8-3)。

一、病因与发病机制

1. 血管内外液体交换失衡 组织液的生成大于回流,当平均有效流体静水压等于毛细血管

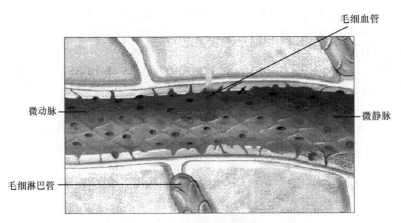

图 8-3　组织液的生成

组织液流动是决定血管和组织中组织液量的重要因素

平均血压减去组织间液的流体静水压时,促使毛细血管内的液体向组织间滤出;当有效胶体渗透压等于血浆胶体渗透压减去组织间液的胶体渗透压时,促使组织间液向毛细血管回流(图 8-4)。平均实际滤过压等于有效流体静水压减去有效胶体渗透压,在生理情况下约为20mmHg,但不引起水肿,因为淋巴回流起着非常重要的作用。水肿原因包括:

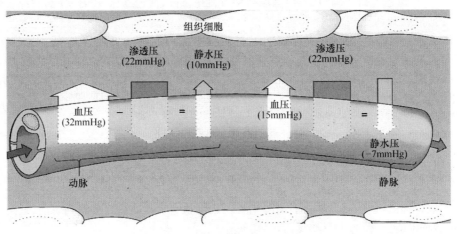

图 8-4　组织液的生成过程

虚线圈为组织细胞

　　(1)毛细血管内流体静水压升高:右心衰竭的全身性水肿、左心衰竭的肺水肿、静脉血栓的局部水肿等。

　　(2)血浆胶体渗透压降低:血浆胶体渗透压主要取决于血浆白蛋白的含量,低蛋白血症常见于肝硬化、恶性肿瘤等。

　　(3)微血管壁通透性增高:感染、烧伤、冻伤、变态反应等,血管内蛋白滤出,有效胶体渗透压下降。

　　(4)淋巴液回流受阻:如丝虫病引起的下肢和阴囊的慢性水肿,称为象皮肿。

　　2. 机体内外液体交换失衡　水钠潴留指正常人体水和钠的摄入与排出的动态平衡,主要是在神经-体液的调节下,通过肾的滤过和重吸收功能来调节的。当肾功能紊乱时,水钠在体内潴留,造成细胞外液总量增多。过多的组织间液不能清除而积聚到一定程度时,就出现水肿。

（1）肾小球滤过率下降

1）广泛肾小球病变：如急性和慢性肾小球肾炎，有效滤过面积减少，滤过率下降。

2）肾血流量减少：如充血性心力衰竭，肝硬化腹水形成和肾病综合征等，由于有效循环血量减少，肾血流量亦随之减少，使肾小球滤过率降低。

（2）肾小管重吸收增强

1）醛固酮增多：醛固酮能促进肾远曲小管对钠的重吸收。当有效循环血量减少时，常引起醛固酮增多，同时激活了肾素-血管紧张素系统，使血管紧张素Ⅰ和Ⅱ增多，后两者刺激肾上腺皮质球状带，使之分泌醛固酮增多。

2）抗利尿激素增多：抗利尿激素（ADH）有促进肾远曲小管和集合管重吸收水的作用。当有效循环血量或心输出量下降时，加上激活了肾素-血管紧张素系统，均可导致下丘脑-神经垂体分泌和释放 ADH 增多。

3）利钠激素（心房钠尿肽）分泌减少：当血容量或有效循环血量下降时，可引起利钠激素减少。此激素有抑制远曲小管重吸收钠的作用，故当利钠激素分泌减少时就有利于醛固酮发挥潴钠作用而致水肿发生。

4）肾内血流重新分布：如心力衰竭时有效循环血量下降，则皮质肾单位的血管收缩，较大量的血液流向重吸收钠水较强的髓旁肾单位。当出现这种肾血流重新分布时，就可能有较多的钠水被重吸收，造成水钠潴留。

5）滤过分数增高：肾小球滤过率与肾血浆流量比值的百分数称为滤过分数。当有效循环血量减少时（如充血性心力衰竭、肾病综合征等），可反射性地引起肾血管收缩，而出球小动脉收缩更明显，使肾小球滤过压增高，滤过率相对增加，则滤过分数增高，使无蛋白滤液由肾小球滤出相对增多。因此，近曲小管周围毛细血管内血液中的血浆蛋白浓度相对增高，管周毛细血管内因血流量减少而使流体静水压又下降，进而促进近曲小管对钠水的重吸收增多，导致水钠潴留。

二、常见水肿及发生机制

（一）心性水肿

左心衰竭主要引起肺水肿，右心衰竭则引起全身水肿，习惯上又称心性水肿。心性水肿最早出现在身体的下垂部位。

1. 心输出量减少　①肾血流量减少，肾小球滤过率下降使原尿生成减少；②肾血流减少通过肾素-血管紧张素系统作用使醛固酮分泌增多，肾远曲小管对钠的重吸收加强；③通过血容量感受器反射性地引起抗利尿激素分泌增多；④利钠激素和心房钠尿肽分泌减少；⑤肾血流重新分布和滤过分数增加，使肾小管对水钠重吸收增加。上述原因均引起水钠潴留。

2. 静脉回流障碍　心力衰竭时，心收缩力减弱致排血量减少，静脉回流受阻，再加之水钠潴留使血容量增多等作用，均使静脉压升高，后者又引起毛细血管流体静水压升高和淋巴回流受阻，引起组织水肿。心力衰竭患者由于胃肠道淤血和肝淤血，使蛋白质摄入减少、消化吸收障碍和血浆白蛋白合成减少，引起血浆胶体渗透压降低，进一步加重水肿。

（二）肾性水肿

最早出现在组织疏松的部位。肾炎性水肿肾小球滤过率降低；肾病性水肿主要为血浆蛋白丢失和水钠潴留。

（三）肺水肿

肺间质有过量液体积聚和（或）溢入肺泡腔内，称为肺水肿。形成原因包括：①肺毛细血管流体静水压增高;②肺泡壁毛细血管通透性增高;③血浆胶体渗透压降低。

（四）肝性水肿

主要表现为腹水,形成原因包括:①肝静脉回流受阻使肝淋巴液生成增多;②门静脉高压使肠淋巴液生成增多;③肝硬化,合成白蛋白减少;④肝灭活,ALD、ADH 降低。

（五）脑水肿

脑组织含水量过多引起脑体积增大、重量增加,称为脑水肿。脑水肿可分为:

1. 血管源性脑水肿　　见于脑外伤、肿瘤、出血、梗死、化脓性脑膜炎及铅中毒性脑病等。发病机制是脑毛细血管通透性增高,含蛋白的液体进入脑组织间隙所致。特点是脑白质的细胞间隙有大量液体积聚,灰质无此变化,主要出现血管和神经元周围胶质成分的肿胀。

2. 细胞中毒性脑水肿　　主要原因有脑严重缺氧、中毒、感染、急性低钠血症（水中毒）等。其发病机制是上述原因使 ATP 生成减少、细胞膜钠泵功能障碍,细胞内钠离子增多,水分进入细胞,造成过量水钠在脑细胞内积聚。这类脑水肿特点是脑神经细胞、神经胶质细胞、毛细血管内皮细胞的细胞内液含量增多。

脑水肿时,脑体积和重量增大,脑回宽而扁平,脑沟变窄。由于脑体积增大,而颅腔又不能扩张,因此临床上常有颅内压增高综合征出现,如剧烈头痛、呕吐、血压升高、视盘水肿、意识障碍等,严重时可出现脑疝。

3. 脑积水　　脑脊液循环障碍可引起脑室积水。当肿瘤、炎症或胶质细胞增生堵塞了导水管或脑室孔道时,脑脊液在脑室内积聚,可引起脑室扩张和相应脑室周围白质的间质性水肿,脑组织可受压而萎缩变薄。

三、问诊的要点

1. 现病史

（1）年龄、性别、病程。

（2）水肿发生的时间特点,有无诱因和前驱症状。首发部位和发展顺序,累及的范围,是否受体位影响。水肿发展的速度,是否为凹陷性,有无胸腔积液、腹水。

（3）伴随症状:局部表现为皮肤颜色、温度、压痛、皮疹。全身表现为有无心悸、气短、咳嗽、咳痰等心肺疾病表现;尿量、尿色有无改变,有无高血压,尿常规和肾功能异常;有无胃肠道表现,皮肤黄染和出血倾向;有无食欲不振、怕冷、反应迟钝、便秘等。

（4）诊疗经过。

（5）一般情况,尤其注意体重变化情况。

2. 其他病史

（1）既往史:有无心、肾、肝脏、内分泌疾病史,有无营养不良病史。是否接受过肾上腺皮质激素、睾酮、雌激素及其他药物治疗。有无药物过敏史。

（2）个人史。

（3）月经婚育史。

（4）家族史。

四、临 床 意 义

1. 水肿伴有肝大者　　可为心源性、肝源性与营养不良性,而同时有颈静脉怒张者为心源性。

2. 水肿伴有重度蛋白尿　为肾源性,而轻度蛋白尿也可见于心源性。

3. 水肿伴有呼吸困难与发绀者　提示由于心脏病、上腔静脉阻塞综合征等所致。

4. 水肿与月经周期有明显关系者　可见于经前期紧张综合征。

5. 水肿伴有消瘦、体重减轻者　可见于营养不良。

五、治 疗 原 则

1. 病因治疗　水肿发生的原因多而且复杂,在治疗过程中,针对不同的病因,进行针对性的治疗。

2. 对症治疗　水肿不是一种独立的疾病,而是某种疾病的一个症状,往往同时还会有其他伴随症状出现,所以医生在对病因进行治疗的同时,也会根据不同的情况,采取对症治疗的方针。

第九章 呼吸系统

呼吸系统的功能是吸入新鲜空气,通过肺泡内的气体交换,使血液得到氧并排出二氧化碳,从而维持正常人体的新陈代谢(图 9-1)。

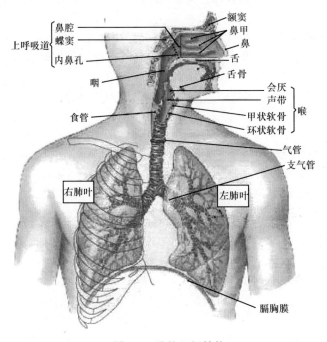

图 9-1 肺的组织结构

第一节 呼吸系统生理

人体在生命活动过程中,需要不断地从外界环境获取 O_2,并排出 CO_2,这种机体与环境之间的气体交换称为呼吸(图 9-2)。呼吸(respiration)的意义在于维持机体内环境中 O_2 和 CO_2 含量的相对稳定,以保证组织细胞新陈代谢和生理功能的正常进行。

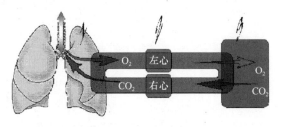

图 9-2 呼吸过程

呼吸的全过程由 3 个同时进行而又相互衔接的环节构成:①外呼吸,指外界环境与机体肺部血液之间的气体交换,包括肺通气和肺换气;②气体在血液中的运输,包括 O_2 从肺部到组织和 CO_2 从组织到肺部之间的血液运输;③组织换气或内呼吸,指组织毛细血管血液与组织细胞之间的气体交换。

一、功 能 器 官

1. 肺　是最主要的呼吸器官,它位于胸腔内,左右各一个,是进行气体交换的场所。肺主要由反复分支的支气管及其最小分支末端膨大形成的肺泡共同构成,肺泡是人体与外界不断进行气体交换的主要部位,数目很多,外面缠绕着丰富的毛细血管和弹性纤维。肺泡壁和毛细血管壁都很薄,各由一层上皮细胞组成,这些都有利于进行气体交换。气体进入肺泡内,在此与肺泡周围的毛细血管内的血液进行气体交换。吸入空气中的氧气,透过肺泡进入毛细血管,通过血液循环输送到全身各个器官组织,供给各器官氧化过程的所需,各器官组织产生的代谢产物,如 CO_2 再经过血液循环运送到肺,然后经呼吸道呼出体外。通过肺泡内的气体交换,血液由含 O_2 少而 CO_2 多的静脉血变成含 O_2 多而 CO_2 少的动脉血。

2. 鼻　是气体进出的门户,也是嗅觉器官,包括外鼻、鼻腔和开口于鼻腔的鼻旁窦三部分。鼻旁窦与鼻腔的黏膜相连续,故鼻腔黏膜感染时,易波及鼻旁窦,引起鼻窦炎。鼻旁窦参与湿润和加温吸入的空气,并起发音共鸣的作用。前部分有可以阻挡空气中灰尘的鼻毛;鼻腔内表面的黏膜可以分泌黏液,能使吸入的空气清洁并变得湿润;黏膜中还分布着丰富的毛细血管,可以温暖空气。鼻腔对吸入的空气起到了清洁、温暖、湿润的作用。

3. 喉　是上呼吸道的组成部分,又是发音器官,喉上方接咽,下与气管相连。喉由作为支架的软骨和连接软骨的韧带及肌肉共同构成。喉腔黏膜下层结缔组织比较疏松,急性发炎时易引起水肿,造成呼吸困难甚至窒息,可危及生命。

4. 气管及支气管　气管位于颈前正中,食管之前,向上与喉的环状软骨相连,向下进入胸腔,在平胸骨角的高度分为左、右支气管。支气管经肺门进入左右肺。气管内衬有黏膜,其上皮为假复层柱状纤毛上皮,夹有杯状细胞,纤毛细胞顶部的纤毛平时向咽部颤动,以清除灰尘和异物,使空气保持清洁,杯状细胞是具有分泌蛋白质特点的细胞。

血液的气体运输就是将肺吸入的 O_2 经动脉血运送到全身各组织细胞,又将各组织细胞所产生的 CO_2 运送到肺部。因此,血液的气体运输包括 O_2 的运输和 CO_2 的运输两大功能。

5. 胸膜　是平滑光泽的浆膜,覆盖在肺表面的部分,称为胸膜脏层;覆盖在胸壁内面和膈肌上面等处的部分,称为胸膜壁层。脏、壁层间的狭窄间隙叫作胸膜腔,腔内含有极少量液体,以减少呼吸运动时两层胸膜之间的摩擦。胸部两侧的胸膜腔互不相通。

6. 纵隔　是夹在两侧纵隔胸膜之间的器官及结缔组织总称。纵隔上部主要含有胸腺、上腔静脉、主动脉弓及其分支、气管、食管、胸导管和迷走神经、膈神经等。纵隔中部主要有心包、心脏。后纵隔则包含有胸主动脉、奇静脉、主支气管、食管、胸导管等器官组织。

二、肺 通 气

肺通气(pulmonary ventilation)指肺泡与外界环境之间进行气体交换的过程。实现肺通气的结构有呼吸道、肺泡、胸廓和胸膜腔等。气体进出肺泡取决于两方面因素的相互作用,推动气体流动的动力和阻止气体流动的阻力,动力必须克服阻力才能实现肺通气。

1. 肺通气的动力

(1) 肺通气的直接动力和原动力:气体进出肺泡,与大气和肺泡气之间的压力差有关。气体总是从气压高处向气压低处扩散。当肺内压低于大气压时,气体进入肺泡;反之,肺内压高于大气压时,气体从肺泡流向外界大气中。所以,气体进出肺泡的直接动力是大气压与肺内压之差。

在呼吸过程中,大气压通常是相对恒定的,而肺内压可随肺容积的变化而变化。肺位于胸腔内,本身无主动舒张和收缩的能力。肺容积的变化是由胸廓的扩大和缩小引起的,而胸廓的扩大和缩小又是由呼吸肌的收缩和舒张完成的。可见,呼吸肌的舒缩活动是肺通气的原动力。

(2)呼吸运动形式:由呼吸肌收缩和舒张引起的胸廓节律性扩大和缩小,以及腹壁的起伏称为呼吸运动(respiratory movement)。它包括吸气运动和呼气运动。在不同生理状态下,人体的呼吸运动可以有不同的形式。

人体在安静状态下,平稳而均匀的呼吸运动称为平静呼吸(eupnea)。正常成人平静呼吸为12～18次/分,主要由吸气肌节律性收缩和舒张而形成。平静吸气时,膈肌收缩,膈顶下降,可使胸廓上下径增大;而肋间外肌收缩,肋骨上举并外展,胸骨也随之上举和前移,可使胸廓前后径和左右径增大。因此,膈肌和肋间外肌的收缩能使胸廓容积扩大,肺容积也随之扩大;此时,肺内压低于大气压,于是形成吸气。吸气运动需要肌肉收缩做功,因此吸气是主动过程。平静呼气时,膈肌和肋间外肌舒张,膈顶、肋骨及胸骨复位,使胸廓及肺的容积也趋于恢复;此时,肺内压高于大气压,于是发生呼气。呼气运动不需要肌肉收缩做功,因此呼气是被动过程。

人在劳动或运动时,呼吸运动加深加快,发生用力呼吸(labored breathing)或深呼吸(deep breathing)。用力吸气时,除膈肌和肋间外肌收缩外,胸锁乳突肌、胸大肌等辅助吸气肌也收缩,使胸廓和肺容积进一步扩大,因而能吸入更多的气体;用力呼气时,除吸气肌群舒张外,肋间内肌和腹肌等呼气肌也收缩,使胸廓和肺容积进一步缩小,所以能呼出更多的气体。用力呼吸时,吸气和呼气都是主动过程。

如前所述,呼吸运动包括膈运动和胸廓运动。膈运动时,由于腹腔内脏器的位移,可造成腹部起伏,以膈运动为主的呼吸称为腹式呼吸(abdominal breathing);而胸廓运动时主要表现为胸部的起伏,所以,以胸廓运动为主的呼吸称为胸式呼吸(thoracic breathing)。不论正常人体处于平静呼吸或是用力呼吸,其呼吸运动均表现为胸腹式混合呼吸。但是,婴儿因其胸廓不发达,或胸膜炎、胸腔积液的患者胸廓活动受限,故以腹式呼吸为主;妊娠后期的妇女、腹腔巨大肿块患者、腹水患者则以胸式呼吸为主。

(3)呼吸周期中肺内压和胸膜腔内压的变化

1)肺内压(intrapulmonary pressure):是指肺泡内的压力。肺内压在呼吸周期中可发生规律性变化。平静吸气初,由于胸廓扩大,肺容积也增大,因此,肺内压逐渐降低,可降至低于大气压1～2mmHg(0.133～0.267kPa),于是外界空气进入肺泡。吸气末胸廓停止扩张,肺内压与大气压相等,气体暂时停止流动。平静呼气初,肺容积随胸廓而缩小,肺内压逐渐升高,可升至高于大气压1～2mmHg,于是肺内气体被呼出。呼气末胸廓停止缩小,肺内压再次与大气压相等。可见,肺内压与大气压之间的压力差是肺通气的直接动力。临床上对某些呼吸暂停的患者施行人工呼吸,就是利用上述原理,通过人工的方法使胸廓被动地节律性扩大和缩小,或间断规律地向肺内正压输气,以维持肺通气。

2)胸膜腔内压:肺与胸廓在结构上互不连接,但肺能随胸廓运动而舒缩,这与胸膜腔的结构及其腔内的压力有关。胸膜腔是由胸膜脏层与胸膜壁层围成的密闭的潜在腔隙,胸膜腔内的压力称为胸膜腔内压。由于它通常低于大气压,故称为胸膜腔负压(intrapleural pressure)(简称胸内负压)。正由于此胸内负压,加之胸膜腔内存在少量浆液,才使得胸膜脏层与壁层紧紧地贴在一起。所以,肺能随胸廓运动而舒缩,吸气和呼气时肺内压、胸膜腔内压及呼吸气容积会发生变化。

人体在生长发育过程中,由于胸廓的生长速度比肺快,因此胸廓的自然容积大于肺的自然容积;而且肺位于胸廓内,由于肺比胸廓更容易变形,所以人出生后的肺始终处于扩张状态。处于扩张状态的肺有向其自然容积回缩的趋势,即存在肺回缩力。胸膜腔内压主要受肺回缩力的影响;同时,胸膜腔内压也受肺内压的影响。由肺回缩力引起的肺回缩压使肺缩小,而肺内压则使肺扩张,两者作用方向相反,因此:胸膜腔内压=肺内压-肺回缩压。在呼气末或吸气末,气流停止,此时肺内压等于大气压,上式可改写为:胸膜腔内压=大气压-肺回缩压。若大气压以 0计算,则:胸膜腔内压=-肺回缩压。

因此,胸内负压主要由肺回缩压所造成。肺泡扩张程度越大,则肺回缩压越大,胸内负压也越大,即越负。平静吸气末胸膜腔内压为$-10\sim-5mmHg(-1.33\sim-0.67kPa)$;而平静呼气末胸膜腔内压则为$-5\sim-3mmHg(-0.67\sim-0.40kPa)$。但在上呼吸道阻塞或剧烈咳嗽而用力呼气时,胸膜腔内压可变为正压。

胸膜腔负压的生理意义在于:①维持肺泡的扩张状态,并使肺能够随胸廓运动而张缩;②有利于扩张胸腔内的腔静脉和胸导管,促进静脉血和淋巴液回流。如果胸膜破裂,气体进入胸膜腔内,则形成气胸。发生气胸时,胸内负压减小或消失,可造成肺不张,严重时不仅影响呼吸功能,也影响循环功能,甚至危及生命。

2. 肺通气的阻力　有弹性阻力和非弹性阻力两类,前者包括肺弹性阻力和胸廓弹性阻力,是平静呼吸时的主要阻力,约占肺通气总阻力的 70%;后者包括气道阻力、惯性阻力和黏滞阻力,约占总阻力的 30%,其中以气道阻力为主。

(1) 弹性阻力(elastic resistance):弹性组织在受外力作用发生形变时,具有对抗形变或回位的力称为弹性阻力。弹性阻力的大小一般用顺应性来度量,顺应性(compliance)是指弹性组织扩张的难易程度,容易扩张即顺应性大,不易扩张则顺应性小。弹性阻力小则容易扩张,弹性阻力大则不易扩张,顺应性与弹性阻力呈反变关系。

1)肺弹性阻力:主要来自两个方面:一是肺泡表面液体层形成的肺泡表面张力,约占肺弹性阻力的 2/3;二是肺弹性纤维的弹性回缩力,约占肺弹性阻力的 1/3。

2)胸廓弹性阻力:主要来自弹性成分。与肺弹性阻力相比,胸廓弹性阻力有其特殊性。在平静吸气末,胸廓处于其自然位置,此时肺容量约为肺总量的 67%,胸廓回位力为零,即不表现有弹性阻力。当肺容量大于肺总容量的 67%时,胸廓弹性阻力向内,成为吸气的阻力、呼气的动力;而当肺容量小于肺总容量的 67%时,胸廓小于其自然位置,胸廓弹性阻力向外,成为吸气的动力、呼气的阻力。可见判断胸廓弹性阻力究竟是肺通气的阻力还是动力,应该根据胸廓的大小或位置而定。

(2) 非弹性阻力(non-elastic resistance):主要来源于气道阻力,气道阻力是指气体通过呼吸道时,气体分子之间以及气体分子与气道之间产生的摩擦力。影响气道阻力的因素有呼吸道口径、长度、气流速度和气流形式等。其中,气道口径最为重要。当气流为层流时,气道阻力与气道半径的 4 次方成反比。可见气道口径变小,气道阻力将明显增大。虽然气道阻力仅占通气总阻力的 1/3 左右,但它是临床上发生通气障碍最常见的原因之一。

健康人平静呼吸时,管径大于 2mm 的大气道,特别是主支气管以上气道(鼻、咽喉、气管),由于总横截面积小,气流速度快,因而是产生气道阻力的主要部位。管径小于 2mm 的小气管,总横截面积约为大气道的 30 倍,气流速度慢,因而产生的阻力小,约占总气道阻力的 10%。但当小气道平滑肌收缩时,小气道的阻力可成为重要的气道阻力来源。小气道平滑肌受到交感神经和副交感神经双重支配,交感神经兴奋时,平滑肌舒张,气道口径增大,气道阻力减少;而副交感神经兴奋时,平滑肌收缩,气道口径减小,气道阻力增大。一些体液因素也可影响气道平滑肌的收缩,如儿茶酚胺能使平滑肌舒张,临床上对支气管哮喘的患者,可用拟交感神经药来解除支气管平滑肌痉挛而缓解症状。相反,5-羟色胺、组胺、前列腺素 $F_{2a}(PGF_{2a})$、缓激肽等则可引起气道平滑肌收缩,增加气道阻力。

三、肺换气和组织换气

（一）气体交换的原理

呼吸气体的交换包括肺换气和组织换气。不论是肺换气还是组织换气，都是以气体扩散的方式进行的。各种气体无论处于气体状态还是溶解状态，气体分子总是从压力高处向压力低处移动，直至两处压力相等。气体扩散的动力是气体的分压差，分压差越大，气体扩散速率越快。气体扩散的条件是呼吸膜和细胞膜对气体分子的通透性。

1. 气体分压及分压差　气体分压（partial gas pressure）是指混合气体或溶解气体的液体中，每种气体分子运动单独产生的张力。某种气体分压等于混合气体或溶解气体的液体的总压力乘以该气体各自的容积百分比。例如，大气的总压力为 760mmHg（101.3kPa），O_2 的容积百分比约为 21%，则 O_2 的分压（PO_2）为 760mmHg×21%≈159mmHg（21.2kPa）。气体的分压差是指两个相邻区域之间某种气体分压的差值，如肺泡气和肺毛细血管血液之间的 O_2 分压差和 CO_2 分压差等。

气体分子不断地溶解于液体，而液体中的气体分子不断从液体中逸出。溶解的气体分子从溶液中逸出的力，称为张力。张力就是指液体中的气体分压。肺泡气、血液和组织中的气体分压（张力）各不相同。

2. 气体的扩散速率　单位时间内气体扩散的容积称为气体扩散速率。气体扩散速率除受分压差影响外，还受该气体溶解度和相对分子质量影响。

（二）肺换气

1. 肺换气过程　肺换气是指肺泡气与肺泡毛细血管血液之间的气体交换过程。肺泡气的 PO_2 104mmHg（13.9kPa）大于静脉血的 PO_2 40mmHg（5.3kPa），而肺泡的 PCO_2 40mmHg（5.3kPa）则小于静脉血的 PCO_2 46mmHg（6.1kPa）。所以，当静脉血流经肺泡毛细血管时，在分压差的推动下，O_2 由肺泡扩散入血液，CO_2 则由静脉扩散入肺泡，从而完成肺换气过程，肺换气的结果使静脉血变成动脉血。

2. 影响肺换气的主要因素

（1）气体扩散速率：凡能影响气体扩散速率的因素，如前所述，气体的分压差、溶解度和相对分子质量平方根等都能影响肺换气。由于 CO_2 的扩散速率较 O_2 高，所以临床上缺 O_2 比 CO_2 潴留更为常见。

（2）呼吸膜的厚度和面积：正常呼吸膜总厚度不到 1μm，气体分子极易透过此膜而进行扩散。气体扩散量与呼吸膜的厚度成反比，与呼吸膜的面积成正比。但在病理情况下，如肺纤维化、肺水肿等，由于呼吸膜增厚，即扩散距离加大，因而气体扩散速率降低，气体扩散量减少。正常成年人肺的总扩散面积约有 70m²，安静状态下，呼吸膜的扩散面积约有 40m²，因此有相当大的储备面积。运动时，肺毛细血管开放数量和开放程度增加，扩散面积也增大。肺不张、肺实变、肺气肿或肺毛细血管阻塞均可使呼吸面积减少，肺换气减少。

（3）通气/血流值（ventilation/perfusion ratio，简称 V/Q 值）：是指肺泡通气量与肺血流量的比值。正常成年人安静时，肺泡通气量约为 4.2L，而肺血流量相当于心输出量，约为 5L，因此 V/Q 值＝4.2/5.0＝0.84。只有当肺泡通气量与肺血流量相匹配时，才能实现高效率的肺换气。V/Q 值＝0.84 时，静脉血流过肺毛细血管，全部变为动脉血，肺换气的效率最高。如果 V/Q 值增大，意味着肺泡通气过度或肺血流量不足，此时有部分肺泡气未能与血液实现换气，致使肺泡无效腔增大，如部分肺血管栓塞者。反之，如果 V/Q 值减小，则意味着通气不足或血流过剩，同样使部分静脉血得不到充分的气体交换,犹如发生了功能性动-静脉短路,可见于哮喘发作者。因此,V/Q 值增大或减小,均将降低肺换气效率,导致机体缺 O_2 或 CO_2 潴留。

(三)组织换气

组织换气是指细胞与组织毛细血管血液之间气体交换的过程。在组织内,细胞因新陈代谢而不断消耗 O_2 并产生 CO_2,造成组织内 PO_2 30mmHg(3.9kPa)明显低于动脉血 PO_2 100mmHg(13.3kPa),而 PCO_2 50mmHg(6.7kPa)高于动脉血 PCO_2 40mmHg(5.3kPa)。因此,当动脉血流经组织毛细血管时,O_2 顺着分压差由血液向组织细胞扩散,而 CO_2 则由细胞向血液扩散。组织换气的结果使动脉血变成静脉血。

影响组织换气的因素主要有组织细胞代谢及血液供应情况两个方面。当组织细胞代谢活动增强时,一方面由于 O_2 消耗量和 CO_2 产生量增多,组织细胞与血液之间的 O_2 及 CO_2 分压差增大,因而气体交换增多;另一方面局部代谢产物增多则能使毛细血管大量开放,血流量增多,也将有利于气体交换。

四、气体在血液中的运输

O_2 和 CO_2 在血液中的运输形式有两种,即物理溶解和化学结合。物理溶解的量较少,但是很重要,因为气体交换时,进入血液的 O_2 和 CO_2 都必须先溶解于血液中,以提高其分压,而后才能发生化学结合;O_2 和 CO_2 从血液释放时,结合的气体解离后,也必须先溶解于血液中,然后再逸出血液。气体在血液中的运输,是实现肺换气和组织换气的重要中间环节。

1. 氧的运输 在动脉血中,溶解状态的 O_2 约占血液 O_2 总含量的 1.5%,而进入红细胞与血红蛋白结合运输的 O_2 约占 98.5%。因此,O_2 的运输以化学结合为主。

2. 二氧化碳的运输 血液中物理溶解的 CO_2 约占 CO_2 总运输量的 5%,化学结合的占 95%。化学结合的形式主要是碳酸氢盐和氨基甲酸血红蛋白两种,其中前者约占 CO_2 总运输量的 88%,后者占 7%。

五、呼吸运动的调节

呼吸运动是一种自主性的节律活动,其深度和频率可随机体内外环境的改变而发生变化,以适应机体代谢水平变化的需要。此外,呼吸运动也受大脑意识控制,在某些特殊情况下,如吞咽、说话、排便、潜水时,可暂时屏住呼吸,以保证这些活动的正常进行。根据机体调节方式的不同,呼吸运动有自主性呼吸和随意性呼吸两种。

(一)呼吸中枢与呼吸节律的形成

1. 呼吸中枢(respiratory center) 是指中枢神经系统内产生和调节呼吸运动的神经细胞群。正常的呼吸运动是在各级呼吸中枢的相互配合、相互制约和各种外周传入冲动的调节下完成的。动物实验表明,在脊髓与延髓之间离断时,呼吸运动立即停止,说明产生节律性呼吸运动的中枢不在脊髓,脊髓只是联系脊髓以上脑区与呼吸肌之间的中继站和整合某些呼吸反射的初级中枢。

2. 呼吸节律的形成 自主呼吸节律的形成机制至今尚未完全阐明,目前被多数学者接受的是局部神经元回路反馈控制假说。假说认为在延髓背外侧呼吸组有中枢吸气活动发生器,它能自发地兴奋,产生吸气;延髓中还存在出多种神经元组成的吸气切断机制,后者兴奋时能反过来切断吸气而发生呼气。吸气活动发生器主要通过以下 3 条途径来兴奋吸气切断机制的活动:

①兴奋脊髓吸气运动神经元而引起吸气,吸气时肺扩张,再通过肺牵张反射而兴奋吸气切断机制;②兴奋脑桥呼吸调整中枢,转而加强吸气切断机制的活动;③直接兴奋吸气切断机制的神经元。当吸气切断机制被激活后,它能够负反馈地抑制中枢吸气活动发生器,抑制吸气,使吸气转为呼气。

(二) 呼吸的反射性调节

凡来自呼吸器官本身活动改变和血液中化学成分改变的刺激,都能反射性地影响呼吸运动。

1. 肺牵张反射　由肺的扩张或缩小引起的反射性呼吸变化,称为肺牵张反射(pulmonary stretch reflex)。它包括肺扩张反射和肺缩小反射两种。

2. 化学感受性呼吸反射　化学感受器:血液中某些化学物质通过刺激化学感受器,可以反射性地调节呼吸运动。根据感受器分布的部位不同,有外周化学感受器和中枢化学感受器两种。

第二节　急性支气管炎

急性支气管炎是指气管、支气管黏膜及其周围组织的非特异性炎症。

一、病因和发病机制

(一) 病因

1. 感染　包括病毒感染和细菌感染。常见的病毒有呼吸道合胞病毒、腺病毒、鼻病毒、流感病毒及副流感病毒等;常见的细菌有肺炎球菌、流感嗜血杆菌、链球菌和葡萄球菌等。患者常在病毒感染的基础上继发细菌感染。

2. 理化因素　刺激如寒冷空气刺激、吸入一些刺激性的气体或烟雾、粉尘颗粒等。

3. 过敏反应　如对花粉、尘螨、真菌孢子等物质过敏等。

(二) 发病机制

急性支气管炎表现为气管、支气管黏膜充血、水肿,纤毛细胞损伤脱落,黏膜腺体肥大,分泌物增加,并有淋巴细胞和中性粒细胞浸润。若细菌感染,分泌物可呈黏液脓性。炎症消退后黏膜的结构和功能可恢复正常。

急性支气管炎起病较急,常先有急性上呼吸道感染症状。当炎症累及气管、支气管黏膜,则出现咳嗽、咳痰,先为干咳或少量黏液性痰,后可转为黏液脓性,痰量增多,咳嗽加剧,偶可痰中带血。如支气管发生痉挛,可出现程度不等的气促,伴胸骨后发紧感。查体示两肺呼吸音粗糙,可有散在干、湿啰音,啰音部位常不固定,咳痰后可减少或消失。全身症状一般较轻,可有发热,38℃左右,多于3～5天降至正常。咳嗽和咳痰可延续2～3周才消失,如迁延不愈,日久可演变为慢性支气管炎。

二、临床表现

急性支气管炎起病可急可缓。大多先有上呼吸道感染症状,主要症状为长期咳嗽、咳痰,初起为干咳,2～3天后逐渐有痰,每年发作持续3个月,连续2年或以上,并能排除其他疾病而反复发作。婴幼儿常有发热,可伴呕吐、腹泻等消化道症状,年长儿可有头痛、胸、全身不适、疲乏无力等症状,热型不定,常为低热,重者可高达 38～39℃,2～4 天可退。

急性支气管炎的体征随病程不同而异,可见咽部充血,呼吸增快,肺部叩诊正常,听诊呼吸音粗糙,或有不固定的散在的干、湿啰音,啰音多变,常在咳嗽后或体位改变时减少甚至消失。一般无气促、发绀。

三、辅助检查

急性支气管炎的诊断并不困难,通常根据症状、体征、X 线表现、血常规检查即可作出临床诊断。

1. 病原学诊断　可将下呼吸道分泌物送检流感病毒、肺炎支原体和百日咳杆菌等,由于这些病原检查耗费较高,对轻、中度患者的常规检查并无必要。对重症、继发细菌感染则应积极做细菌学检查和药物敏感试验,指导临床正确选用抗菌药物。

2. 实验室检查　①外周血象:多数病例的白细胞计数和分类无明显改变,细菌感染严重时白细胞总数和中性粒细胞可增多。②痰液检查:痰液涂片和培养可发现致病菌。

3. 其他辅助检查　胸部 X 线多数表现为肺纹理增粗,少数病例无异常表现。

四、诊断和鉴别诊断

1. 诊断　根据病史、咳嗽、咳痰以及两肺散在的干、湿啰音,结合血象和 X 线检查,可作出临床诊断;痰培养或病毒分离有助于病因学的诊断。

2. 鉴别诊断　①急性上呼吸道感染:以鼻咽部症状为主,咳嗽较轻,缺乏肺部体征等。②流行性感冒:急性起病,群体发病,以发热、头痛、乏力、全身酸痛不适等全身症状为主,结合流行情况以及咽部病毒分离或血清抗体的检查。③其他疾病:如支气管肺炎、肺结核、肺癌、肺脓肿、麻疹、百日咳等疾病可有急性支气管炎的症状,结合病史、体征及实验室检查等。

五、治疗和预防

1. 治疗　①适当休息,多饮热水。②对症治疗。③控制感染,良好的护理和仔细的观察有助于早期诊断、早期治疗,防止并发症的发生。

2. 预防　急性支气管炎容易因上呼吸道感染而复发或恶化,甚至容易引发肺炎,因此要积极预防并及时治疗上呼吸道感染,流感病毒疫苗对预防上呼吸道感染有一定作用。同时应进行锻炼和冷水洗脸,避免刺激性气体对呼吸道的影响,避免空气直入气管。

第三节　阻塞性肺气肿

肺气肿(pulmonary emphysema)是指终末细支气管远端(呼吸性细支气管、肺泡管、肺泡囊和肺泡)的气道弹性减退,过度膨胀、充气和肺容积增大或同时伴有气道壁破坏的病理状态。按其发病原因,肺气肿有如下几种类型:

1. 老年性肺气肿　由于老年肺组织生理性退行性改变所引起。

2. 代偿性肺气肿　由于部分肺组织失去呼吸功能(如肺萎陷或肺叶切除术后或胸廓畸形等),致使健康的肺组织代偿性膨胀而发生。

3. 间质性肺气肿　由于肺泡壁及呼吸性细支气管破裂,气体逸入肺间质产生,严格讲不属于肺气肿范畴。

4. 灶性肺气肿　由于吸入粉尘,特别是煤尘沉着于呼吸性细支气管壁而引起纤维组织增生和收缩,致使管腔扩大而产生。

5. 旁间隔性肺气肿　由于肺小叶间隔纤维组织附近的肺泡过度扩张充气或破裂融合,形成肺气肿泡,其破裂后可引起自发性气胸;α_1-抗胰蛋白酶(α_1-AT)缺乏性肺气肿,由于遗传因素引起,先天性血清 α_1-抗胰蛋白酶缺乏,不能防止肺组织遭受白细胞和巨噬细胞产生的蛋白溶解酶破坏,可诱发肺气肿,在国内少见。

6. 阻塞性肺气肿　由慢性支气管炎或其他逐渐引起的细支气管狭窄,终末细支气管远端气腔过度充气,并伴有气腔壁膨胀、破裂而产生,临床上多为慢性支气管炎的常见并发症,主要病因是吸烟。

一、病因和发病机制

(一)阻塞性肺气肿病因

1. 吸烟　纸烟含有多种有害成分,如焦油、尼古丁和一氧化碳等。吸烟者黏液腺岩藻糖及神经氨酸含量增多,可抑制支气管黏膜纤毛活动,反射性地引起支气管痉挛,减弱肺泡巨噬细胞的作用。吸烟者并发肺气肿或慢性支气管炎和死于呼吸衰竭或肺源性心脏病者远较不吸烟者为多。

2. 大气污染　尸检材料证明,在气候和经济条件相似情况下,大气污染严重地区肺气肿发病率较污染较轻地区为高。

3. 感染　呼吸道病毒和细菌感染与肺气肿的发生有一定关系。反复感染可引起支气管黏膜充血、水肿,腺体增生、肥大,分泌功能亢进,管壁增厚狭窄,引起气道阻塞。肺部感染时蛋白酶活性增高与肺气肿形成也可能有关。

4. 蛋白酶-抗蛋白酶平衡失调　体内的一些蛋白水解酶对肺组织有消化作用,而抗蛋白酶对于弹力蛋白酶等多种蛋白酶有抑制作用。

(二)肺气肿的发病机制

至今尚未完全阐明,一般认为是多种因素协同作用形成的。引起慢性支气管炎的各种因素如感染、吸烟、大气污染、职业性粉尘和有害气体的长期吸入、过敏等,均可引起阻塞性肺气肿。其发生机制可归纳如下:

1. 由于支气管的慢性炎症,使管腔狭窄,形成不完全阻塞,吸气时气体容易进入肺泡,呼气时由于胸膜腔内压增加,使气管闭塞,残留肺泡的气体增多,使肺泡充气过度。

2. 慢性炎症破坏小支气管壁软骨,失去支气管正常的支架作用,吸气时支气管舒张,气体尚能进入肺泡,但呼气时支气管过度缩小、陷闭,阻碍气体排出,肺泡内积聚多量的气体,使肺泡明显膨胀和压力升高。

3. 肺部慢性炎症,使白细胞和巨噬细胞释放的蛋白分解酶增加,损害肺组织和肺泡壁,致多个肺泡融合成肺大泡或气肿;此外,纸烟成分尚可通过细胞毒性反应和刺激有活性的细胞而使中性粒细胞释放弹性蛋白酶,巨噬细胞在体外和体内试验均证实接触纸烟烟雾后可释放一种类似弹性蛋白酶的一种酶。

4. 肺泡壁的毛细血管受压,血液供应减少,肺组织营养障碍,也引起肺泡壁弹性减退,更易促成肺气肿发生。

5. 弹性蛋白酶及其抑制因子失衡学说,认为人体内存在着弹性蛋白酶和弹性蛋白酶抑制因子(主要为 α_1-AT)。弹性蛋白酶能够分解弹力纤维,造成肺气肿病变。但在正常情况下,弹性蛋白酶抑制因子可以抑制此酶的活力,使弹性蛋白酶和其抑制因子处于平衡状态,避免肺气肿的发生。如果弹性蛋白酶增多或其抑制因子减少,造成不平衡状态,可引起肺气肿。蛋白酶-抗蛋白酶失衡的学说不能解释所有实验性和人体肺气肿中所观察的现象。如实验性酶诱导的肺气肿是全小叶型而不是小叶中央型,而后者在慢性气道阻塞的患者中是比较常见的类型。α_1-AT 缺乏性肺气肿是由于先天性遗传缺乏 α_1-AT 所致,发病年龄较轻、进展较快,国外报道较多,而国内鲜见,多由慢性炎症致中性粒细胞释放蛋白酶相对增加而形成肺气肿。

二、临床表现

1. 症状 慢性支气管炎并发肺气肿时,在原有咳嗽、咳痰等症状的基础上出现了逐渐加重的呼吸困难。最初仅在劳动、上楼或登山、爬坡时有气急;随着病变的发展,在平地活动时,甚至在静息状态时也感气急。当慢性支气管炎急性发作时,支气管分泌物增多,进一步加重通气功能障碍,有胸闷、气急加剧,严重时可出现呼吸衰竭的症状,如发绀、头痛、嗜睡、神志恍惚等。

2. 体征 早期体征不明显。随着病情的发展,可出现桶状胸,呼吸运动减弱,触诊语颤减弱或消失;叩诊呈过清音,心浊音界缩小或不易叩出,肺下界和肝浊音界下降;听诊心音遥远,呼吸音普遍减弱,呼气延长,并发感染的肺部可有湿啰音。如剑突下出现心脏搏动及其心音较心尖部位明显增强时,提示并发早期肺源性心脏病。

三、治疗原则

阻塞性肺气肿的诊断,尤其是早期诊断较不易,应结合病史、体征、胸部 X 线检查及肺功能检查综合判断。凡有逐渐加重的气急史,肺功能测验示残气总量增加,第一秒用力呼气量/用力肺活量减低,最大通气量降低,气体分布不匀,弥散功能减低,经支气管扩张剂治疗,肺功能无明显改善,诊断即可成立。

1. 目的是防止疾病发展和症状反复加重;保持肺功能;改善活动能力,提高患者的工作能力和生活质量。

2. 阻塞性肺气肿主要继发于慢性支气管炎。引起慢性支气管炎的病因极多,化学工厂应做好有害气体的处理,产生粉尘的工厂应改善操作方式,如采用湿式作业,密闭尘源,加强通风和个人防护。具体措施:①禁止吸烟。②控制职业性或环境污染,避免或防止粉尘、烟雾及有害气体吸入。③抗生素的应用:对伴有细菌感染的患者,可根据痰细菌培养及药物敏感试验或临床经验,选用有效的抗生素。常用的有 β-内酰胺类、青霉素类、头孢菌素类;大环内酯类、氨基糖苷类、喹诺酮类等。但对稳定期的患者,无须应用抗菌药物。④适当应用支气管扩张剂。⑤糖皮质激素应用。⑥祛痰药。

3. 缓解期治疗的具体内容,如①改善患者一般状况:肺气肿患者每因呼吸道感染而症状进一步加重,肺功能也更趋减损。因此提高机体抵抗力,防止感冒和下呼吸道感染至关重要,可采取耐寒锻炼、肌内注射核酸或卡介苗素等。②呼吸训练:指导患者做深而慢的腹式呼吸和缩唇呼气。③呼吸肌锻炼:肺气肿患者因肺过度充气、营养不良和缺氧等因素,对呼吸肌产生不良影响。④家庭氧疗:经过抗感染、祛痰和支气管解痉剂治疗,缓解期动脉血氧分压仍在 55mmHg (7.32kPa)以下者应进行家庭氧疗。

第十章 循环系统

循环系统由心脏和血管共同组成,血液在其中按一定的方向周而复始的流动,称为血液循环。

第一节 循环系统生理

血液循环的主要功能是完成体内的营养物质、气体和代谢产物的运输,保证机体新陈代谢的需要;机体分泌的激素或其他体液因素通过血液的运输作用于相应的靶细胞,实现机体功能活动的体液调节;机体内环境稳态的维持和血液的防御功能的实现也都依赖于血液循环。

一、心肌电生理特性

心肌细胞具有兴奋性、自律性、传导性和收缩性四大生理特性,其中,前三者都是建立在生物电活动的基础上的,因此称为电生理特性。而收缩性是以心肌的肌丝滑行为基础的机械特性。

(一)兴奋性

心肌细胞同其他可兴奋细胞一样,在有效刺激的作用下能够产生动作电位,即具有兴奋性。其兴奋性的高低也可以用阈值来衡量。

1. 影响兴奋性的因素

(1)静息电位或最大复极电位与阈电位之间的差距:在一定范围内,静息电位或最大复极电位与阈电位之间的差距越大,兴奋性越低,如静息电位或最大复极电位绝对值增大或者阈电位水平上移;而静息电位或最大复极电位与阈电位之间的差距越小,兴奋性越高,如静息电位或最大复极电位绝对值减小或者阈电位水平下移。

(2)Na^+通道的状态:Na^+通道具有激活、失活和备用三种状态,Na^+通道的激活是快反应细胞兴奋产生的前提。Na^+通道所处的状态取决于当时的膜电位以及动作电位的时间进程。当膜电位处于静息电位时,Na^+通道处于备用状态。此时 Na^+ 通道具有双重特性:一方面它是关闭的,另一方面当膜电位去极化达到阈电位水平时它可被激活,从而开放,导致 Na^+ 大量内流。Na^+通道激活后便迅速失活,Na^+通道关闭,Na^+内流停止。处于失活状态的 Na^+ 通道不能被再次激活,直到膜电位恢复到静息水平时,Na^+ 通道才能重新恢复到备用状态,此过程称为复活。可见,静息电位水平是决定 Na^+ 通道处于复活到备用状态的关键,而 Na^+ 通道是否处于备用状态又是心肌细胞能否接受刺激产生动作电位的关键。Na^+ 通道在不同状态下对刺激的反应不同,即膜的兴奋性不同。

2. 心肌兴奋过程中兴奋性的周期性变化 同其他可兴奋细胞一样,心肌细胞发生一次兴奋时,其兴奋性也发生一系列周期性变化,历经有效不应期、相对不应期和超常期。

(1)有效不应期:心肌细胞从 0 期去极化开始直至 3 期复极化膜电位到$-55mV$ 时,任何刺激都不能使其产生反应,即兴奋性等于零,这段时期被称为绝对不应期。从复极$-55mV$到复极至$-60mV$,足够强大的刺激可以引起局部反应,但不能产生可扩布的动作电位,故不能引起心肌的兴奋,这段短暂的时期被称为局部反应期。所以从去极化开始直到复极至－60mV的这段时间被称为有效不应期(effective refractory period),历时200～300ms。有效不应期的产生是由于 Na^+ 通道完全失活(绝对不应期)或刚开始复活(局部反应期),但还远没有达到可以被再度激活的备用状态。

(2)相对不应期:在有效不应期之后,膜电位从－60mV复极到－80mV,这段时期内给予阈刺激,心肌细胞仍然不能产生动作电位,但用阈上刺激可以产生可扩布的动作电位,这段时期被称为相对不应期(relative refractory period)。这一时期 Na^+ 通道已经逐渐复活,可以部分开放,但还未恢复到正常水平,所以 Na^+ 内流引起的动作电位的速度和幅度都小于正常。

(3)超常期:膜电位由－80mV到－90mV这段时间, Na^+ 通道已经基本复活到备用状态,由于此时膜电位和阈电位的水平比较接近,故兴奋性高于正常状态,称为超常期(supranormal period)。在此期给予阈下刺激就可以产生动作电位,但0期去极化的速度和幅度仍低于正常。

心肌细胞的兴奋性周期性变化与心肌的收缩活动密切相关。心肌细胞的有效不应期特别长,一直持续到机械反应的舒张期开始,相当于在整个收缩期和舒张早期不能再接受刺激产生第二次收缩。这个特点使得心肌不会产生完全强直收缩,保证心肌能收缩和舒张交替进行,完成心脏的泵血功能。

3. 期前收缩和代偿性间歇　在正常情况下,整个心脏是按窦房结发出的兴奋节律进行活动的,但在某些情况下,如果在有效不应期之后,心室受到一次人工或病理状态下的额外刺激,可产生一次提前出现的收缩,称为期前收缩。期前收缩本身也存在着有效不应期,期前兴奋后紧接着窦房结的兴奋传到心室,兴奋正好落在期前收缩的有效不应期内,因此不能引起心室兴奋和收缩,形成一次"脱失",必须要等到下一次窦房结的兴奋传来才能引起心室的收缩。这样,在期前收缩之后往往出现一段较长时间的舒张期,称为代偿性间歇。

(二)自动节律性

组织、细胞在没有外来刺激的条件下,自动地发生节律性兴奋的特性,称为自动节律性,简称自律性。具有自律性的组织或细胞称为自律组织或自律细胞。衡量自律性的高低可用兴奋频率作为指标。

1. 自律细胞与心肌自律性的关系　心脏特殊传导组织大多数细胞均具有自律性,但其自律性有差别,其中窦房结细胞自律性最高(100次/分),浦肯野纤维自律性最低(25次/分),房室交界(50次/分)。在正常情况下,由于窦房结的自律性最高,所以心脏各部分都接受由窦房结传来的冲动,窦房结成为控制心脏活动的正常起搏点(pace maker),由窦房结所控制的心律称为窦性心律。其他部位的自律组织由于自律性低,受控于窦房结的节律之下,其自律性不表现出来,称潜在起搏点。在某些异常的情况下,如窦房结起搏活动障碍时,潜在起搏点可以取代窦房结成为异位起搏点,控制一部分或整个心脏的跳动,产生异位心律。

2. 影响自律性的因素

(1)最大复极电位与阈电位之间的差距:最大复极电位绝对值减小或阈电位下移,均使两者之间的差值减小,4期自动去极化达到阈电位水平所需的时间缩短,自律性增高。反之自律性降低。

(2)4期自动去极化速度:在其他因素不变的条件下,4期自动去极化速度快,达到阈电位所需的时间短,单位时间内产生的兴奋次数多,自律性就高。反之,4期自动去极化速度慢,自律性低。

(三)传导性

所有心肌都具有传导性,心肌细胞在任何部位产生的兴奋均可以通过闰盘传递到另一个细胞,从而引起整个心肌的兴奋和收缩,所以心肌细胞可以在功能上被看成是合胞体。

1. 心脏内兴奋传播的途径和特点　　心脏内兴奋沿传导系统的传播,严格遵循特定的顺序和路径,保证心脏各部分电兴奋和机械活动的时空有序性。正常的兴奋由窦房结产生,通过心房肌传遍左、右心房,同时沿着心房肌组成的"优势传导通路"迅速传到房室交界区,经过房室束及左右束支、浦肯野纤维网到达心室肌,引起整个心室兴奋。

由于各种心肌细胞的传导性高低不同,兴奋在心脏各部分的传导速度也存在着差异。一般心房肌的传导速度较慢(约 0.4m/s);优势传导通路的传导速度较快(1.0~1.2m/s),窦房结的兴奋可以由此通路较快地传到房室交界;在心室内,普通心室肌传导速度约为 1m/s,而心室内的传导组织的传导速度快得多,其中浦肯野纤维的传导速度可以达到 4m/s,使兴奋从房室交界可以迅速地传遍左、右心室,保证心室肌的同步收缩、形成的合力最大,达到最好的射血效果。房室交界区细胞的传导性很低,传导速度仅为 0.02m/s,这样兴奋经房室交界从心房传到心室需要约 0.1s,这一现象称为房室延搁。房室延搁使心室在心房收缩完毕后才开始收缩,而不至于产生心房心室同时收缩的重叠现象。

由此可以看到,心脏内兴奋传播途径的特点和传导速度的不同,对于心脏各部分有序、协调地活动具有十分重要的生理意义。

2. 影响传导性的因素　　心肌的传导性取决于它的结构特点和电生理性质。

(1) 结构因素:细胞直径与细胞内的电阻成反比,细胞内的直径越大,胞内纵向电阻值越低,兴奋时局部电流或电紧张扩布的作用距离越远,传导速度就越快。因此各部分心肌细胞的直径和传导速度依次为:浦肯野细胞>心室肌>心房肌>窦房结>房室交界区。

(2) 电生理性质:心肌的电生理特性是影响传导性的主要因素。

1) 0 期去极化的速度和幅度:0 期去极化的速度越快,局部电流形成越快,兴奋传导也越快;0 期去极化的幅度越大,兴奋和未兴奋部位之间的电位差越大,形成局部电流越强,兴奋传导也越快。

2) 邻近未兴奋部位的兴奋性:邻近未兴奋部位的静息电位与阈电位的差距增大时,兴奋性降低,同时膜去极化达到阈电位水平所需的时间延长,传导速度减慢。如果邻近膜的兴奋性为 0,则传导阻滞;如果邻近膜钠离子通道处于部分失活状态,则产生的动作电位 0 期去极化缓慢而且幅度小,传导减慢。

(四) 体表心电图

正常心脏生物电活动严格按照一定的途径和时空顺序,控制心脏的机械活动周期和节律。这种生物电变化不仅能在心肌细胞表面、完整的心脏表面记录到,而且可以通过周围的导电组织和体液,传播到身体表面。用测量电极置于体表一定部位记录到的心电变化的波形,称为心电图(electro-cardio-gram,ECG)。心电图反映心脏兴奋的产生、传导和恢复过程中的生物电变化。心电变化可以实时地反映心脏电生理状况,对于心脏疾病的临床诊断具有重要价值。由于测量电极安放的位置和连线方式不同,心电图的波形也会有所不同。现仅就正常体表心电图基本特征和意义作一简要的叙述。正常心电图由 P 波、QRS 波群和 T 波及各波之间的时程关系所组成(图 10-1)。

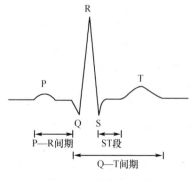

图 10-1　正常心电图

1. P 波　反映两心房的去极化过程,波形小而圆钝,波幅不超过 0.25mV,时程为 0.08~0.11s。

2. QRS 波群　反映左、右心室去极化过程的电变化。典型的 QRS 波群,包括三个紧密相连的电位波动:一个向下的 Q 波、一个向上高尖的 R 波和一个向下的 S 波。在不同的导联中它们不一定都出现,且波幅变化较大。但历时均为 0.06～0.10s。如果时间延长,往往代表心室肥厚、扩张或传导阻滞。

3. T 波　反映心室复极化过程中的电变化,波幅为 0.1～0.8mV,历时 0.05～0.25s。一般 T 波不低于 R 波的 1/10,其方向与 QRS 波的主波方向一致。如果 T 波过低或倒置则表明心肌缺血或心肌损伤。

4. P—R 间期(或 P—Q 间期)　从 P 波起点到 QRS 波起点,反映由窦房结产生的兴奋经心房、房室交界和房室束、左右束支和浦肯野纤维网到达心室所需要的时间,即房室传导时间,P—R 间期历时 0.12～0.20s。若房室传导阻滞,P—R 间期延长。

5. Q—T 间期　从 QRS 波的起点到 T 波终点,反映心室肌去极化和复极化的总时间。

6. ST 段　从 QRS 波的终点到 T 波的起点,反映心室各部分已经全部去极化,进入复极化的 2 期,各部分之间没有明显的电位差。ST 段若偏离正常基线,升高或降低超过一定范围时,表示心肌缺血或损伤。

二、心脏的泵血功能

心脏是由心肌细胞构成的肌性空腔器官,心脏不断收缩和舒张交替活动,使得心腔内压力、容积发生周期性的变化,心脏舒张时接受静脉回流的血液,收缩时把血液射入动脉,为血液流动提供能量。心脏的这种节律性活动及由此引起的瓣膜规律性的开启和关闭,推动着血液沿单一方向循环流动,同时还伴发心音的改变。

(一)心肌收缩的特点

与骨骼肌细胞一样,心肌细胞产生兴奋后,通过兴奋-收缩偶联产生收缩,但由于结构上和电生理特性上的不同,心肌细胞的收缩具有自身的特点。

1. "全或无"式的收缩　心肌细胞之间由大量的闰盘相联系,而闰盘的电阻很低,兴奋很容易通过,所以整个心房或心室可以被看成功能合胞体,即左右心房或左右心室可以发生几乎同步的兴奋和收缩,这种收缩被称为"全或无"式的收缩。这种收缩产生最大的收缩反应,提高了泵血效应。

2. 不发生强直收缩　由于心肌细胞的有效不应期特别长,相当于心肌收缩过程的整个收缩期和舒张早期,因此它不会像骨骼肌那样产生完全强直收缩,这一特性保证了心肌收缩和舒张交替进行,对于心室的射血和充盈非常有利。

3. 对细胞外液的 Ca^{2+} 依赖大　肌肉兴奋-收缩偶联的中介是 Ca^{2+},但心肌细胞肌质网不发达,终池储钙量少,故在收缩过程中依赖于细胞外 Ca^{2+} 的内流。细胞外 Ca^{2+} 的流入,一方面可以直接提高胞质中 Ca^{2+} 的浓度,另一方面,能触发终池释放 Ca^{2+},最终使得胞质中的钙浓度升高而触发心肌收缩。故而当细胞外液 Ca^{2+} 浓度升高时,心肌收缩力加强;反之,心肌收缩力减弱;当细胞外液 Ca^{2+} 浓度极低时出现兴奋-收缩脱偶联现象。

(二)心脏的泵血过程和机制

1. 心动周期　心脏收缩和舒张一次构成的一个机械活动周期,称为心动周期(cardiac cycle)。在一个心动周期中,心房和心室各自均具有收缩和舒张的时期。心动周期可作为分析心脏机械活动的基本单元。

心动周期的持续时间与心律密切相关。以成年人 75 次/分的心率计算,一个心动周期历时 0.8s。在一个心动周期中,两心房收缩 0.1s,两心房舒张 0.7s;两心室收缩 0.3s,两心室舒张 0.5s。其中心室舒张的前 0.4s,心房也处在舒张状态,称为全心舒张期。可见在一个心动周期中,心房、心室均按照一定的时间进程各自进行着收缩和舒张的活动。当心率加快时,心动周期缩短,心房或心室的收缩期和舒张期均缩短,但舒张期缩短得更明显,所以心率加快时,心肌工作的时间相对延长,而休息的时间相对缩短,这样对于心脏的持久活动是不利的。

2. 心脏泵血过程和机制 在心脏射血和充盈活动中,心室起主要作用,两心室的活动过程和原理基本相似,下面就以左心室为例说明心脏的泵血过程。

(1) 心室收缩期:包括等容收缩期、快速射血期和减慢射血期。

1)等容收缩期(isovolumic contraction period):当心房进入舒张状态时心室开始收缩,此时心室内压逐渐升高,心室内压高于房内压,房室瓣关闭,血液因而不能反流入心房。而此时室内压仍然低于主动脉压,动脉瓣仍处于关闭状态。此时心室处于密闭状态,其间充满了不可压缩的血液,心肌的强烈收缩使心室内压急剧升高。此期心室的容积保持不变,故称为等容收缩期。此期历时 0.05s。

2)快速射血期(rapid ejection phase):随着心室肌进一步收缩,室内压继续升高,并超过主动脉压,此时血液冲开主动脉瓣,从心室射向主动脉。此期因射血速度快、射血量大,被称为快速射血期。此期,室内压随着心室肌的收缩而达到峰值,心室的容积也随着血液的射出而明显减少。快速射血期历时 0.1s,射血量占总射血量的 2/3。

3)减慢射血期(reduced ejection phase):快速射血期后,随着心室内血液射入主动脉,心室肌的收缩力量逐渐减弱,而主动脉压相应增高,射血速度逐渐减慢,这段时期称为减慢射血期。此时心室内压已略低于主动脉压,但由于心室内血液因心室的收缩而赋予的较大的动能,依靠惯性性作用继续流入主动脉。此期心室容积缩小到最小值,历时 0.15s。

(2) 心室舒张期:包括等容舒张期、快速充盈期、减慢充盈期和心房收缩期。

1)等容舒张期(isovolumic relaxation period):心室开始舒张后室内压急剧下降,此时室内压低于主动脉压,主动脉内的血液反流,冲击主动脉瓣使其关闭。但室内压仍高于房内压,房室瓣仍然关闭,心室再度处于密闭状态。心室内血液和心室容积保持不变,此期称为等容舒张期,历时 0.06~0.08s。

2)快速充盈期(rapid filling phase):等容舒张期后心室进一步舒张,室内压继续降低,当室内压低于房内压时,房室瓣被血液冲开,心房和大静脉内的血液顺着房室压力梯度被"抽吸"进入心室,心室的容积随之增大,此期称为快速充盈期。此期进入心室的血量约占总流入量的 2/3,为充盈过程的主要阶段,历时 0.11s。

3)减慢充盈期(reduced filling phase):快速充盈期后,随着心室内血液不断充盈,心房、心室和大静脉间的压力梯度逐渐减小,血液充盈速度较为缓慢,心室的容积继续增大。此期称为减慢充盈期,历时 0.22s。

4)心房收缩期:在心室充盈期末,心室仍在舒张,室内压很低,而心房开始收缩,房内压升高,心房内的血液继续被挤入心室,心室的充盈量继续增加。此期增加的心室充盈量占心室总充盈量的 10%~30%,历时 0.1s。

从上述心室射血和充盈过程的描述中可以看出,心室舒缩所引起的室内压的升降,是导致心房和心室间、心室和动脉间压力梯度形成的原因,同时压力梯度又是血液流动和瓣膜启闭的直接动力。瓣膜的启闭不仅在血液的单向流动中起关键作用,而且对室内压的急剧变化也起到重要作用。在一个心动周期中,心室的收缩和舒张是主要变化,它所引起的压力、瓣膜、血流和容积的改变,决定了心脏射血和充盈的交替进行。

（三）心音

在心动周期中,心肌收缩、瓣膜开闭、血液流动等因素所引起的机械振动,通过周围组织传导到胸壁,用听诊器放置在胸壁的某些部位,听到的特定声音,称为心音(heart sound)。如用换能器将这些机械振动转换成电信号记录下来,就是心音图(phonocardiogram)。

一个心动周期可以听到两个心音(第一心音和第二心音)。在正常人偶尔可以听到第三心音和第四心音。

1. 第一心音　出现在心室收缩期,音调低、音量大、持续时间较长。第一心音是由于心室肌收缩、房室瓣关闭以及心室射出的血液冲击动脉壁引起振动所产生的。可作为心室收缩的标志。

2. 第二心音　出现在心室舒张期,音调高、音量小、持续时间较短。第二心音的产生是由于心室开始舒张,室内压迅速降低引起的心室壁振动,以及与心室舒张时引起的主动脉瓣和肺动脉瓣关闭有关。第二心音标志着心室开始舒张。

3. 第三心音　出现在快速充盈期末,是一种低频、低振幅的心音,是由于心室充盈减慢而引起的心室壁和瓣膜振动产生的。

4. 第四心音　出现在心房收缩期,是心房收缩时血液流入心室引起心室壁振动产生的声音,故又称为心房音。

三、血 管 生 理

血管与心脏一起构成了一个密闭的循环管道,主要起到运输、分配血液和物质交换的作用。心室射出的血液流经动脉、毛细血管和静脉,互相串联构成血管系统再回到心房。在体循环、供应各种器官的血管相互间又成并联的排列方式。这样有利于机体对各种不同器官的血流量进行调节,从而适应生理活动的需要。各类血管结构不尽相同,从而使血液流经其间表现出不同的血流特点。

（一）动脉血压和动脉脉搏

1. 动脉血压

(1) 动脉血压及其正常值:动脉血压(arterial blood pressure)是指流动的血液对于单位面积动脉管壁的侧压力。一般所说的动脉血压指的是主动脉内的血压。因为血压在大动脉内降落很少,所以通常将上臂测得的肱动脉压代表主动脉压,即通常所说的血压。在一个心动周期中,动脉血压随心脏的射血发生周期性的变化。心室收缩,动脉血压急剧升高,所达到的最高值称为收缩压(systolic pressure)。心室舒张,动脉血压下降,所达到的最低值称为舒张压(diastolic pressure)。收缩压和舒张压之差称为脉搏压(pulse pressure),简称脉压。一个心动周期中动脉血压的平均值称为平均动脉压(mean arterial pressure)。平均动脉压约等于舒张压加1/3脉压。

我国健康青年人在安静状态时的收缩压为100~120mmHg(13.3~16.0kPa),舒张压为60~80mmHg(8.0~10.6kPa),脉压为30~40mmHg(4.0~5.3kPa),平均动脉压为100mmHg左右。

动脉血压存在个体、年龄、性别的差异。通常女性在更年期前动脉血压比同龄男性低,而更年期后则升高。动脉血压随年龄的增长而逐渐升高,其中收缩压比舒张压升高更为显著。新生儿的收缩压为40mmHg左右,第一个月末就可达到80mmHg,12岁时约为105mmHg,在青春期,收缩压升高较快,17岁时可达到120mmHg。以后收缩压随年龄增长缓慢升高,60岁时,收缩压可达到 140mmHg。正常人体动脉血压保持相对稳定,具有重要生理意义。一定水平的动脉血压是推动血液循环、保证各个器官足够血流量的重要保障。血压过高过低都对健康不利。

(2)动脉血压的形成:动脉血压形成的前提是,心血管系统中有足够的血液充盈。循环系统中血液的充盈程度可以用平均充盈压来表示。这一数值的高低取决于血量和循环系统容量之间的关系。在这个前提下,心室射血和外周阻力也是形成动脉血压的基本因素。心室收缩时释放的能量可以分为两部分。一部分成为推动血液流动的动能,另一部分对动脉管壁形成侧压力,使血管扩张,这部分成为势能,表现为血压。外周阻力是来自小动脉和微动脉的血流阻力。如果没有外周阻力的存在,心室射出的血液全部进入外周,即心室收缩释放的能量完全表现为推动血液流动的动能,就不会形成动脉血压。通常情况下,由于外周阻力的存在,心室收缩期内大约只有 1/3 的血液流到外周,其余约 2/3 被暂时储存在主动脉和大动脉内,使主动脉压也随之升高。在动脉血压的形成中,大动脉管壁的弹性缓冲作用也是一个重要的因素。由于主动脉、大动脉管壁的弹性储器作用,在心室收缩时可将其释放的一部分能量以势能的形式储存在大动脉中。心室舒张时,射血停止,原本被扩张的动脉管壁弹性回位,推动动脉内的血液继续向前流动,使心室的间断射血变为动脉内的持续血流。同时大动脉管壁的弹性还能够缓冲收缩压,维持舒张压,使动脉血压的变动幅度减小。

(3)影响动脉血压的因素:凡是影响动脉血压形成的各种因素,都能影响到动脉血压。

1)每搏输出量:每搏输出量增大,心室收缩期射入主动脉的血量增多,主动脉和大动脉内的血量增加显著,所以收缩压显著升高。由于动脉血压升高,血流速度加快,收缩期内增多的这部分血液仍可以在心室舒张期内流入外周。到心室舒张期末,存留在大动脉内的血量和搏出量的增加相比,虽有增加但不多。因此,当搏出量增加引起动脉血压升高时,主要表现为收缩压的明显升高,而舒张压的升高不大,脉压增大。反之,当搏出量减少时收缩压明显降低,脉压减小。因此可见搏出量的变化主要影响收缩压,收缩压的高低也主要反映心脏搏出量的多少。

2)心率:在其他因素不变的情况下,心率加快,心输出量增加,动脉血压升高,舒张压升高明显。当心率加快时,心动周期缩短,其中心室舒张期缩短更明显,心室舒张期末流到外周的血液量减少,存留下来的增多,所以舒张压显著升高。由于动脉血压升高可使血流速度加快,在心室收缩期内有较多的血液流到外周,故收缩压升高不如舒张压升高明显,脉压减小。反之,当心率减慢时,舒张压降低的幅度比收缩压大,因此脉压增大。

3)外周阻力:当其他因素不变时,外周阻力增大,流到外周的血液量减少,存留在大动脉内的增多,血压升高。当外周阻力增大时,心室舒张期内血流速度减慢,心室舒张期末存留在大动脉中的血液量增多,舒张压明显升高。在心室收缩期,由于动脉血压升高致使血流速度加快,所以收缩压的升高不如舒张压的升高明显,脉压减小。可见外周阻力主要影响舒张压,所以,在心率不变的情况下,舒张压的高低主要反映外周阻力的大小。

4)大动脉管壁弹性:主动脉和大动脉具有弹性储器作用,可以缓冲动脉血压,使动脉血压的波动幅度明显减小。老年人动脉管壁硬化,大动脉的弹性储器作用减弱,收缩压升高,舒张压降低,脉压增大。但是由于老年人往往伴随有不同程度的中、小动脉硬化,导致外周阻力增大,使舒张压升高,所以总体舒张压变化不明显。

5)循环血量与血管容积比:循环血量和血管容积保持一定比例才能使心血管系统具有足够的充盈,产生体循环平均充盈压,而这是动脉血压形成的前提条件。任何原因引起循环血量相对减少或是血管容积相对增大,都会使循环系统平均充盈压下降,使动脉血压降低。反之,血压升高。

以上对于影响动脉血压的因素的叙述,均是在假设其他因素不变的前提下的单因素分析。实际上,在各种不同的生理情况下,上述各种影响因素往往是相互作用、同时产生的。

2. 动脉脉搏　在一个心动周期中,动脉血压随心室收缩和舒张活动而发生周期性波动,同时伴随有动脉管壁的扩张与回缩的起伏,这种血管随压力变化而搏动的现象称为动脉脉搏(arterial pulse)。在动脉浅表部位可以摸到动脉的搏动,桡动脉是临床上常用的检测部位。

用脉搏描记仪可以记录到的浅表部位的脉搏波形,称为脉搏图。脉搏图可以因描记的方式和部位不同而有差异,但一般都包括一个上升支和一个下降支。下降支中间有一个小波,称为降中波,位于降中波左侧的切迹称为降中峡。

1) 上升支:是心室快速射血时动脉血压快速上升,导致管壁骤然扩张所形成的。上升支的斜率和幅度受心输出量、射血速度和外周阻力等因素的影响。如果心输出量小、射血速度慢、外周阻力大,则斜率小,幅度低。反之,斜率大,幅度高。

2) 下降支:下降支的前端是由于心室射血后期,射血速度减慢,动脉血管开始回缩所形成的。随后,心室舒张,动脉血压继续降低,形成了下降支的其余部分。降中峡发生在主动脉关闭的瞬间,心室舒张,室内压迅速下降导致主动脉内的血液向心室方向反流,并撞击在关闭的主动脉瓣上被弹回,致使动脉血压再次略微升高,管壁稍有扩张,故在降中峡后形成了一个短暂向上的降中波。下降支的波形可以反映外周阻力的大小。外周阻力大时,下降速率较慢,降中峡的位置较高。反之,则下降速率较快,降中峡位置较低,其后的下降支较为平坦。

(二) 微循环

微循环(microcirculation)是指微动脉和微静脉之间的血液循环。血液和组织之间的物质交换是微循环最基本的功能。微循环使组织液得以更新,内环境稳态得以保持,组织细胞的新陈代谢能够顺利完成。微循环的组成在不同的组织、器官中略有差别,典型的微循环包括微动脉、后微动脉、毛细血管前括约肌、通血毛细血管、真毛细血管网、动静脉吻合支和微静脉。

1. 微循环的通路　血液流经微循环的通路有迂回通路、直捷通路及动-静脉短路三条。

(1) 迂回通路:血液流经微动脉、后微动脉、毛细血管前括约肌、真毛细血管网汇集到微静脉。由于这条通路中真毛细血管管壁薄,通透性好,血管迂回曲折,相互交错,在各个细胞间隙穿行,故称为迂回通路。此通路血流缓慢,血管交替开放,是组织液与血液间进行物质交换的主要场所,所以又称为营养通路。

(2) 直捷通路:血液流经微动脉、后微动脉、通血毛细血管,回到微静脉。这条通路血流速度快,很少进行物质交换,它的功能是使一部分血液能够迅速通过微循环由静脉回流入心,保证了一定的回心血量,这条通路经常处于开放状态。

(3) 动-静脉短路:血液由微动脉直接经动-静脉吻合支流入微静脉。这条通路血流速度快,管壁厚,没有任何物质交换功能,故又称为非营养通路。人体某些部分的皮肤和皮下组织,特别是手指、足底、耳廓等处较多这类通路,主要在调节体温方面发挥作用。当环境温度升高时,开放量增大,皮肤血流增加,皮肤温度升高,有利于散热;当环境温度降低时,则该通路关闭,皮肤血流减少,温度降低,有利于保持体温。

2. 微循环血流量的调节　微动脉和微静脉主要受交感神经的支配,而后微动脉和毛细血管前括约肌主要受体液因素的调节。

通常情况下,微动脉在交感神经的作用下,保持一定的紧张性,维持微循环有足够的血流量。当交感神经兴奋时,血管平滑肌收缩,血管口径减小,导致该血管后面微循环中的血流量减少,毛细血管血压下降。而当交感神经抑制时,刚好相反,导致血流量增多,毛细血管血压升高。故微动脉在功能上起到控制微循环血流量"总闸门"的作用。

毛细血管前括约肌起到"分闸门"的作用,它的舒缩决定着进入真毛细血管的血流量,血液中的缩血管物质,如肾上腺素、去甲肾上腺素、血管紧张素可使其收缩;而舒血管物质,如CO_2、乳酸、组胺等局部代谢产物可使其舒张。真毛细血管是交替开放的,受毛细血管前括约肌的控制。当真毛细血管关闭一段时间后,该处的局部代谢产物增多,引起毛细血管前括约肌舒张,毛细血管网开放,血流量增加,代谢产物被运走后,毛细血管前括约肌又收缩,使毛细血管网关闭,如此反复进行,从而导致了毛细血管网交替开闭的现象。通常交替开闭 5～10 次/分。在安静时,肌肉中只有 20%～35% 的真毛细血管处在开放状态。微静脉是微循环中的"后闸门",它的舒缩决定了微循环中血液的流出量,即毛细血管后阻力的大小。

3. 血液和组织液之间的物质交换　组织、细胞之间的空间称为组织间隙,其中充满了组织液。血液和组织细胞之间的物质交换就是以组织液为中介的。组织细胞通过细胞膜与组织液进行物质交换,组织液与血液之间则通过毛细血管壁进行物质交换。血液和组织液之间的物质交换主要通过扩散、吞饮、滤过和重吸收等形式实现。

(三) 组织液的生成、回流与淋巴循环

存在于组织、细胞间隙的液体称为组织液,其绝大部分呈胶冻状,不能自由流动,因此不会受重力作用流到身体的低垂部分。组织液是由血浆滤过毛细血管壁而来的,故除了蛋白质浓度明显低于血浆外,其他各种成分与血浆基本相同。

1. 组织液的生成与回流　是毛细血管壁固有通透性前提下的一种物理现象。液体通过毛细血管壁的滤过和重吸收取决于有效滤过压。有效滤过压由四个因素组成,即毛细血管血压、组织液胶体渗透压、血浆胶体渗透压和组织液静水压。其中毛细血管血压和组织液胶体渗透压是促使毛细血管内液体滤出,组织液生成的力量;而血浆胶体渗透压和组织液静水压是推动液体重吸收回血管内的力量。因此,有效滤过压＝(毛细血管血压＋组织液胶体渗透压)－(血浆胶体渗透压＋组织液静水压)。可见当有效滤过压为正值时,组织液生成;负值时,组织液回流。

一般情况下,毛细血管动脉端血压约为 30mmHg;毛细血管静脉端血压约为 12mmHg,组织液胶体渗透压约为 15mmHg、血浆胶体渗透压约为 25mmHg、组织液静水压约为 10mmHg。由此可见,动脉端有效滤过压为 10mmHg,静脉端为 －8mmHg。组织液在动脉端不断生成,在静脉端回流。在毛细血管动脉端形成的组织液有 90% 在静脉端被重吸收回到血液,其余约 10% 进入毛细淋巴管,形成淋巴液。

2. 影响组织液生成的因素　在正常情况下,组织液生成和回流保持动态平衡,从而维持体液的正常分布。如果这种平衡遭到破坏,组织液生成增多而回流减少就会导致组织水肿。因此影响组织液生成的因素有:

(1) 毛细血管血压:在其他条件不变的情况下,当毛细血管血压升高时,有效滤过压增高,组织液生成增多,回流减少,引起水肿。例如,右心衰竭时,静脉回流受阻,导致毛细血管血压升高,组织液生成增多,产生水肿现象。除此之外,微动脉扩张、肌肉运动或炎症均可引起毛细血管血压升高。

(2) 血浆胶体渗透压:通常情况下,血浆胶体渗透压没有明显变化,而在某些病理情况下,如肾疾病,引起肾小球滤过膜通透性增大,致使血浆蛋白随尿液排出;肝脏疾病时,蛋白质合成减少,以及蛋白质摄入过少,营养不良的情况下,使血浆胶体渗透压降低,有效滤过压升高,组织液生成增多,出现组织水肿现象。

(3) 毛细血管壁的通透性:通常情况下,蛋白质通过毛细血管的数量非常少,因此血浆胶体渗透压高于组织液胶体渗透压,但在病理情况下,如烧伤或过敏反应时,毛细血管壁通透性增大,血浆蛋白渗出,致使血浆胶体渗透压降低,而组织液胶体渗透压升高,引起组织液生成增多,产生水肿。

(4) 淋巴回流:由于约有 10% 的组织液必须通过淋巴系统回流入血,因此当淋巴回流受阻

时,组织液积聚在受阻淋巴管以前的组织间隙中,形成局部水肿。

(四)淋巴液的生成和回流

1. 淋巴液的生成 组织液进入淋巴管,即称为淋巴液(lymph fluid)。淋巴液的成分与组织液非常接近。在毛细淋巴管的起始端,内皮细胞的边缘成瓦片状相互覆盖,形成向管腔内开启的单向活瓣。毛细淋巴管的通透性较大,组织液积聚到一定程度时即渗入毛细淋巴管内形成淋巴液。全身的淋巴液经淋巴管收集,最后经右淋巴管和胸导管流入静脉。

2. 淋巴回流的生理意义 淋巴回流的生理意义主要是调节血浆与组织液间的液体平衡,维持体液的正常分布;将组织液中的蛋白质分子带回到血液中;运输脂类和其他营养物质;清除组织中的红细胞、细菌和其他异物,起到防御和免疫功能。

(五)静脉血压与血流

静脉是血液回流入心的通道,静脉与其相当的动脉比较,具有管壁薄、管腔大、易扩张等特点。作为容量血管的静脉,在血液储存方面起重要作用。同时静脉的舒缩有效地调节着回心血量和心输出量,使循环功能适应机体不同情况的需要。

静脉血压远低于动脉压,并且越靠近心脏越低。血液在血管中流动时,不断克服阻力,消耗很多能量,当到达静脉时血压已经降到了 15~20mmHg。右心房作为体循环的终点,血压最低,接近于零。通常把右心房或胸腔内大静脉的压力称为中心静脉压(central venous pressure, CVP)。中心静脉压的正常值为 4~12cmH$_2$O,中心静脉压的高低取决于心脏射血能力和静脉回流量之间的关系。心脏射血能力强,能及时将回流到心的血液射出,中心静脉压就低;反之心脏射血能力减弱,血液将积聚在右心房和胸腔大静脉中,中心静脉压就高。临床上对于中心静脉压的测定有助于判断心血管功能,并作为控制补液量和补液速度的参考。通常情况下,如果中心静脉压偏低,提示输液量不足;而过高则表明输液过快或心脏射血功能不全。

各个器官和肢体的静脉血压称为外周静脉压(peripheral venous pressure)。外周静脉压也可以反映心脏功能状态,成为判断心脏射血功能的指标之一。

静脉回心血量及其影响因素:单位时间内静脉回心血量取决于外周静脉压和中心静脉压之差,以及静脉对血流的阻力。因此,凡是能影响外周静脉压、中心静脉压和静脉阻力的因素均能影响静脉回流。

1)体循环平均充盈压:是反映血管系统充盈程度的指标。体循环平均充盈压升高,如循环血量增加或容量血管收缩时,静脉回心血量增多。反之,体循环平均充盈压降低时,静脉回流量减少。

2)心脏的收缩力量:是决定静脉血流的原动力。当心脏收缩力量增强时,搏出量增多,射血分数增加,心舒期存留于心室的血量减少,内压较低,对心房和静脉内血液的抽吸力量增大,所以回心血量增多。相反,心脏收缩力量减弱时,射血减少,心舒张期时室内压升高,静脉回心血量减少。临床上右心衰竭时,患者可出现颈外静脉怒张、肝充血肿大、下肢水肿等体征。而左心衰竭时,左心房和肺静脉压升高,出现肺淤血和肺水肿。

3)重力和体位改变:当人从卧位变为立位时,由于重力作用,使身体下垂部分的静脉扩张,约多容纳 500ml 血液,故而静脉回心血量减少,导致心输出量相应减少,可引起身体上部的脑供血不足,出现暂时性的头晕甚至昏厥。长期卧床的患者,由于静脉紧张性较低,易扩张,加上腹壁和下肢肌肉收缩力量减弱,对静脉的挤压减小,这种现象尤为明显。

4)骨骼肌的挤压作用:骨骼肌收缩的挤压作用能够促使静脉回流。骨骼肌收缩时,其间的静脉受到挤压,回流加速,同时由于大部分静脉内都有静脉瓣,所以能够防止血液逆流。而当骨骼肌舒张时，又有利于微静脉和毛细血管的血液流到静脉，使静脉充盈。因此，骨骼肌的舒缩对于静脉回流起着类似于"泵"的作用，被称为"肌肉泵"（图10-2）。

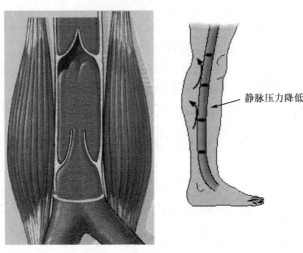

静脉压力降低

图 10-2　骨骼肌的收缩

5）呼吸运动：也可影响静脉回流。吸气时，胸内负压增大，可使胸腔内大静脉和右心房更为扩张，中心静脉压降低，这样增大了外周静脉压和中心静脉压之间的差距，从而加速静脉回流。呼气时则相反，静脉回流减少。

第二节　脑血管病

脑血管病是指脑部动脉或支配脑的颈部动脉发生病变，从而引起颅内血液循环障碍，脑组织受损的一组疾病。临床上常以猝然昏倒、不省人事，或伴有口眼歪斜、言语不利和偏瘫为主要表现。

脑血管病按其进程，可分为急性脑血管病和慢性脑血管病两种。急性脑血管病包括短暂性脑缺血发作、脑血栓形成、脑栓塞、高血压、高血压脑病、脑出血和蛛网膜下腔出血等；慢性脑血管病包括脑动脉硬化、脑血管病性痴呆、脑动脉缺血综合征、帕金森病等。我们通常所说的脑血管病，一般指的是急性脑血管病，发病急，常危及人的生命，因此也易引起人们的重视。而慢性脑血管病病程长，易被人忽视。

脑血管病按其性质可分为两大类：①缺血性脑血管病，临床较多见，占全部脑血管病患者的70%～80%，是由于脑动脉硬化等原因，使脑动脉管腔狭窄，血流减少或完全阻塞，脑部血液循环障碍，脑组织受损而发生的一系列症状。②出血性脑血管病，多由长期高血压、先天性脑血管畸形等因素所致。由于血管破裂，血液溢出，压迫脑组织，血液循环受阻，患者常表现为颅内压增高、神志不清等症状。这类患者占脑血管病的20%～30%。此外，20世纪70年代以来由于CT和磁共振的广泛应用，临床上又发现一些出血和梗死并存的脑血管病，即混合性脑卒中，有人报道这种病占同期各种脑血管病住院人数的2.67%。其病因和发病机制迄今尚不完全清楚，多认为高血压和动脉硬化是其重要原因，并与其严重程度密切相关。

一、诊 断 要 点

(一) 短暂性脑缺血发作

(1) 为短暂的、可逆的、局部的脑血液循环障碍,可反复发作,少者1～2次,多者数十次,多与动脉粥样硬化有关,也可以是脑梗死的前驱发作。

(2) 可表现为颅内动脉系统和(或)椎-基底动脉系统的症状和体征。

(3) 每次发作持续时间通常在数分钟至1h,症状和体征应该在24h内完全消失。

(二) 蛛网膜下腔出血

主要是指动脉瘤、脑血管畸形或颅内异常血管网等出血引起,其特点包括:①发病急骤;②常伴有剧烈头痛、呕吐;③一般意识清楚或有意识障碍,可伴有精神症状;④多有脑膜刺激征,少数可伴有脑神经及轻偏瘫等局灶体征;⑤腰椎穿刺脑脊液呈血性;⑥CT应作为首选检查;⑦全脑血管造影可帮助明确病因。

(三) 脑出血

好发部位为壳核、丘脑、尾状核头部、中脑、脑桥、小脑、皮质下白质即脑叶、脑室及其他。主要是高血压性脑出血,也包括其他病因所致的非外伤性脑内出血。高血压性脑出血的诊断要点为:①常于体力活动或情绪激动时发病;②发作时常有反复呕吐、头痛和血压升高;③病情进展迅速,常出现意识障碍、偏瘫和其他神经系统局灶症状;④多有高血压病史;⑤CT应作为首选检查;⑥腰椎穿刺脑脊液多含血和压力增高(其中20%左右可不含血)。

(四) 动脉粥样硬化性血栓性脑梗死

诊断要点:①常于安静状态下发病;②大多数发病时无明显头痛和呕吐;③发病可较缓慢,多逐渐进展,或呈阶段性进行,多与脑动脉粥样硬化有关,也可见于动脉炎、血液病等;④一般发病后1～2天内意识清楚或轻度障碍;⑤有颈内动脉系统和(或)椎-基底动脉系统症状和体征;⑥应作CT或MRI检查;⑦腰椎穿刺脑脊液一般不应含血。

(五) 脑栓塞

诊断要点:①多为急骤发病;②多数无前驱症状;③一般意识清楚或有短暂性意识障碍;④有颈内动脉系统和(或)椎-基底动脉系统的症状和体征;⑤腰椎穿刺脑脊液一般不含血,若有红细胞可考虑出血性脑梗死;⑥栓子的来源可为心源性或非心源性,也可同时伴有其他脏器、皮肤、黏膜等栓塞症状。

(六) 腔隙性梗死

诊断要点:①发病多由于高血压动脉硬化引起,呈急性或亚急性起病;②多无意识障碍;③应进行CT或MRI检查,以明确诊断;④临床表现都不严重,较常见的为纯感觉性卒中、纯运动性轻偏瘫、共济失调性轻偏瘫、构音不全、手笨拙综合征或感觉运动性卒中等;⑤腰椎穿刺脑脊液无红细胞。

(七) 无症状性梗死

为无任何脑及视网膜症状的血管疾病,仅为影像学所证实,临床医生按具体情况决定是否作为临床诊断。

(八) 脑血管性痴呆

诊断要点：①符合第 4 版《精神病诊断和统计手册》痴呆诊断标准；②急性或亚急性发病的神经系统症状和体征；③既往和近期有卒中发作史；④病程波动呈阶梯样进展；⑤常合并高血压、糖尿病、心脏病、高脂血症等；⑥Hachinski 缺血量表记分≥7 分；⑦CT 及 MRI 证实脑内多灶性皮质或皮质下缺血性改变。

(九) 高血压脑病

有高血压病史,发病时常有明显的血压升高,特别是舒张压,常伴有头痛、呕吐、意识障碍、抽搐、视盘水肿等症状或体征。

二、治 疗 原 则

脑血管是很多种疾病的统称,不同疾病的治疗方法不同,而脑血管病却有共同的治疗原则。

1. 治疗脑血管病早期干预　在患者病情稳定前提下,应尽早开展康复治疗。可根据患者的全身情况,选择相应的治疗方法和治疗强度,可以采用床上治疗、床边活动、室内活动和室外活动等方式。早期康复有助于减轻本病患者的残疾程度,提高其生活质量。

2. 治疗脑血管病需有良好的环境　患者的病房治疗与训练场所、家庭和社区等,宽敞明亮、舒适,适宜的环境有利于患者的康复治疗和功能恢复。

3. 治疗要防治并发症的发生　积极预防和治疗与脑血管病有关的并发症,有利于患者的功能训练和功能恢复。

4. 综合康复治疗　综合地运用有关的康复治疗有助于提高临床的治疗效果,缩短平均住院日。

三、健 康 指 导

脑血管病是指脑血管病变所引起的脑部病变,随着人民生活水平的提高,脑血管病越来越严重影响人们的健康。脑血管病的预防和自我护理就显得特别重要。

1. 控制血压　脑血管病很重要的危险因素是高血压。近年来高血压的发病年龄明显提前,特别是有高血压遗传史的家族。防治高血压,要在医生指导下服药,把血压控制在正常范围,一般收缩压在 100～140mmHg,舒张压在 60～85mmHg。建立良好的生活习惯,对控制高血压也有重要的意义,如吸烟可提高血浆纤维蛋白原的含量,增加血液黏度及血管壁损伤,尼古丁刺激交感神经可使血管收缩、血压升高;酗酒者脑血管病的发病率是一般人群的 4～5 倍,但每日100ml 左右的少量饮酒对血压并无明显影响。

2. 心理调节　脑血管病患者的心理调节直接影响疾病的发展和转归。心理情绪包括积极情绪和消极情绪两种:积极情绪表现为快乐、喜悦、舒畅等,可使人精神振奋,消除疲劳,增强抗病能力;而消极情绪则表现为忧郁、悲伤、烦恼、焦虑等,若长期持续存在,可使神经功能失调,内分泌系统紊乱而发生一系列疾病,脑卒中就是其中的一种。而个性怪僻、情绪低沉、刻板固执、性格内向的人,由于整日郁郁寡欢,少言少语,又极少活动,也常影响饮食和睡眠,使脑供血不足,长期下去机体血流缓慢,导致脑血栓形成。脑血管病患者若发现自己有心理调节障碍,应及时就诊于心理医生,以便及时得到帮助。

3. 科学饮食 脑血管患者的饮食应少食多餐,避免过饱,每日 3 餐之间可以辅助水果、牛奶等,饭菜应清淡、少油腻、易消化。而瘫痪的患者由于长期卧床,体力活动显著减少,胃肠道蠕动相对减弱,消化吸收功能降低,易发生便秘。便秘的患者应多饮水,多食水果、蔬菜,一旦出现便秘可戴指套抠出,也可用开塞露润滑直肠下端,以利排便,必要时灌肠,也可采用中药泡茶服用。

4. 运动锻炼 脑血管患者也应该注意运动锻炼。运动能降低血压、扩张血管,使血流加速并降低血液黏度,防止血栓形成;运动能改善脂肪代谢,预防动脉硬化;经常锻炼有助于降低体重,防止肥胖;运动还能改善全身状况,包括精神、情绪、饮食、睡眠等。但是脑血管患者脑卒中以后的运动锻炼一定要注意循序渐进、劳逸结合、持之以恒。脑卒中早期应及早进行被动运动,可由他人或自身健侧肢体的协助来完成,目的是促进血液循环,维持关节韧带的活动度,防止肌肉痉挛及萎缩。被动运动要循序渐进,先活动大关节,后活动小关节;运动幅度由小到大,力求动作到位,并应按每个关节的正常活动度,做屈、伸、内收、外展、旋转等运动;同时,动作要缓慢柔和,有节律性,避免暴力损伤。随着病情的好转,患者的肌力得到改善,患者就要主动进行肢体功能锻炼,以进一步恢复肌力,增加关节活动范围,改善肢体和肌肉的协调能力。训练应由简到繁,活动范围逐步扩大,不可操之过急。失语的患者也应从简单的音节开始进行发音训练,如反复训练数数、吃、喝等。总之,积极采取康复运动措施就能够明显提高脑卒中患者日后的生活质量。

第三节 原发性高血压

高血压可分为原发性及继发性两大类。在绝大多数患者中,高血压的病因不明,称为原发性高血压,占总高血压者的 95% 以上;在不足 5% 的患者中,血压升高是某些疾病的一种临床表现,本身有明确而独立的病因,称为继发性高血压。原发性高血压,又称高血压病,患者除了可引起高血压本身有关的症状以外,长期高血压还可成为多种心脑血管疾病的重要危险因素,并影响重要脏器如心、脑、肾的功能,最终可导致这些器官的衰竭。高血压是以体循环动脉压增高为主要表现的临床综合征,是最常见的心血管疾病。尽管人们对高血压的研究或认知已有很大提高,相应的诊断或治疗方法也不断进步,但它迄今仍是心脑血管疾病死亡的主要原因之一。

一、病因与发病机制

(一)病因

1. 遗传和基因因素 高血压有明显的遗传倾向,据估计人群中 20%~40% 的血压变异是遗传决定的。流行病学研究提示高血压发病有明显的家族聚集性。双亲无高血压、一方有高血压或双亲均有高血压,其子女高血压发生概率分别为 3%、28% 和 46%。单卵双生的同胞血压一致性较双卵双生同胞更为明显。

一些研究表明,高血压患者存在着遗传缺陷。例如,有高血压家族史的正常血压者较无家族史的正常血压者,血细胞游离钙和血小板聚集率明显增高,且部分年轻子女室间隔和左心室后壁增厚,左心室重量指数增加。此种遗传缺陷正是相关基因研究的根据。高血压被认为是一种多基因疾病,这些基因的突变、缺失、重排和表达水平的差异,亦即多个"微效基因"的联合缺陷,可能是导致高血压的基础。那些已知或可能参与高血压发病过程的基因称为高血压的候选基因,据推测有 5~8 种。

2. 环境因素 高血压可能是遗传易感性和环境因素相互影响的结果。环境因素很早就起了作用,胎儿营养不良导致出生时体重偏低,此种低体重婴儿以后发生高血压的概率增加,即使产后增加喂养亦不能改变其 8 岁时的血压水平,提示已经出现持久性的疾病标记。体重超重、膳食中高盐和中度以上饮酒是国际上也已确定的与高血压发病密切相关的危险因素。

2018 年我国人均体重指数(BMI)已达 24.4,已经属于超重范围。近 10 年我国人群的 BMI 均值及超重率有增加趋势。BMI 与血压呈显著的正相关,前瞻性研究表明,基线 BMI 每增加 1,5 年内高血压发生危险增加 9%。我国人群每周至少饮酒一次者男性为 30%～66%,女性为 2%～7%。每日饮酒量与血压呈线性正相关。男性持续饮酒者较之不饮酒者 4 年内高血压发生的危险增加 40%。

膳食中钠盐摄入量与人群血压水平和高血压患病率密切相关。膳食钠/钾比值亦与血压呈显著正相关。我国膳食普遍低钙,低于标准供给量 800mg/d,最低人群仅 300mg/d。

(二)发病机制

1. 交感神经活性亢进 在高血压的形成和维持过程中交感神经活性亢进起了极其重要的作用。长期处于应激状态如从事驾驶员、飞行员、医师、会计师等职业者高血压患病率明显增高;高血压患者经 1～2 周休息,血压大多可降低。原发性高血压患者中约 40%循环血液中儿茶酚胺水平升高,肌肉交感神经冲动增强,血管对去甲肾上腺素反应性增加,心率加快。长期的精神紧张、焦虑、压抑等所致的反复的应激状态以及对应激的反应增强,使大脑皮质下神经中枢功能紊乱,交感神经和副交感神经之间的平衡失调,交感神经兴奋性增加,其末梢释放儿茶酚胺增多,从而引起小动脉和静脉收缩,心输出量增加,还可改变正常的肾脏血容量关系,使血压升高。

2. 肾素-血管紧张素-醛固酮系统(RAAS) 体内存在两种 RAAS,即循环 RAAS 和局部 RAAS。肾素由肾小球旁细胞分泌,可激活肝脏产生的血管紧张素原而生成血管紧张素 Ⅰ,在肺血管内皮细胞中血管紧张素 Ⅰ 被血管紧张素转换酶(ACE)转变为血管紧张素 Ⅱ(AT-Ⅱ),AT-Ⅱ 在氨基肽酶作用下转变为活性较弱的血管紧张素 Ⅲ,并进而被水解为无活性的片段。AT-Ⅱ 是循环 RAAS 的最重要成分,通过强有力地直接收缩小动脉或通过刺激肾上腺皮质球状带分泌醛固酮而扩大血容量,或通过促进肾上腺髓质和交感神经末梢释放儿茶酚胺,均可显著升高血压。此外,体内其他激素如糖皮质激素、生长激素、雌激素等升高血压的途径亦与 RAAS 有关。局部 RAAS 存在于心脏、脑、肾上腺皮质以及血管壁,尤其是大动脉之中。除了肾素的来源仍有争论外,其他成分如血管紧张素原、ACE、AT-Ⅱ 等均可在局部合成、分泌。血管壁局部 AT-Ⅱ 激活平滑肌受体,刺激血管收缩以及促进交感神经末梢释放儿茶酚胺,从而使血压升高。

3. 肾脏潴留过多钠盐 肾脏是机体调节钠盐的最主要器官,要引起高血压,肾脏须潴留过多的钠盐。从与肾脏有关的发病机制角度看,高血压亦可区分为肾素依赖型和水钠依赖型两大类。前者的典型例子为急进型恶性高血压和肾血管性高血压,血压较高,血浆肾素活性(PRA)水平高,全身血管处于广泛收缩状态;后者在高血压中更为常见,不仅在各型肾实质性疾病所致的高血压中多见,且也在原发性高血压者中占相当比例。

4. 血管重建 既是高血压所致的病理变化,又是高血压维持和加剧的结构基础。血管壁具有感受和整合急慢性刺激并作出反应的能力,其结构处于持续的变化状态。高血压伴发的血管重建包括血管壁增厚、血管壁腔比增加、小动脉稀少以及血管功能异常。血管壁增厚的原因,一是内膜下间隙与中层的细胞总体积以及细胞外基质的增加,二是血管总体积不变但组成成分重新排布导致血管内外径缩小。高血压血管重建包括上述这两个过程。血压因素、血管活性物质和生长因子以及遗传因素共同参与了高血压血管重建过程。

5. 内皮细胞功能受损 血管管腔的表面均覆盖着内皮组织,其细胞总数几乎和肝相当,可看作人体内最大的脏器之一。内皮细胞不仅是一种屏障结构,而且具有调节血管舒缩功能、血流稳定性和血管重建的重要作用。血压升高使血管壁剪切力和应力增加,去甲肾上腺素和 AT-

Ⅱ等血管活性物质增多,均可明显损害血管内皮及其功能。内皮受损后细胞变性、增大,内皮细胞的间隙开放使血管通透性增加,血流中大分子物质如 LDL、胰岛素以及各种细胞生长因子可进入血管壁;NO 与前列环素 I_2(PGI$_2$)释放减少,而具有强力缩血管作用的内皮素和血栓素 A_2(TXA$_2$)释放增加,导致血管舒张减弱和收缩增强;黏附分子的表达增多造成白细胞、血小板在血管壁黏附、聚集和释放,单核细胞穿入内皮下层;白细胞黏附在血管壁后使血流从层流变为涡流;白细胞的激活则可释放多种细胞因子如氧自由基、白介素、肿瘤坏死因子-α(TNF-α)等;此外,内皮的抗血栓形成能力亦明显减弱。这些改变继发于血压升高,系高血压的必然结果,但又促进了动脉粥样硬化的发生和发展。白细胞的黏附和迁移为动脉粥样硬化的最早期病理改变。因此,内皮功能障碍可能是高血压导致靶器官损害及其并发症的重要原因。

6. 胰岛素抵抗　高血压患者中约半数存在胰岛素抵抗现象。胰岛素抵抗指的是机体组织的靶细胞对胰岛素作用的敏感性和(或)反应性降低的一种病理生理反应。其结果是胰岛素在促进葡萄糖摄取和利用方面的作用明显受损,一定量的胰岛素产生的生物学效应低于预计水平,导致代偿性胰岛素分泌增加,发生继发性高胰岛素血症(高胰岛素原或其分子片段血症),可使电解质代谢发生障碍,通过 Na^+-K^+ 交换和 Na^+-K^+-ATP 酶激活,细胞内 Na^+ 增加,并可使 AP-Ⅱ刺激醛固酮产生和作用加强,导致 Na^+ 滞留;还使血管对体内升压物质反应增强,血中儿茶酚胺水平增加,血管张力增高。高胰岛素血症可影响跨膜阳离子转运,使细胞内 Ca^{2+} 升高,加强缩血管作用,并增加内皮素释放,减少扩血管的前列腺素合成,从而影响血管舒张功能。上述这些改变均能促使血压升高,诱发动脉粥样硬化病变。

二、临床表现

(一) 一般表现

原发性高血压通常起病缓慢,早期常无症状,可以多年自觉良好而偶于体格检查时发现血压升高,少数患者则在发生心、脑、肾等并发症后才被发现。高血压患者可有头痛、眩晕、气急、疲劳、心悸、耳鸣等症状,但并不一定与血压水平相关,且常在患者得知患有高血压后才注意到。体检时可听到主动脉瓣第二心音亢进、主动脉瓣区收缩期杂音或收缩早期喀喇音。长期持续高血压可有左心室肥厚并可闻及第四心音。高血压初期只是在精神紧张、情绪波动后血压暂时升高,随后可恢复正常,以后血压升高逐渐趋于明显而持久,但一天之内白昼与夜间血压仍有明显的差异。高血压后期的临床表现常与心、脑、肾功能不全或器官并发症有关。

(二) 并发症

血压持久升高可有心、脑、肾、血管、视网膜等靶器官损害。

1. 心　左心室长期面向高压工作可致左心室肥厚、扩大,最终导致充血性心力衰竭。高血压可促使冠状动脉粥样硬化的形成及发展并使心肌耗氧量增加,可出现心绞痛、心肌梗死、心力衰竭及猝死。

2. 脑　长期高血压可形成小动脉的微动脉瘤,血压骤然升高可引起破裂而致脑出血。高血压也促进脑动脉粥样硬化发生,可引起短暂性脑缺血发作及脑动脉血栓形成。高血压最严重的并发症是脑卒中,发生脑卒中的概率是正常血压人的 7.76 倍。血压极度升高可发生高血压脑病,表现为严重头痛、恶心、呕吐及不同程度的意识障碍、昏迷或惊厥,血压降低即可逆转。

3. 肾　长期持久血压升高可致进行性肾炎性硬化,并加速肾动脉粥样硬化的发生,可出现蛋白尿、肾功能损害,但肾衰竭并不常见。

4. 血管　除心、脑、肾、血管病变外,严重高血压可促使形成主动脉夹层并破裂,常可致命。

5. 视网膜　视网膜小动脉早期发生痉挛,随着病程进展出现硬化改变。血压急剧升高可引起视网膜渗出和出血。

6. 高血压危象　因紧张、疲劳、寒冷、嗜铬细胞瘤发作、突然停服降压药等诱因,小动脉发生强烈痉挛,血压急剧上升,影响重要脏器血液供应而产生危急症状。在高血压早期与晚期均可发生。危象发生时,出现头痛、烦躁、眩晕、恶心、呕吐、心悸、气急及视物模糊等严重症状,以及伴有痉挛动脉(椎-基底动脉、颈内动脉、视网膜动脉、冠状动脉等)累及相应的靶器官出现缺血症状。

三、辅 助 检 查

1. 血压的测量　测量血压是诊断高血压和评估其严重程度的主要依据。目前评价血压水平的方法有以下 3 种:

(1) 诊所偶测血压(简称偶测血压):系由医护人员在标准条件下按统一的规范进行测量,是目前诊断高血压和分级的标准方法。应相隔 2min 重复测量,以 2 次读数平均值为准,如 2 次测量的收缩压或舒张压读数相差超过 5mmHg,应再次测量并取 3 次读数的平均值。

(2) 自测血压:采用经国际标准考核的上臂式半自动或全自动电子血压计,患者可在家中或其他环境中自行测量血压,称为自测血压或家庭测压。自测血压通常稍低于偶测血压,其正常上限参考值为 135/85mmHg。自测血压可在接近日常生活的情况下获得多次测量值,从而可提供日常状态下有价值的血压信息,在评价血压水平和指导降压治疗上已成为偶测血压的重要补充,在诊断单纯性诊所高血压和改善治疗的依从性等方面均极其有益。

(3) 动态血压监测:一般监测的时间为 24h,测压时间间隔为 15～30min,白天和夜间的测压时间间隔宜相同。如仅作诊断评价亦可仅监测白天血压。动态血压监测提供 24h 中白天和夜间各时间段血压的平均值和离散度,可较为客观和敏感地反映患者的实际血压水平,且可了解血压的变异性和昼夜变化节律性,估算靶器官损害与预后,比偶测血压更为准确。

动态血压监测的参考标准正常值为:24h 均值低于 130/80mmHg,白天低于 135/85mmHg,夜间低于 125/75mmHg。夜间血压均值一般较白天均值低 10%～20%。正常血压的波动曲线状如长柄勺,夜间 2～3 时处于低谷,凌晨迅速上升,上午 6～8 时和下午 4～6 时出现两个高峰,尔后缓慢下降。高血压患者的动态血压曲线亦类似,但水平较高,波动幅度较大。

2. 尿液检查　肉眼观察尿的透明度、颜色,有无血尿;测比重、pH、蛋白质和糖含量,并作尿沉渣镜检。尿比重降低(<1.010)提示肾小管浓缩功能障碍。正常尿液 pH 在 5.0～7.0,原发性醛固酮增多症呈代谢性碱中毒,尿呈中性或碱性。某些肾脏疾病如慢性肾炎并发的高血压可在血糖正常下出现糖尿,系由于近端肾小管重吸收糖功能障碍。高血压病程较长或伴糖尿病者须查微量白蛋白尿,尿纤维素试纸检查为阳性者应作尿蛋白定量。尿转铁蛋白排泄率高,更为敏感。伴糖尿病或慢性肾病者每年至少查一次尿蛋白。

3. 血液生化检查　测定血钾、尿素氮、肌酐、尿酸、空腹血糖和血脂,包括血清总胆固醇(TC)、甘油三酯(TG)、高密度脂蛋白胆固醇(HDL)和低密度脂蛋白胆固醇(LDL),还可检测一些选择性项目如醛固酮。应常规检查血红蛋白和血细胞比容。

4. X 线胸片　心胸比率大于 0.5 提示心脏受累,多由于左心室肥厚和扩大。主动脉夹层、胸主动脉以及腹主动脉缩窄亦可从 X 线胸片中找到线索。

5. 心电图　可诊断高血压患者是否合并左心室肥厚、左心房负荷过重以及心律失常。心电图诊断左心室肥厚的敏感性不如超声心动图,但对评估预后有帮助。心电图上有左心室肥厚的患者病死率较对照组增高 2 倍以上;左心室肥厚并伴复极异常图形者心血管致死率和致残率更高。心电图上出现左心房负荷过重亦提示左心受累,还可作为左心室舒张顺应性降低的间接证据。

6. 超声心动图 能更为可靠地诊断左心室肥厚,其敏感性较心电图高 7~10 倍。测定计算所得的左心室重量指数(LVMI),是一项反映左心室肥厚及其程度的较为准确的指标,与病理解剖的符合率和相关性极好。超声心动图还可评价高血压患者的心脏功能,包括收缩功能、舒张功能和左心室射血分数。如疑有颈动脉、股动脉、其他外周动脉和主动脉病变,应作血管超声检查;疑有肾脏疾病者,应作肾超声图。

7. 眼底检查 可发现眼底的血管病变和视网膜病变。血管病变包括动脉变细、扭曲、反光增强、交叉压迫以及动静脉比例降低。视网膜病变包括出血、渗出、视盘水肿等。高血压性视网膜病变可分为 4 级:Ⅰ级视网膜小动脉出现轻度狭窄、硬化、痉挛和变细;Ⅱ级小动脉呈中度硬化和狭窄,出现动脉交叉压迫症,视网膜静脉阻塞;Ⅲ级动脉中度以上狭窄伴局部收缩,视网膜有棉絮状渗出、出血和水肿;Ⅳ级视盘水肿并有Ⅲ级眼底的各种改变。高血压眼底改变与病情的严重程度和预后相关,Ⅰ~Ⅳ级眼底改变者如不予治疗,5 年生存率分别为 85%、50%、13% 和 0%。

四、诊断依据

高血压的定义是指体循环动脉收缩压和(或)舒张压的持续升高。流行病学的调查证明,人群中血压水平呈连续性分布,正常血压和高血压的划分并无明确界限,高血压的水平也是根据临床及流行病学资料界定的。目前,我国采用国际上统一的标准,即收缩压≥140mmHg 和(或)舒张压≥90mmHg 即诊断为高血压。根据血压增高的水平,可进一步分为高血压第 1、2、3 级。以上诊断标准适用于男女两性任何年龄的成人,对于儿童,目前尚无公认的高血压诊断标准,但通常低于成人高血压诊断的水平。上述高血压的诊断必须以非服用药物状态下 2 次或 2 次以上非同日多次血压测定所得的平均值为依据,偶然测得一次血压增高不能诊断为高血压,必须重复和进一步观察。

五、治疗原则

1. 原发性高血压需要进行认真治疗。这是 21 世纪初就已明确的认识。患者以为降低了血压就已无碍或治不治原发性高血压没关系的认识是错误的。

2. 原发性高血压的治疗目标有:①将升高了的收缩压和舒张压降至 140/90mmHg 以下,并尽可能长期维持下去;对重度原发性高血压、老年原发性高血压或伴有明显脑动脉硬化、肾功能不全者血压控制在 140~150/90~100mmHg 即可,并长期稳定在该范围内,防止大幅度的血压波动。②逆转和重塑已肥厚的心脏和因平滑肌增殖的血管。保护心、脑、肾等靶器官。

3. 原发性高血压的治疗是一个综合治疗,包括非药物治疗和药物治疗、中医和西医结合治疗。完整的综合治疗会产生良好的远期疗效。

4. 原发性高血压的治疗要按照个体化原则进行。每一个原发性高血压患者病情和发病机制不同、对降压药物反应也不一致,因此治疗中必须分别对待,不断认识病情、选取最佳治疗方法和药物,以获得最佳疗效。

5. 原发性高血压的治疗时机。初次发现血压增高者需经过 1~2 次非同日复查血压,然后根据血压升高程度考虑治疗方案。1989 年世界卫生组织对轻度原发性高血压(舒张压在 90~104mmHg)的处理指南中建议:

(1) 在 4 周内至少再有 2 天各复查血压一次。如舒张压降至低于 90mmHg,可每 3 个月随访一次,共一年;如仍在 90～104mmHg 就仅给予非药物治疗,并在随后三个月内再复查血压数次。

(2) 3 个月后舒张压在 100mmHg 以上者即用药物治疗。若舒张压为 95～99mmHg,特别是有脑卒中、冠心病史或有左心室肥厚、血胆固醇增高、吸烟、糖尿病及脑卒中或冠心病家族史等其他心血管病危险因素者也应用药治疗。

(3) 继续随诊 3 个月后,即使舒张压为 90～94mmHg,如有上述增加心血管病危险因素者,也应药物治疗,收缩压持续在 160mmHg 以上者,也是用药指征。现在认为,血压中度增高:舒张压为 105～114mmHg 者尽早复查并开始非药物和药物治疗。重度原发性高血压(舒张压≥115mmHg或收缩压≥200mmHg)者立即进行积极治疗,包括药物治疗。急进型恶性原发性高血压和原发性高血压危象均需紧急处理。

第四节　冠状动脉粥样硬化性心脏病

冠状动脉粥样硬化性心脏病简称冠心病,指由于脂质代谢不正常,血液中的脂质沉着在原本光滑的动脉内膜上,在动脉内膜上一些类似粥样的脂类物质堆积而成白色斑块,称为动脉粥样硬化病变。这些斑块渐渐增多造成动脉腔狭窄,使血流受阻,导致心脏缺血,产生心绞痛。

一、分　　型

1. 隐匿型　患者有冠状动脉硬化,但病变较轻或有较好的侧支循环,或患者痛阈较高因而无疼痛症状。

2. 心绞痛型　是最常见的冠心病分型,在冠状动脉狭窄的基础上,由于心肌负荷的增加引起心肌急剧的、短暂的缺血与缺氧的临床综合征。

3. 心肌梗死型　在冠状动脉病变的基础上,发生冠状动脉供血急剧减少或中断,使相应的心肌严重而持久地急性缺血导致心肌坏死。

4. 心力衰竭型　心肌纤维化(缺血性心肌病),心肌的血供长期不足,心肌组织发生营养障碍和萎缩或大面积心肌梗死后,以致纤维组织增生。

5. 猝死型　患者心搏骤停的发生是在动脉粥样硬化的基础上,发生冠状动脉痉挛或栓塞,导致心肌急性缺血,造成局部电生理紊乱,引起暂时的严重心律失常所致。

二、病因和发病机制

1. 病因　主要病因是冠状动脉粥样硬化,但动脉粥样硬化的原因尚不完全清楚。本病发生的危险因素有:年龄和性别、家族史、血脂异常、高血压、糖尿病、吸烟、超重、肥胖、痛风、不运动等。

2. 发病机制　由于脂质代谢不正常,血液中的脂质沉着在原本光滑的动脉内膜上,在动脉内膜上一些类似粥样的脂类物质堆积而成白色斑块,造成动脉腔狭窄,使血流受阻,导致心脏缺血,产生心绞痛。如果动脉壁上的斑块形成溃疡或破裂,就会形成血栓,使整个血管血流完全中断,发生急性心肌梗死甚至猝死。冠心病的少见发病机制是冠状动脉痉挛(血管可以没有粥样硬化),产生变异型心绞痛,如果痉挛超过 30min,也会导致急性心肌梗死甚至猝死。

三、临床表现

1. 心绞痛是一组由于急性暂时性心肌缺血、缺氧所引起的症候群。心绞痛表现为：①胸部压迫窒息感、闷胀感、剧烈的烧灼样疼痛，一般疼痛持续 1～5min，偶可长达 15min，可自行缓解。②疼痛常放射至左肩、左臂前内侧直至小指与无名指。③疼痛在心脏负担加重（如体力活动增加、过度的精神刺激和受寒）时出现，在休息或舌下含服硝酸甘油数分钟后即可消失。④疼痛发作时，可伴有（也可不伴有）虚脱、出汗、呼吸短促、忧虑、心悸、恶心或头晕症状。

2. 心肌梗死是冠心病的危急症候，通常多有心绞痛发作频繁和加重作为基础，也有无心绞痛史而突发心肌梗死的病例（此种情况最危险，常因没有防备而造成猝死）。心肌梗死的表现为：①突发时胸骨后或心前区剧痛，向左肩、左臂或他处放射，且疼痛持续半小时以上，经休息和含服硝酸甘油不能缓解。②呼吸短促、头晕、恶心、多汗、脉搏细微。③皮肤湿冷、灰白、重病病容。④大约 1/10 患者的唯一表现是晕厥或休克。

四、治疗原则

目前，冠心病的治疗可分为内科药物治疗、介入治疗和外科治疗三类。应根据患者的具体情况选择，而且几种治疗宜相互配合应用，以提高疗效。

冠心病外科治疗主要是应用冠状动脉旁路移植手术（搭桥术）为缺血心肌重建血运通道，手术治疗适用于心绞痛经内科治疗不能缓解，影响工作和生活，经冠状动脉造影发现冠状动脉主干或主要分支明显狭窄，其狭窄的远端血流通畅的病例。术前进行选择性冠状动脉造影可为手术提供必要的依据。

搭桥术常采用左胸廓内动脉与左前降支狭窄远端作吻合；此外，取一段自体的大隐静脉，将静脉的近心端和远心端分别与狭窄段远端的冠状动脉分支和升主动脉作端侧吻合术；对于多根或多处冠状动脉狭窄病例，可用单根大隐静脉或胸廓内动脉与邻近的数处狭窄血管作序贯或蛇形端侧与侧侧吻合术。近年来提倡用桡动脉、胃网膜右动脉等作为搭桥术的移植物。心肌梗死引起的室壁瘤、心室间隔穿孔、乳头肌或腱索断裂所致的二尖瓣关闭不全等并发症也可行手术治疗。主动脉内球囊反搏是治疗冠心病时重要的循环辅助装置之一。在主动脉内安放球囊导管，产生与心脏收缩反向同步的球囊充气。对于晚期缺血性心肌病、心脏扩张、心力衰竭者可根据情况采用心室辅助手术以及心脏移植手术等治疗，以挽救患者生命。

第十一章 消化系统

消化系统(digestive system)由消化管和消化腺两大部分组成。消化管包括口腔、咽、食管、胃、小肠(十二指肠、空肠、回肠)和大肠(盲肠、结肠、直肠、肛管)等部分。临床上常把口腔到十二指肠的这一段称为上消化道,空肠及以下的部分称为下消化道。消化腺有小消化腺和大消化腺两种。小消化腺散在于消化管各部的管壁内,大消化腺有三对唾液腺(腮腺、下颌下腺、舌下腺)、肝和胰。

第一节　消化系统生理

消化系统的基本功能是食物的消化和吸收,供机体所需的物质和能量,食物中的营养物质除维生素、水和无机盐可以被直接吸收利用外,蛋白质、脂肪和糖类等物质均不能被机体直接吸收利用,需在消化管内分解为结构简单的小分子物质,才能被吸收利用。食物在消化管内被分解成结构简单、可被吸收的小分子物质的过程就称为消化。这种小分子物质透过消化管黏膜上皮细胞进入血液和淋巴液的过程就是吸收。对于未被吸收的残渣部分,消化道则通过大肠以粪便形式排出体外。

一、消化的形式

1. 机械性消化　食物经过口腔的咀嚼,牙齿的磨碎,舌的搅拌、吞咽,胃肠肌肉的活动,将大块的食物变成碎小的,使消化液充分与食物混合,并推动食团或食糜下移,从口腔推移到肛门,这种消化过程叫作机械性消化或物理性消化。

2. 化学性消化　是指消化腺分泌的消化液对食物进行化学分解。由消化腺所分泌的各种消化液,将复杂的各种营养物质分解为肠壁可以吸收的简单的化合物,如糖类分解为单糖,蛋白质分解为氨基酸,脂类分解为甘油及脂肪酸。然后这些分解后的营养物质被小肠(主要是空肠)吸收进入体内,进入血液和淋巴液,这种消化过程叫化学性消化。

机械性消化和化学性消化两功能同时进行,共同完成消化过程。

二、消化道平滑肌的生理特性

(一) 消化道平滑肌的一般特性

消化道平滑肌的伸展性大,能够适应食物容量的变化。经常处于一种微弱的持续收缩状态,即紧张性,这使消化道内经常维持一定的基础压力,有利于胃肠保持一定的形状和位置。平滑肌对电刺激不敏感,但对温度变化、化学和机械或牵张刺激很敏感。

(二) 消化道平滑肌的电生理特性

1. 静息膜电位　幅值为$-50mV$至$-60mV$,主要由K^+的跨膜扩散造成,生电性钠泵在静息电位的形成中起着重要的作用。

2. 慢波电位　消化道平滑肌细胞在静息膜电位的基础上产生自发去极化和复极化的节律

性电位波动,称为慢波电位。因慢波决定平滑肌的收缩节律,又称为基本电节律,也称电控制活动或起步电位。

3. 动作电位　当消化道平滑肌的慢波去极化超过阈电位时就产生动作电位,又称为快波。

三、消化系统的神经调节

1. 中枢神经系统对消化道功能的调节作用　中枢神经系统通过两条途径调节消化道功能:①直接作用:通过交感、副交感神经(主要是迷走神经);②间接作用:通过体液途径即激素或神经内分泌途径。

2. 内在神经系统　又称为肠神经系统,由分布在从食管至直肠的消化道器官内数目巨大的神经元和第一级、第二级、第三级神经纤维组成的神经网络构成。分为:①肌间神经丛,位于纵行肌和环行肌之间,主要与调节肠运动有关。②黏膜下神经丛,位于消化道黏膜下,黏膜下神经丛主要调节胃肠道的分泌和局部的血流量。

3. 外来神经系统　包括交感神经和副交感神经。交感神经兴奋时能抑制胃肠活动,减少腺体分泌,其作用途径有:①小范围内通过去甲肾上腺素直接抑制平滑肌;②大范围内通过去甲肾上腺素抑制肠神经系统的神经元。

副交感神经来自迷走神经和盆神经。兴奋时大多数节后纤维释放乙酰胆碱,引起胃肠运动增强,增加腺体分泌。

四、消化腺的分泌功能

消化液的主要功能有:①消化酶分解食物的各种成分;②稀释食物,利于消化产物的吸收;③改变消化道内的 pH 环境;④消化液中的黏液、抗体和大量液体,具有保护消化道黏膜免受化学性和物理性的损伤作用。

五、消化道的内分泌功能

（一）胃肠内分泌细胞

1. 开放型细胞　稍呈锥形或长形,其顶端有微绒毛伸入胃肠腔中,能感受胃肠腔中内容物的刺激,也能感受血液成分和神经刺激而分泌胃肠激素。

2. 闭合型细胞　多呈圆形,无微绒毛,与胃肠腔无直接联系,可能是感受局部组织内环境变化及胃肠腔内压力的刺激而分泌,胃肠激素与胃肠腔内食物成分关系不大。

（二）胃肠激素的分泌方式

1. 内分泌　胃肠激素直接释放进入血液,通过血液循环运送到远处靶细胞而起作用。

2. 旁分泌　胃肠激素通过细胞间隙,扩散到邻近靶细胞而发挥作用,称为旁分泌。

3. 神经分泌　胃肠激素作为神经递质或神经调质起作用的,属于神经分泌。

4. 自分泌　胃肠激素分泌到细胞外,扩散到细胞间隙,再作用于分泌该激素的细胞的受体而发挥作用,称为自分泌。

5. 腔分泌　内分泌细胞把胃肠激素直接分泌入胃肠腔内发挥作用,称为腔分泌。

（三）胃肠激素的作用

1. 调节消化腺的分泌和消化道的运动。

2. 营养作用,具有促进胃肠道组织的代谢和生长作用。

3. 对其他激素释放的调节作用。

(四)脑-肠肽

胃泌素、生长抑素、胆囊收缩素、P物质等,既存在于胃肠道,也存在于神经中枢中。

六、口腔内的消化

(一)唾液及其生理作用

人体三对主要的唾液腺分别为腮腺、颌下腺和舌下腺。

1. 唾液的性质和成分 中性,水分约占99%,有机物主要为黏蛋白、免疫球蛋白、唾液淀粉酶、溶菌酶等。

2. 唾液的生理作用 ①化学性消化作用;②对口腔起清洁和保护作用;③湿润口腔,利于说话与吞咽;④溶解食物引起味觉。

3. 唾液分泌的调节 属于神经反射性调节,包括非条件反射和条件反射,调节唾液分泌的基本中枢在延髓。支配唾液腺的传出神经以副交感神经为主,其末梢释放乙酰胆碱,加强腺细胞分泌活动,唾液分泌增多。交感神经兴奋也能引起唾液分泌中等增加。

(二)咀嚼

咀嚼是随意运动,牙齿的咬切和研磨,舌的搅拌,使食物与唾液混合,形成食团,便于吞咽。

(三)吞咽

吞咽是把口腔内的食团经咽和食管送入胃的过程,由一系列高度协调的反射活动组成。分为三期:第一期为口腔期,指食团从口腔进入咽,为随意期。第二期为咽期,指食团从咽进入食管上端。第三期为食管期,指食团从食管上端经贲门进入胃内。当食团经过食管上括约肌后,引起该括约肌反射性收缩,食管产生由上而下的蠕动,将食团推送入胃。蠕动是一种向前推进的波形运动,分为原发性蠕动和继发性蠕动。继发性蠕动的生理意义在于增强原发性蠕动的推进力,清除由于吞咽或胃内容反流后停留在食管中的残留物。

七、胃内消化

(一)胃液的分泌

1. 胃黏膜的分泌细胞 包括外分泌细胞和内分泌细胞,外分泌细胞组成外分泌腺,外分泌腺主要有三种:①贲门腺分泌碱性黏液;②泌酸腺分泌盐酸、胃蛋白酶原、黏液和内因子;③幽门腺分泌黏液及少量的胃蛋白酶原和胃泌素。内分泌细胞包括:①G细胞分泌胃泌素和ACTH样物质;②D细胞分泌生长抑素;③肠嗜铬样细胞合成和释放组胺。

2. 胃液的性质、成分和作用 盐酸又称为胃酸,是由泌酸腺中的壁细胞分泌。盐酸以解离状态的游离酸或与蛋白质结合的结合酸的形式存在。两者酸度的总和称为总酸度。正常人空腹时,有基础酸排出量。

(1)盐酸分泌的细胞机制:H^+的主动分泌与细胞顶膜上质子泵的作用有关。质子泵是一种镶嵌于膜内的转运蛋白,具有转运 H^+、K^+ 和水解 ATP 的功能。壁细胞分泌的 H^+ 来自胞质中 H_2O 解离生成的 H^+ 和 OH^-。H^+ 在质子泵的作用下,主动转运到小管腔内;OH^- 在碳酸苷酶的催化下,与 CO_2 结合生成 HCO_3^-,在细胞的基底侧 HCO_3^- 与 Cl^- 进行交换,HCO_3^- 进入血液,而 Cl^- 则进入细胞内;在细胞顶膜,Cl^- 通过膜上特异的 Cl^- 通道进入小管腔,与 H^+ 形成 HCl。质子泵是各种因素引起胃酸分泌的最后通路。

(2)盐酸的主要生理作用:①激活胃蛋白酶原,并提供分解蛋白质所需要的酸性环境;②杀死进入胃的细菌;③进入小肠后,引起胰泌素、胆囊收缩素等激素的释放;④有利于小肠对铁和钙的吸收。

(3)胃蛋白酶原在细胞内合成,在盐酸作用下或在酸性环境中被激活。胃蛋白酶又能反过来对胃蛋白酶原起激活作用(自我激活),形成局部正反馈。胃蛋白酶能水解食物中的蛋白质。

(4)黏液由胃黏膜表面的上皮细胞、黏液颈细胞、贲门腺和幽门腺共同分泌,其主要成分是糖蛋白。覆盖在胃黏膜表层,形成凝胶保护层。具有润滑作用,能保护胃黏膜免受粗糙食物的机械性损伤。HCO_3^- 中和 H^+ 的作用发生在胃黏膜表面的黏液层。在黏液层形成一个 pH 梯度。避免了 H^+ 对胃黏膜的直接侵蚀作用,也使胃蛋白酶原在上皮细胞侧不能被激活,可有效地防止胃蛋白酶对胃黏膜的消化作用。由黏液和 HCO_3^- 共同构筑的抗损伤屏障,被称为黏液-碳酸氢盐屏障。

内因子由壁细胞分泌,促进维生素 B_{12} 的吸收。

3. 胃液分泌的调节 中枢神经系统的调节作用:与胃酸分泌调节有关的主要神经中枢有迷走神经运动背核、下丘脑和孤束核。调节胃酸分泌的主要内源性物质有:

(1)促进胃酸分泌的物质

1)乙酰胆碱:可直接或间接地作用于壁细胞而促进胃酸分泌,其中通过兴奋肠嗜铬样(ECL)细胞释放组胺的作用途径更为重要。乙酰胆碱也能引起主细胞分泌胃蛋白酶原及黏液细胞分泌黏液。

2)组胺:ECL 细胞分泌的组胺与壁细胞的 H_2 型组胺受体结合后,有很强的促进胃酸分泌的作用。ECL 细胞上存在着乙酰胆碱受体、胃泌素受体和肾上腺素受体。

3)胃泌素:①刺激胃酸分泌;②促进胃肠道黏膜生长及刺激胃、肠、胰的蛋白质、RNA 和 DNA 合成增加,称为营养作用;③其他作用:加强胃肠运动和胆囊收缩,促进胰液、胆汁分泌。

乙酰胆碱、胃泌素和组胺在引起胃酸分泌中的相互作用:这三种内源性物质的受体同时兴奋时,才能引起胃酸的有效分泌。

(2)抑制胃酸分泌的物质

1)生长抑素:可通过直接抑制壁细胞泌酸、抑制 G 细胞分泌胃泌素及抑制 ECL 细胞释放组胺等多种途径使胃酸分泌减少。

2)胰泌素:小肠上部 S 细胞释放,其作用是促进胰液中碳酸氢盐和 H_2O 的分泌,也具有明显抑制胃泌素和胃酸分泌的作用。

3)5-羟色胺:存在于肌间神经丛中的神经递质,能抑制胃泌素引起的胃酸分泌。

4)前列腺素:对进食、胃泌素、组胺等引起的胃液分泌具有显著的抑制作用。

4. 消化期胃液分泌的调节

(1)头期:引起胃液分泌的传入冲动都来自头部感受器(眼、耳、鼻、口腔、咽、食管等),包括条件反射和非条件反射性分泌。与食物有关的形状、气味、声音等刺激信号可刺激视、嗅、听等感受器而引起条件反射性胃液分泌。食物兴奋了口腔和咽部等部位的机械和化学感受器,兴奋传入中枢整合后,经迷走神经到达胃腺细胞,一方面直接作用于壁细胞引起胃酸分泌;另一方面作用于胃窦部的 G 细胞引起胃泌素分泌,间接地刺激胃腺分泌。头期胃液分泌的特点是酸度高、量多,胃蛋白酶原的含量高,因而消化力强。

(2)胃期:①胃底、胃体部的感受器受到扩张刺激,产生的兴奋性冲动通过迷走-迷走神经长反射和壁内神经丛的短反射,直接或通过胃泌素间接引起胃腺分泌;②胃幽门部的感受器受到扩张刺激,通过壁内神经丛作用于 G 细胞而引起胃泌素分泌;③食物的化学成分,主要是蛋白质的消化产物,可直接作用于 G 细胞,促进胃泌素的分泌。

（3）肠期:当食物进入小肠后,可通过其化学性和机械性刺激作用,使十二指肠黏膜的 G 细胞释放胃泌素。小肠黏膜还能释放一种称为肠泌酸素,促进胃酸分泌。

5. 在消化期抑制胃液分泌的主要因素

（1）盐酸:当胃和小肠内的 pH 降低到一定程度时,会对胃液分泌起抑制作用,表现为①盐酸直接抑制胃窦黏膜中的 G 细胞,使胃泌素释放减少;②盐酸刺激胃黏膜的 D 细胞分泌生长抑素,通过后者间接地抑制胃泌素和胃液的分泌。当十二指肠内的 pH 降低到 2.5 以下时:①盐酸作用于十二指肠黏膜,促进胰泌素释放,通过后者抑制胃泌素引起的胃酸分泌;②盐酸刺激十二指肠球部释放球抑胃素。

（2）脂肪:脂肪及其消化产物是抑制肠期胃液分泌的主要因素之一。

（3）高张溶液:①兴奋小肠内渗透压感受器,通过肠-胃反射,抑制胃液分泌;②刺激小肠黏膜释放一种或几种能抑制胃酸分泌的激素。

（二）胃的运动

近端胃主要功能是容纳和储存食物,调节胃内压及促进液体排空;远端胃主要功能是混合、研磨并加快固体食物的排空。

（1）胃运动的形式及其调节:胃的运动分为消化期的胃运动和非消化期的胃运动。消化期的胃运动具有以下特点:

1）胃运动的主要形式:①容受性舒张:进食时由于食物对咽、食管等部位的感受器产生刺激作用,使近端胃和食管下括约肌立即舒张,胃腔容量增大,以利于胃容纳食物,为容受性舒张。当食物进入胃后,胃内压上升,刺激胃内压力感受器,通过迷走神经反射使近端胃舒张,故胃内压升高不明显,这种活动被称为适应性舒张。②蠕动:"幽门泵"可将 1～2ml 的食糜排入十二指肠,当蠕动收缩波超越胃内容物抵达胃窦终末部时,该部位的平滑肌收缩增强,可将部分食糜反向推回到近侧胃窦或胃体。胃蠕动的主要生理作用是磨碎固体食物;促进食物与胃液混合,加强化学性消化;将食糜从胃体向幽门部推进,并排入十二指肠。③紧张性收缩:对维持胃的位置与形态及促进化学性消化具有重要的生理作用。

2）胃的排空及其控制

a. 胃排空的过程:食糜由胃排入十二指肠的过程称为胃排空。近端胃紧张性收缩及远端胃收缩是胃排空的动力,而幽门及十二指肠的收缩是排空的阻力。胃排空的速率取决于胃、十二指肠之间的压力差及幽门阻力。胃排空的速率还与食糜的物理性状和化学成分有关。在三种营养物质中,排空速度的快慢依次为糖类、蛋白质、脂肪,混合食物由胃完全排空需 4～6h。

b. 胃排空的控制:①胃内促进排空的因素:胃内食物量变化促进胃排空的主要机制是食物对胃壁产生扩张刺激,通过壁内神经反射或迷走-迷走神经反射促进的胃运动,另外食物的扩张刺激和某些化学成分,刺激胃泌素分泌。胃泌素引起胃酸分泌,促进胃的运动,增强"幽门泵"的活动,促进胃排空。②十二指肠内抑制排空的因素:十二指肠壁上的化学感受器和机械感受器,受到酸、脂肪、渗透压和机械扩张刺激时,可反射性地抑制胃的运动,使胃的排空减慢,此为肠-胃反射。

非消化期的胃运动呈现以间歇性强力收缩并伴较长的静息期为特征的周期性运动,称为移行性复合运动,分为 4 个时相,每 90～120min 进行一次。

（2）呕吐:是经过一系列复杂的反射活动,把胃肠的内容物从口腔排出的过程,是一种具有保护意义的防卫反射,可将胃内有害的物质排出,但过度的呕吐则为一种病理状态。

八、小肠内消化

（一）胰液的分泌

1. 胰液的成分和作用

（1）胰液的无机成分和作用:有水、HCO_3^-、Cl^-、Na^+ 和 K^+ 等,HCO_3^- 的主要作用是为小肠内多种消化酶的活动提供最适 pH 环境(pH 7～8),并中和进入十二指肠的胃酸,保护肠黏膜免遭强酸的侵蚀。

（2）胰液的有机成分和作用:①碳水化合物水解酶:胰淀粉酶可水解淀粉、糖原和大部分其他碳水化合物为双糖和少量的三糖;②脂类水解酶:胰脂肪酶分解中性脂肪为脂肪酸、甘油一酯和甘油;③蛋白质水解酶:胰蛋白酶、糜蛋白酶和羧基肽酶,胰蛋白酶和糜蛋白酶能使分解蛋白质为多肽,羧基肽酶能分解多肽为氨基酸。肠致活酶激活胰蛋白酶原,而胰蛋白酶一方面可正反馈地自我激活胰蛋白酶原,另一方面又能激活糜蛋白酶。

2. 胰液分泌的调节　胰液分泌的时相包括:

（1）头期:通过迷走神经来调节胰液分泌。迷走神经兴奋除了直接作用于胰腺外,也可通过胃泌素分泌间接地引起胰腺腺泡细胞分泌。

（2）胃期:①食物扩张胃体和胃底,通过迷走-迷走神经反射作用于胰腺,直接引起胰液分泌。食物或酸、碱溶液扩张胃窦部可引起窦胰反射,促进胰酶和碳酸氢盐分泌;②蛋白质的消化产物能刺激胃泌素释放而引起胰酶分泌增多;③胃内食糜的成分,特别是胃酸,可影响碳酸氢盐的分泌。

（3）肠期:肠腔内食糜中的蛋白质、多肽、脂肪酸和酸性物质是引起胰液分泌的重要刺激物;胆囊收缩素和胰泌素是调节该期胰液分泌的两种主要胃肠激素。此外,小肠黏膜上广泛分布着各种感受器,可激发迷走神经反射来调节胰液分泌。

胰泌素和胆囊收缩素对胰液分泌的调节体现在:

（1）胰泌素:作用于胰腺小导管的上皮细胞,促进水分和碳酸氢盐分泌。盐酸是引起胰泌素分泌最强的刺激因素。

（2）胆囊收缩素(CCK):由Ⅰ细胞所释放。引起 CCK 释放的因素由强至弱为:蛋白质分解产物、脂肪酸、盐酸、脂肪。CCK 具有促进胰液、胆汁和小肠液分泌及促进胆囊平滑肌收缩等多种生理作用。调节胰液分泌的各种激素之间和激素与神经因素间存在着协同作用。

（二）胆汁的分泌与排出

胆汁由肝细胞连续分泌。在非消化期,经肝管流出或经肝总管流入十二指肠,或经肝管、胆囊管进入胆囊内浓缩、储存;在消化期,在神经和体液因素影响下,胆囊收缩,Oddi 括约肌舒张,胆汁排入十二指肠,参与小肠内的消化过程。

1. 胆汁的性质和成分　刚从肝细胞分泌出来的胆汁称肝胆汁,呈金黄色或橘棕色,在胆囊内储存过的胆汁称胆囊胆汁,水分和 HCO_3^- 等成分吸收而被浓缩,颜色变深。胆汁酸与甘氨酸或牛磺酸结合形成的钠盐或钾盐称为胆盐。

2. 胆汁的作用　胆汁中不含消化酶,但具有以下功能:

（1）促进脂肪的消化和吸收:胆汁中的胆盐、胆固醇和卵磷脂等都可作为乳化剂以乳化脂肪,降低脂肪的表面张力,使其成为脂肪微滴,增加与胰脂肪酶的接触面积,从而促进脂肪的分解与消化,这种作用称为胆盐的乳化功能。胆盐的另一种更重要的作用是帮助脂肪酸、胆固醇、甘油一酯及其他脂类从小肠黏膜吸收。胆盐与脂肪酸、胆固醇、甘油一酯及其他脂类物质结合，形成微胶粒。微胶粒具有高度水溶性，可通过小肠黏膜而被吸收。

(2) 促进脂溶性维生素(A、D、E、K)的吸收。

(3) 防止胆固醇沉积。

(4) 促进胆汁合成和分泌。

(5) 排泄功能。

3. 胆汁分泌和排出的调节

(1) 神经因素的作用：食物的信号、进食动作以及食物对胃、小肠等部位的机械性和化学性刺激，可通过条件反射和非条件反射方式引起胆汁分泌少量增加。交感神经兴奋时则引起胆囊舒张。

(2) 体液因素的作用

1) 胆囊收缩素：引起胆囊强烈收缩，降低 Oddi 括约肌的紧张性，可促使大量胆汁排入十二指肠。

2) 胃泌素：促进肝胆汁分泌和胆囊收缩。也可通过促进胃酸分泌，再作用于十二指肠，促进胰泌素释放而再促进肝胆汁分泌。

3) 胰泌素：作用于胆管系统，促进肝胆汁分泌。

4) 生长抑素：能抑制胆汁的生成和进餐后胆汁的分泌，增加胆汁中胆固醇的饱和度。

5) 胆盐：通过胆盐的肠-肝循环刺激肝胆汁分泌。

(三) 小肠液的分泌

1. 小肠液的性质和成分　　弱碱性，含大量水分，无机成分有 Na^+、K^+、Ca^{2+}、Cl^- 等。

2. 小肠液的作用　　主要有消化作用；保护作用，即分泌的碱性黏稠黏液，可起润滑作用，并保护十二指肠黏膜免受胃酸侵蚀；稀释作用，稀释肠内消化产物，使其渗透压降低，有利于消化和吸收。

3. 小肠液分泌的调节　　机械性或化学性刺激引起的局部反射以及由肠神经系统活动增强引起的局部反射调节了小肠液的分泌。

(四) 小肠的运动

小肠运动的主要功能是进一步研磨、搅拌及混合食糜，推送食糜向大肠方向移动，促进食糜的消化和吸收。

1. 非消化期小肠的运动形式　　在非消化期，周期性移行性运动复合波，受神经、体液因素调节，其生理意义在于驱使小肠残留物、脱落细胞和肠道分泌物进入结肠，保持小肠干净并限制肠内细菌过度生长。

2. 消化期小肠的运动形式及其功能

(1) 紧张性收缩：保持其基本形状，是其他形式运动的基础。

(2) 分节运动：是小肠环行肌的节律性收缩和舒张运动。①使消化液与食糜充分混合，有利于消化酶对食物进行消化；②使食糜与小肠壁紧密接触，促进消化分解产物的吸收；③挤压肠壁，促进血液和淋巴液回流。

(3) 蠕动：是由小肠的环行肌和纵行肌由上而下依次发生的推进性收缩运动。使受分节运动作用过的食糜到达一个新的肠段，再继续开始分节运动。

(五) 小肠运动的调节

1. 自身调节　　指小肠平滑肌的电活动控制小肠的节律性收缩。小肠的慢波(基本电节律)

控制小肠运动的节律。

2. 肠神经系统的调节作用　肠肌间神经丛的大部分神经元控制小肠的收缩活动。

3. 外来神经的调节作用　迷走神经兴奋可引起小肠收缩加强。交感神经兴奋时,抑制小肠收缩。

4. 体液因素的调节作用　胃泌素、5-羟色胺、缩胆囊素和胃动素能加强小肠收缩;而胰泌素、胰高血糖素、血管活性肠肽和抑胃肽等则抑制小肠运动。

（六）回盲括约肌的功能

平时回盲括约肌保持轻度的收缩,可防止回肠内容物过快进入大肠,有利于小肠内容物的完全消化和吸收。

九、大肠内消化

大肠的生理功能为:①吸收肠内容物中的水分和电解质,参与机体对水、电解质平衡的调节;②对食物残渣进行加工,形成粪便并暂时储存;③吸收由大肠内某些细菌合成的维生素 B 和维生素 K。

（一）大肠液及其作用

大肠液由大肠黏膜表面的柱状上皮细胞和杯状细胞分泌,主要成分为黏液和碳酸氢盐。大肠液的主要作用是通过黏液蛋白保护肠壁和润滑粪便。

（二）大肠内细菌的活动

大肠内有大量的细菌,其物质分解是由细菌完成。某些细菌还能利用肠内较为简单的物质合成维生素 B 和维生素 K。

（三）大肠的运动和排便

1. 大肠的运动形式

（1）袋状往返运动:由环行肌不规则地自发收缩引起的,空腹时最常见。作用是使结肠袋中的内容物向两个相反的方向做短距离的往返移动,有利于研磨及混合肠内容物,使其与肠黏膜充分持久接触,促进水和电解质的吸收。

（2）分节推进运动和多袋推进运动:分节推进运动是指环行肌有规则地收缩,将一个结肠袋的内容物推移到邻近肠段,功能是结肠在挤捏和搓揉粪便的同时缓慢地把粪便推向远端。如果在一段结肠同时发生多个结肠袋协同收缩,并使其内全部或一部分内容物向更远处推移,这种运动则称为多袋推进运动。

（3）蠕动:收缩波远端的平滑肌舒张,近端的平滑肌则保持收缩状态,从而使该肠段排空并闭合。快速、推进较远的蠕动,称为集团蠕动,也称集团运动,可将部分肠内容物快速推送到乙状结肠和直肠。

2. 排便　粪便主要储存在结肠下部。当粪便进入直肠后,便引起排便反射。其中一个为固有反射,过程如下:粪便扩张直肠壁,刺激壁内的感受器,在降结肠、乙状结肠和直肠产生蠕动波,推送粪便进入直肠;当蠕动波抵达直肠下段时,肛门内括约肌舒张,如果肛门外括约肌在意识控制下也同时舒张,便产生排便。固有排便反射通常被副交感排便反射所加强。

当集团蠕动将粪便推入直肠,刺激直肠壁内的感受器,冲动经盆神经和腹下神经传至脊髓腰骶段的初级排便中枢,同时上传至大脑皮质,产生便意。大脑皮质可以控制排便活动,如条件允许,传出冲动经盆神经传出,使降结肠、乙状结肠和直肠收缩,肛门内括约肌舒张,同时阴部神经传出冲动减少,肛门外括约肌舒张,使粪便排出体外。另外,排便时,腹肌和膈肌收缩,使腹内压升高,可促进粪便排出。

3. 大肠活动的调节　刺激副交感神经,可使结肠运动增强和分泌增多。相反,刺激交感神经可使结肠运动减弱和分泌减少。食物中的纤维素能刺激肠运动,缩短粪便在肠内停留的时间及增加粪便的容积。

十、吸　　收

吸收是指食物的成分或其消化后的产物、水分、无机盐和维生素通过消化道黏膜的上皮细胞进入血液和淋巴液的过程。吸收营养物质的主要部位是小肠。

(一) 小肠的吸收

1. 吸收的形态学基础　黏膜皱襞、绒毛和微绒毛增加吸收面积,绒毛上皮高度分化,具有许多与吸收功能有关的转运蛋白质。

2. 吸收的途径和方式　吸收的途径有:①跨细胞途径,即通过绒毛柱状上皮细胞腔面膜进入细胞内,再经细胞的基底侧膜进入血液或淋巴;②旁细胞途径,是通过细胞间的紧密连接进入细胞间隙,再进入血液或淋巴。营养物质通过细胞膜的方式有三种,即主动转运、被动转运(包括扩散、渗透和滤过)和胞吞、胞吐。

(二) 小肠内主要营养物质的吸收

1. 水的吸收　水在小肠上段通过扩散方式被吸收。各种溶质,特别是 NaCl 的主动转运造成的渗透梯度,是水吸收的主要动力。水可以同时通过跨细胞和旁细胞两条途径而被吸收。

2. 无机盐的吸收

(1) 钠的吸收:小肠对钠的吸收是主动的。底膜侧膜钠-钾泵的活动将胞内的 Na^+ 主动转运入血液,胞内低 Na^+。肠腔内的 Na^+ 借助于纹状缘上的载体,通过易化扩散的形式进入细胞内。钠的吸收为单糖和氨基酸的吸收提供动力。另外,有一部分钠是同时与 Cl^- 一起被吸收的。

(2) 铁的吸收:铁主要在十二指肠和空肠被吸收。铁的吸收与机体对铁的需要等因素密切有关。维生素 C 能使 Fe^{3+} 还原为 Fe^{2+},其造成的酸性环境也使铁易于溶解,均可促进铁的吸收。

(3) 钙的吸收:吸收钙的主要部位是十二指肠。钙盐只有在水溶液状态下才能被吸收。影响钙吸收的因素有①机体对钙的需求;②维生素 D 促进小肠对钙的吸收;③肠腔内的酸度;④胆汁酸促进钙的吸收;⑤磷酸盐阻碍钙的吸收。

(4) 负离子的吸收:肠腔内的 Na^+ 主动转运产生的电位差,可促进负离子的吸收。

3. 糖的吸收　单糖的吸收方式是通过主动转运或继发性主动转运。

4. 蛋白质的吸收　通过钠依赖性转运系统以继发性主动转运的方式进入小肠。存在着选择性地转运中性、碱性、酸性氨基酸的转运系统。

5. 脂肪的吸收　长链脂肪酸以混合微胶粒的方式进入黏膜细胞,在胞内形成乳糜微粒,以胞吐的形式释放到组织间隙,经淋巴途径而被吸收。中、短链的脂肪酸及其甘油一酯是水溶性的,在十二指肠和空肠可通过扩散直接进入血液。

6. 胆固醇的吸收　吸收机制与长链脂肪酸及其甘油一酯类似。

第二节　上消化道出血

消化道出血是临床常见病,常因发病较急而又诊断不清危及患者生命。消化道出血通常分为上消化道出血与下消化道出血。上消化道出血指出血点位于屈氏韧带以上的消化道,包括食管、胃及十二指肠等部位的出血。国外资料显示,上消化道出血的患者约占年均总住院人数的0.1%,其病死率接近10%。国内目前尚无相关资料。

一、病因与发病机制

原发性肝癌患者,上消化道出血是主要的死亡原因之一。由于肝癌患者多合并肝硬化,门静脉高压、食管胃底静脉曲张的发生率较高;另外,对皮质激素及体内激素的灭活能力低下,消化道溃疡、胃黏膜病变亦较为普遍。

1. 食管胃底静脉曲张　食管胃底静脉曲张是导致肝癌上消化道出血的最主要原因。其发生的主要机制为:大多数肝癌患者都伴有肝硬化,肝硬化可导致门静脉压力增高、食管胃底静脉曲张,当门静脉或肝静脉阻塞,可加剧门静脉高压,导致已曲张的食管胃底静脉破裂出血,引起上消化道出血;肝癌可加重肝功能损害,使肝硬化程度加重,导致门静脉高压加剧;当肝癌病灶位于肝门部时,可压迫门静脉主干,也可使门静脉压升高。

2. 凝血机制障碍　肝癌患者由于正常肝组织减少,肝脏合成的凝血因子减少,凝血机制发生障碍。由于脾功能亢进,血小板破坏增加,凝血机制也会发生障碍。此外,癌栓进入血液后,很容易引起急性弥散性血管内凝血(DIC),引起消化道出血。

3. 胃肠黏膜糜烂　肝癌患者由于门静脉高压,常造成胃肠道淤血、黏膜水肿糜烂;对皮质激素及体内激素的灭活能力低下,消化道溃疡、胃黏膜病变亦较为普遍,易引起出血。

4. 胆道出血　肝癌引起的胆道出血不多见,占5%左右,原因主要有以下几点:①肿瘤呈浸润性生长长入肝内胆管,当肿块溃破时出血,血液流入胆管,发生胆道出血;②肿瘤侵蚀肝内大血管及肝内胆管,形成血管胆管瘘,导致胆道大出血;③来源于胆道上皮的胆管细胞癌发生坏死后,肿块向肝内胆管腔内破溃出血,出现胆道大出血。

二、临床表现

消化道出血的临床表现取决于出血病变的性质、部位、失血量与速度,与患者的年龄、心肾功能等全身情况也有关系。急性大量出血多数表现为呕血;慢性小量出血则以粪便隐血试验阳性表现;出血部位在空肠屈氏韧带以上时,临床表现为呕血,如出血后血液在胃内潴留时间较久,因经胃酸作用变成酸性血红蛋白而呈咖啡色。如出血速度快而出血量又多,呕血的颜色是鲜红色。黑粪或柏油样粪便表示出血部位在上消化道,但如十二指肠部位病变的出血速度过快时,在肠道停留时间短,粪便颜色会变成紫红色。右半结肠出血时,粪便颜色为鲜红色。在空、回肠及右半结肠病变引起小量渗血时,也可有黑粪。

上消化道大量出血导致急性周围循环衰竭。失血量过大,出血不止或治疗不及时可引起机体的组织血液灌注减少和细胞缺氧,进而可因缺氧、代谢性酸中毒和代谢产物的蓄积,造成周围血管扩张,毛细血管广泛受损,以致大量体液淤滞于腹腔、肾脏与周围组织,使有效血容量锐减,严重地影响心、脑、肾的血液供应,最终形成不可逆转的休克,导致死亡。在出血周围循环衰竭发展过程中,临床上可出现头昏、心悸、恶心、口渴、黑矇或晕厥;皮肤由于血管收缩和血液灌注不足而呈灰白、湿冷;按压甲床后呈现苍白,且经久不见恢复;静脉充盈差,体表静脉往往瘪陷;

患者感到疲乏无力,进一步可出现精神萎靡、烦躁不安,甚至反应迟钝、意识模糊。老年人器官储备功能低下,加之老年人常有脑动脉硬化、高血压、冠心病、慢性支气管炎等老年基础病,虽出血量不大,也会引起多器官功能衰竭,增加死亡危险因素。

三、诊 断 依 据

(一) 诊断

根据呕血、黑粪和失血性周围循环衰竭的临床表现,呕吐物或黑粪隐血试验呈强阳性,血红蛋白浓度、红细胞计数及血细胞比容下降的实验室证据,可作出上消化道出血的诊断,但必须注意出血严重程度的估计和周围循环状态的判断。据研究,成人每日消化道出血 5~10ml,粪便隐血试验出现阳性,每日出血量 50~100ml 可出现黑粪。出血量超过 500ml,可出现全身症状,如头昏、心慌、乏力等。短时间内出血量超过 1000ml,可出现周围循环衰竭表现。

急性大出血严重程度的估计,最有价值的标准是血容量减少所导致周围循环衰竭的临床表现,而周围循环衰竭又是急性大出血导致死亡的直接原因。因此,对急性消化道大出血患者,应将对周围循环状态的有关检查放在首位,并据此作出相应的紧急处理。血压和心率是关键指标,需进行动态观察,综合其他相关指标加以判断。如果患者由平卧位改为坐位时出现血压下降(下降幅度大于 15~20mmHg)、心率加快(上升幅度大于 10 次/分),已提示血容量明显不足,是紧急输血的指征。如收缩压低于 90mmHg、心率大于 120 次/分,伴有面色苍白、四肢湿冷、烦躁不安或神志不清则表示已进入休克状态,属严重大量出血,需积极抢救。

呕血与黑粪的频度与量,对出血量的估计虽有一定帮助,但由于出血大部分积存于胃肠道,且呕血与黑粪分别混有胃内容物与粪便,因此不可能据此对出血量作出精确的估计。此外,患者的血常规检验包括血红蛋白浓度、红细胞计数及血细胞比容,虽可估计失血的程度,但并不能在急性失血后立即反映出来,且还受到出血前有无贫血存在的影响,因此也只能供估计出血量的参考。由于肠道内积血需经数日(一般约 3 日)才能排尽,故不能以黑粪作为继续出血的指标。临床上出现下列情况应考虑继续出血或再出血:①反复呕血或黑粪次数增多、粪质稀薄,伴有肠鸣音亢进;②周围循环衰竭的表现经充分补液输血而未见明显改善或虽暂时好转而又恶化;③血红蛋白浓度、红细胞计数与血细胞比容继续下降,网织红细胞计数持续增高。

出血的病因诊断,过去病史、症状与体征可为出血的病因提供重要线索,但确诊出血的原因与部位需靠器械检查。

1. 临床与实验室检查提供的线索　过去有病毒性肝炎、血吸虫病或酗酒病史,并有肝病与门静脉高压的临床表现者,可能是食管胃底静脉曲张破裂出血。肝功能实验结果异常、血常规白细胞及血小板减少等有助于肝硬化诊断。

2. 胃镜检查　是目前诊断上消化道出血病因的首选检查方法:胃镜检查在直视下顺序观察食管、胃、十二指肠球部直至降段,从而判断出血病变的部位、病因及出血情况。多主张检查在出血后 24~48h 进行,称急诊胃镜检查。一般认为这可提高出血病因诊断的准确性。急诊胃镜检查还可根据病变的特征判断是否继续出血或估计再出血的危险性,并同时进行内镜止血治疗。在急诊胃镜检查前需先补充血容量、纠正休克、改善贫血,并尽量在出血的间歇期进行。

3. X 线钡餐检查　目前已多为胃镜检查所代替,故主要适用于有胃镜检查禁忌证或不愿进行胃镜检查者。检查一般在出血停止数天后进行。

4. 其他检查　选择性动脉造影、放射性核素锝-99m 标记红细胞扫描及小肠镜检查等主要适用于不明原因的消化道出血。由于胃镜检查已能彻底搜寻十二指肠降段以上消化道病变,故上述检查较少应用于上消化道出血的诊断。

据临床资料统计,80%～85%急性上消化道大量出血患者除支持疗法外,无须特殊治疗,出血可在短期内自然停止。仅有15%～20%患者持续出血或反复出血,这类患者主要是由于出血并发症而死亡。如何早期识别再出血及死亡危险性高的患者,并予加强监护和积极治疗,便成为急性上消化道大量出血处理的重点。

另外,肝癌引起的胆道出血极为少见,故易被忽略或误诊。其临床表现与肝癌等其他原因所致的上消化道出血表现有不同之处。胆道出血除有黑粪外,多有急性上腹部剧烈绞痛,这是因为血流以很快的速度流入胆总管时,使胆管内压骤然升高,引起胆管及括约肌强烈痉挛,这与食管胃底静脉破裂出血有所不同。出血量大时,亦可出现休克。有的患者也可出现黄疸,这是因为胆总管内潴留的血液形成血凝块堵塞胆总管所致。当肝癌患者同时出现腹痛、黑粪及黄疸时,要考虑胆道出血的可能性。可行B超及CT检查,以进一步明确诊断。一般B超检查可以明确诊断,若B超不能明确时可行CT检查。

(二) 鉴别诊断

1. 上消化道大量出血的早期识别　若上消化道出血引起的急性周围循环衰竭征象的出现先于呕血和黑粪,就必须与中毒性休克、过敏性休克、心源性休克或急性出血坏死性胰腺炎,以及子宫异位妊娠破裂、自发性或创伤性脾破裂、动脉瘤破裂等其他病因引起的出血性休克相鉴别。有时尚须进行上消化道内镜检查和直肠指检,借以发现尚未呕出或便出的血液,使诊断得到及早确立。

消化道出血检测:上消化道出血引起的呕血和黑粪首先应与鼻出血、拔牙或扁桃体切除而咽下血液者加以区别。也需与肺结核、支气管扩张、支气管肺癌、二尖瓣狭窄所致的咯血相区别。此外,口服禽畜血液、骨炭、铋剂和某些中药也可引起粪便发黑,需与上消化道出血引起的黑粪鉴别。

2. 出血量的估计　上消化道出血量达到约20ml时,粪便隐血试验可呈现阳性反应。当出血量达50ml,可表现为黑便。严重性出血指3h内需输1500ml血液才能纠正其休克。严重性出血性质又可分为大量出血(massive bleeding)即指每小时需输血300ml才能稳定其血压者;最大量出血(major hemorrhage)即指经输血1000ml后血红蛋白仍下降到10g/dl以下者。持续性出血指24h之内的2次胃镜所见均为活动性出血,出血持续在60h以上,需输血3000ml才能稳定循环者。再发性出血指2次出血的时间距离在1～7天。如果出血量不超过400ml,轻度的血容量减少;超过500ml,失血又较快时,患者可有头昏、乏力、心动过速和血压偏低等表现,随出血量增加,症状更加显著,甚至引起出血性休克。对于上消化道出血量的估计,主要根据血容量减少所致周围循环衰竭的临床表现,特别是对血压、脉搏的动态观察。根据患者的血常规红细胞计数、血红蛋白及血细胞比容测定,也可估计失血的程度。

3. 出血的病因和部位的诊断

(1) 病史与体征:消化性溃疡患者80%～90%都有长期规律性上腹疼痛史,并在饮食不当、精神疲劳等诱因下并发出血,出血后疼痛减轻,急诊或早期胃镜检查即可发现溃疡出血灶。呕出大量鲜红色血而有慢性肝炎、血吸虫病等病史,伴有肝掌、蜘蛛痣、腹壁静脉曲张、脾大、腹水等体征时,以门脉高压、食管静脉曲张破裂出血为最大可能。45岁以上慢性持续性粪便隐血试验阳性,伴有缺铁性贫血者应考虑胃癌或食管裂孔疝。有服用消炎止痛或肾上腺皮质激素类药物史或严重创伤、手术、败血症时,其出血以应激性溃疡和急性胃黏膜病变为可能。50岁以上原因不明的肠梗阻及便血,应考虑结肠肿瘤。60岁以上有冠心病、心房颤动病史的腹痛及便血者,缺血性肠病可能大。突然腹痛、休克、便血者要立即想到动脉瘤破裂。黄疸、发热及腹痛者伴消化道出血时,胆道源性出血不能除外,常见于胆管结石或胆管蛔虫症。

(2) 特殊诊断方法：近年来上消化道出血的临床研究有了很大的进展，除沿用传统方法 X 线钡餐等检查之外，内镜检查已普遍应用，在诊断基础上又发展了特殊治疗。X 线钡剂检查仅适用于出血已停止和病情稳定的患者，其对急性消化道出血病因诊断的阳性率不高；此外还有内镜检查、血管造影和放射性核素显像等。近年应用放射性核素显像检查法来发现活动性出血的部位，其方法是静脉注射锝-99m 胶体后作腹部扫描，以探测标记物从血管外溢的证据，可指导初步的定向作用。

四、治 疗 原 则

1. 一般治疗　卧床休息；观察神色和肢体皮肤是湿冷或温暖；记录血压、脉搏、出血量与每小时尿量；保持静脉通路并测定中心静脉压。保持患者呼吸道通畅，避免呕血时引起窒息。大量出血者宜禁食，少量出血者可适当进流食。多数患者在出血后常有发热，一般无须使用抗生素。

补充血容量：当血红蛋白低于 9g/dl，收缩压低于 90mmHg 时，应立即输入足够量的全血。对肝硬化时静脉高压的患者要提防因输血而增加门静脉压力激发再出血的可能性。要避免输血、输液量过多而引起急性肺水肿或诱发再次出血。

2. 上消化道大量出血的止血处理

(1) 胃内降温：通过胃管以 10～14℃冰水反复灌洗胃腔而使胃降温，从而可使其血管收缩、血流减少，并可使胃分泌和消化受到抑制。出血部位纤溶酶活力减弱，从而达到止血目的。

(2) 口服止血剂：消化性溃疡的出血是黏膜病变出血，采用血管收缩剂如去甲肾上腺素 8mg 加于冰盐水 150ml 分次口服，可使出血的小动脉强烈收缩而止血。此法不主张在老年人中使用。

(3) 抑制胃酸分泌和保护胃黏膜：H_2 受体拮抗剂，如西咪替丁因抑制胃酸，提高胃内 pH 的作用，从而减少 H^+ 弥散，促进止血，对应激性溃疡和急性胃黏膜病变出血的防治有良好作用。近年来作用于质子泵的制酸剂奥美拉唑，是一种 H^+-K^+-ATP 酶的阻滞剂，大量出血时可静脉注射，一次 40mg。

(4) 内镜直视下止血：局部喷洒 5% Monsell 液（碱式硫酸铁溶液），其止血机制在于可使局部胃壁痉挛，出血周围血管发生收缩，并有促使血液凝固的作用，从而达到止血目的。内镜直视下高频电灼血管止血，适用于持续性出血者。由于电凝止血不易精确凝固出血点，对出血面直接接触可引起暂时性出血。近年已广泛开展内镜下激光治疗，使组织蛋白凝固，小血管收缩闭合，立即达到机械性血管闭塞或血管内血栓形成的作用。

(5) 食管静脉曲张出血的非外科手术治疗

1) 气囊压迫：是一种有效的，但仅是暂时控制出血的非手术治疗方法。半个世纪以来，此方法一直是治疗食管静脉曲张大出血的首选方法，近期止血率达 90%。三腔管压迫止血的并发症有：①呼吸道阻塞和窒息；②食管壁缺血、坏死、破裂；③吸入性肺炎。最近几年，对气囊进行了改良，在管腔中央的孔道内通过一根细径的纤维内镜，就可以直接观察静脉曲张出血及压迫止血的情况。

2) 经颈内静脉门腔分流术(TIPS)：是指经颈内静脉插管至肝静脉后，穿刺肝实质至肝内门静脉分支，将可扩张的金属支架植入后建立肝内门静脉与下腔静脉之间的分流道，以使整个肝外门静脉系区域的压力显著降低，从而达到治疗胃食管静脉曲张破裂出血和腹水等门脉高压并发症。当药物治疗和内镜下常规治疗方法均不能控制急性出血时，患者的死亡率可达 80%。其中，许多患者因全身状况差、病情危重和严重的肝病而不适宜并较少接受外科手术。根据既往经验,这类患者接受急诊外科分流术亦有较高的死亡率(31%～77%)。

3) 降低门脉压力的药物治疗:使出血处血流量减少,为凝血过程提供了条件,从而达到止血目的。不仅对静脉曲张破裂出血有效,而且对溃疡、糜烂、黏膜撕裂也同样有效。可选用的药物有血管收缩剂和血管扩张剂两种。①血管加压素及其衍生物:以垂体后叶素应用最普遍,剂量为 0.4U/min 连续静脉滴注,止血后每 12 小时减 0.1U/min。可降低门脉压力 8.5%,止血成功率为 50%～70%,但复发出血率高,药物本身可致严重并发症如门静脉系统血管内血栓形成,冠状动脉血管收缩等,应与硝酸甘油联合使用。②生长抑素及其衍生物:近年合成的奥曲肽能减少门脉主干血流量 25%～35%,降低门脉压 12.5%～16.7%,又可同时使内脏血管收缩及抑制胃泌素及胃酸的分泌。适用于肝硬化食管静脉曲张的出血,其止血成功率为 70%～87%。对消化性溃疡出血的止血率为 87%～100%。静脉缓慢注射 100μg,继而每小时静脉滴注 25μg。③血管扩张剂:不主张在大量出血时用,而认为与血管收缩剂合用或止血后预防再出血时用较好。常用硝苯地平与硝盐药物如硝酸甘油等,有降低门脉压力的作用。

(6) 手术处理

1) 食管胃底静脉曲张出血:采取非手术治疗如输血、药物止血、三腔管、硬化剂及栓塞仍不能控制出血者,应作紧急静脉曲张结扎术,此种方法虽有止血效果,但复发出血率较高。如能同时做脾肾静脉分流术,可减少复发率。择期门腔分流术的手术死亡率低,有预防性意义。

2) 溃疡病出血:当上消化道持续出血超过 48h 仍不能停止;24h 内输血 1500ml 仍不能纠正,血容量、血压不稳定;保守治疗期间发生再出血;内镜下发现有动脉活动出血等情况,死亡率高达 30%,应尽早外科手术。

3) 肠系膜上动脉血栓形成或动脉栓塞:常发生在有动脉粥样硬化的中老年人,突然腹痛与便血,引起广泛肠坏死的死亡率高达 90%,必须手术切除坏死的肠组织。

第十二章 泌尿系统

泌尿系统由肾、输尿管、膀胱及尿道组成,其主要功能为排泄。排泄是指机体代谢过程中所产生的各种不为机体所利用或者有害的物质向体外输送的生理过程。被排出的物质一部分是营养物质的代谢产物;另一部分是衰老的细胞破坏时所形成的产物。此外,排泄物中还包括一些随食物摄入的多余物质,如多余的水和无机盐类。

尿中所含的排泄物为水溶性并具有非挥发性的物质和异物,种类最多,量也很大,因而肾脏是排泄的主要器官。此外,肾脏是通过调节细胞外液量和渗透压,保留体液中的重要电解质,排出氢,维持酸碱平衡,从而保持内环境的相对稳定,因此肾脏又是一个维持内环境稳定的重要器官;肾脏还可生成某些激素,如肾素、促红细胞生成素等,所以肾脏还具有内分泌功能。

第一节 泌尿系统生理

一、肾脏的基本结构

1. 肾单位

(1)肾单位的构成:肾小体及与之相连的肾小管构成肾单位。肾小体由肾小球和肾小囊组成。肾小球是位于入球小动脉和出球小动脉之间的一团经分支又再吻合的毛细血管网,被足细胞包裹,并形成肾小囊的脏层。肾小囊的壁层与近球小管壁相连续,脏层和壁层之间即肾小囊的囊腔。肾小球毛细血管内的血浆经滤过进入肾小囊,然后进入肾小管。肾小管可分为近球小管、髓袢和远球小管。髓袢又分为降支和升支。其中降支包括近球小管的直段和髓袢降支细段;升支则包括升支细段和升支粗段。远球小管通过连接小管与集合管相连通。

(2)皮质肾单位和近髓肾单位:肾小体位于肾皮质外层的肾单位,其髓袢较短,称为皮质肾单位。肾小体位于肾皮质内层靠近髓质的部分,称为近髓肾单位,具有长的髓袢。近髓肾单位的特点是其出球小动脉的分支除形成小管周围毛细血管网外,还形成特殊的直小血管,与髓袢及集合管伴行,形成袢,在尿液的浓缩和稀释中起重要作用。

(3)滤过膜的构成:滤过膜,即滤过屏障,由毛细血管的内皮细胞、基膜和肾小囊脏层足细胞的足突构成。肾小球毛细血管内皮有窗孔,水、小分子溶质都能自由地通过这些微孔;内皮细胞表面有带负电荷的糖蛋白,能阻碍带负电荷的蛋白质通过。基膜是一层有孔的基质。相邻足细胞的足突互相交错对插,形成滤过裂隙膜。

此外,肾小体有系膜细胞分布在肾小球毛细血管的周围,有收缩能力,能影响毛细血管血流,并使肾小球滤过膜面积减小。

2. 集合管 在尿液的浓缩过程中起重要的作用。

3. 近球小体 由以下几部分组成:

(1)致密斑:是髓袢升支粗段的远端部分与该肾单位的入球和出球小动脉相接触处的一些特殊分化的上皮细胞。

(2)系膜细胞:包括肾小球系膜细胞和肾小球外的系膜细胞。

(3)颗粒细胞:指入球小动脉和出球小动脉中一些特殊分化的平滑肌细胞,也称近球细胞,能合成、储存和分泌肾素。

近球小体能将髓袢升支粗段内小管液的成分变化的信息传递到该肾单位的起始部分,即肾小球,从而调节该肾单位近球细胞肾素的释放和肾小球滤过率,这一过程即称为管球反馈。

4. 肾的血管分布　肾有两个串联的毛细血管网,即肾小球毛细血管网和肾小管周围毛细血管网,由出球小动脉相连。

5. 肾的神经支配

(1) 从中枢至肾的传出神经纤维:肾交感神经的功能是引起血管收缩,调节肾脏的血流量;直接促进小管上皮细胞对 Na^+、Cl^- 等离子的重吸收;还支配近球细胞,引起肾素的释放。

(2) 肾的传入神经:肾脏的传入纤维可感受机械性和化学性刺激,并将这些信息传达到中枢神经系统。

二、肾脏功能的研究方法

1. 肾清除率的定义　肾清除率是指通过两肾的活动,每分钟使多少毫升血浆中的某一物质通过尿生成的过程进入尿液,然后排出体外。

2. 用肾清除率方法测定肾小球滤过率　菊糖能在肾小球处自由地滤过,而在肾小管中又不被重吸收和分泌,它的肾清除率就可以代表肾小球滤过率。

3. 用肾清除率方法测定肾血浆流量和推算肾血流　如果血浆流经肾脏一次后,其中所含的某种物质完全被清除,即经过肾小球滤过和肾小管分泌,该物质在肾静脉血液中的浓度为零,则这种物质的清除率可以代表每分钟流过两肾的血浆量,即肾血浆流量(RPF)。对氨基马尿酸可几乎完全被肾脏清除,因此 PAH 清除率的值很接近于 RPF。测得了肾血浆流量,再测定血液的血细胞比容,就可以计算肾血流量。

4. 用肾清除率方法推测肾小管功能　如某一种物质(X)的肾清除率$(C_x) > C_{in}$,则表示该物质在肾小球滤过后,在肾小管内有净分泌;反之,如果某物质的 $C_x < C_{in}$,则表示该物质在肾小球滤过后,在肾小管内有净重吸收。

5. 自由水清除率　无溶质水指在每分钟内必须从尿中除去(重吸收)或向尿中加入的一定量的纯水(即无任何溶质的水),才能使尿液的渗透压与血浆渗透压相等。自由水清除率就是用来对肾脏产生无溶质水的能力进行定量的一个指标。

三、肾小球的滤过功能

血液流经肾小球毛细血管时,其血浆成分(除蛋白质分子外)发生超滤,进入肾小囊,肾小囊内的液体是血浆的超滤液。在完整机体,每分钟两个肾脏全部肾小球滤过的液量称为肾小球滤过率。每天经过两肾滤过的血浆超滤液总量可达 180L。单位时间内滤过的液量(即肾小球滤过率)与肾血浆流量的比值,称为滤过分数(FF)。

(一) 决定肾小球滤过的因素

决定滤过的因素包括有效滤过压和滤过系数。

1. 有效滤过压　其数值等于跨毛细血管静水压差和跨毛细血管胶体渗透压差的差值。跨毛细血管静水压差是指毛细血管血压和肾小囊内静水压的差,跨毛细血管胶体渗透压差是指毛细血管内血浆的胶体渗透压和肾小囊内液体胶体渗透压的差。在肾小球毛细血管上,当有效滤过压为 0 时,就没有血浆滤过,称为滤过压平衡状态。

2. 滤过系数　滤过系数(K_F)是指在单位有效滤过压的驱动下,单位时间内经滤过膜滤过的液量。决定 K_F 的两个主要因素是滤过膜的有效通透性系数和滤过膜的面积。

　　凡能影响肾小球毛细血管血压、血浆胶体渗透压、滤过膜面积和滤过膜通透性系数的因素，都可能影响单个肾单位的肾小球滤过率（GFR），从而影响 K_F；另外，肾小球血浆流量也是影响 K_F 的重要因素。①肾小球血浆流量：肾血浆流量的改变对 GFR 的影响不大。②滤过系数：K_F 值等于有效通透性系数和面积的乘积。③跨毛细血管静水压差 ΔP：GFR 随 ΔP 的增大而增大；入球小动脉中血浆蛋白的浓度在一定范围内，GFR 与动脉血中血浆蛋白浓度成反比关系。④入球小动脉和出球小动脉的阻力：入球小动脉阻力升高时，会导致血流量和毛细血管血压降低，从而使 GFR 降低；而出球小动脉阻力升高时，使血流量降低，而毛细血管血压增高，GFR 可能增大。

（二）肾血流量和肾小球滤过率的自身调节

　　当肾动脉灌注压在一个相当大的范围内（一般在 $80\sim160\text{mmHg}$）发生变化时，肾血流量（RBF）能保持相对恒定。这是肾脏血管对其血流量的一种自身调节。入球小动脉阻力的变化起主要作用。

　　1. 肌源性机制　当动脉压降低时，肾脏入球小动脉壁所受的牵张减低，血管平滑肌舒张，入球小动脉的阻力降低。反之，当动脉血压升高时，入球小动脉的阻力也增高。故在一定动脉血压变动范围内，RBF 和 GFR 能保持相对恒定。自身调节的生理意义在于使肾脏的功能不随动脉血压的变化而改变，使水和电解质的排出保持稳定。

　　2. 管球反馈　全称是肾小管-肾小球反馈，是 GFR 自身调节的另一种机制。当肾小管内液体的流量发生改变时，可以通过这一反馈机制调节同一肾单位的 GFR，使后者发生改变，从而使流经肾小管远端部分（如致密斑部位）的小管液的成分仅能在一个较狭小的范围内变动。

（三）肾血流量和肾小球滤过率的神经体液调节

　　1. 神经调节　交感神经活动加强，使入球小动脉明显收缩，RBF 和 GFR 减少；反之 RBF 和 GFR 增加。

　　2. 体液调节　肾素-血管紧张素系统生成血管紧张素Ⅱ（ANG Ⅱ），使血管平滑肌收缩，RBF 降低。在 ANG Ⅱ 浓度较低时，主要引起出球小动脉收缩，GFR 变化不大。ANG Ⅱ 浓度较高时，入球小动脉也明显收缩，则 GFR 降低。ANG Ⅱ 还能使系膜细胞收缩，K_F 值减小，使 GFR 降低。前列腺素 PGE_2 和 PGI 能在肾组织内生成，使肾脏小动脉舒张，RBF 增加，但同时使系膜细胞收缩，K_F 降低，GFR 无明显改变。

　　3. 一氧化氮　使入球和出球小动脉舒张。

　　4. 内皮素　使入球和出球小动脉收缩，并使 RBF 和 GFR 降低。

　　5. 缓激肽　在肾脏产生舒血管作用，也能引起 NO 和前列腺素的生成，结果使 RBF 和 GFR 增加。

　　6. 心房钠尿肽（ANP）　使入球小动脉舒张，但使出球小动脉收缩，故肾小球毛细血管血压升高，滤过分数增加；还能使系膜细胞舒张，故 K_F 值增大，所以 ANP 能使 GFR 增加。

四、肾小管和集合管的物质转运功能

　　重吸收是指肾小管和集合管上皮将小管液中的水分和各种溶质重新转运回血液；分泌是指血液中的某些溶质被转运入小管液。

（一）肾小管和集合管中物质转运的方式

　　1. 被动转运　是指不需要由代谢直接供能就可进行的跨膜物质转运，如扩散、渗透、易化扩散。膜上的转运蛋白,选择性地转运某一种分子,称为单一转运。当水分子被重吸收时,有些溶质可随着水分子一起被转运,称为溶剂拖曳。

2. 主动转运 指需要由某种代谢过程(如 ATP 的分解)来直接供能的跨膜物质转运,一般都是使溶质逆电化学梯度移动。肾脏中有 Na^+-K^+-ATP 酶(即钠泵)、氢泵(也称质子泵)和钙泵等。也存在许多联合转运的机制,如果几种物质同一方向由膜的一侧移向膜的另一侧,则称为同向转运;反之,如果不同的物质向相反方向发生跨膜转运,则称为逆向转运。联合转运通常至少有一种物质是逆电化学梯度移动的;其逆电化学梯度移动所需的能量则是由另一种(或几种)物质的顺电化学梯度移动提供的。这种形式的物质转运也称为继发性主动转运。

3. 物质通过肾小管上皮转运的途径 上皮细胞的管腔面或称顶端膜,有大量微绒毛,形成刷状缘;上皮细胞的侧面和基底面则称为基底侧膜,这两部分细胞膜上分布着不同的转运体。物质重吸收的途径有跨细胞转运途径和细胞旁转运途径。

(二)肾小管和集合管中各种物质的转运

1. Na^+、Cl^- 和水的重吸收 在 Na^+ 的重吸收中起关键作用的是上皮细胞基底侧膜的钠泵。由钠泵建立的跨细胞膜 Na^+ 浓度梯度,可为其他许多物质转运提供能量。

(1)近球小管中的重吸收:小管液流经近球小管时,其中 Na^+、Cl^-、K^+ 等溶质和水将近 70% 被重吸收;其中约 2/3 经跨细胞转运途径,1/3 经细胞旁途径被重吸收。Na^+、Cl^- 的重吸收发生在近球小管的起始段,Na^+ 与一些有机分子如葡萄糖、氨基酸、乳酸等一起被重吸收;在近球小管的后段,Na^+ 主要和 Cl^- 一起被重吸收。水的重吸收发生在近球小管中,Na^+、Cl^- 等物质的重吸收在上皮两侧建立起一个渗透浓度梯度,使水分子以渗透的方式被重吸收,水的重吸收也是通过跨细胞转运和细胞旁转运两种途径进行的。

(2)髓袢:重吸收的 20% 是在肾小球处滤过的 NaCl,且主要在升支粗段中进行。升支粗段的顶端膜上有电中性的 Na^+-K^+-$2Cl^-$ 同向转运体,Na^+ 和 Cl^- 顺电化学梯度移动,K^+ 逆电化学梯度移动。进入细胞内的 Na^+ 由钠泵泵出细胞;Cl^- 则经 Cl^- 通道入细胞间隙,也可由 K^+-Cl^- 同向转运体转入细胞间隙。进入细胞的 K^+,由顶端膜上的 K^+ 通道重新回到小管液,使小管液带正电位,使小管液中 Na^+、K^+、Ca^{2+} 等正离子经细胞旁转运途径被重吸收。水主要在髓袢降支薄壁段以渗透方式被重吸收,升支对水是不通透的。

(3)远球小管和集合管:在肾小球处滤过的 NaCl,约 7% 在远球小管中被重吸收;不到 3% 在集合管中被重吸收。远球小管和集合管段对水的重吸收量与血浆中血管升压素的浓度有关。在远球小管的起始段,上皮对水仍不通透;小管液中的 Na^+ 和 Cl^- 由 Na^+-Cl^- 同向转运机制进入细胞。远球小管后段和集合管的上皮分主细胞和闰细胞。主细胞基底侧膜上的钠泵将 Na^+ 泵出细胞,小管液中的 Na^+ 通过顶端膜上的钠通道进入细胞。闰细胞的顶端膜可分泌 H^+。

2. K^+ 的重吸收和分泌 在肾小球滤过的 K^+,将近 70% 在近球小管中被重吸收,约 20% 在髓袢被重吸收,在远球小管和集合管则同时有 K^+ 的重吸收和分泌。远球小管和集合管主细胞基底侧膜上的钠泵将细胞内的 Na^+ 泵出细胞,同时将胞外的 K^+ 泵入细胞,形成胞内高 K^+,使细胞内的 K^+ 在顶端膜顺电化学梯度通过 K^+ 通道进入小管液,此即 K^+ 的分泌。

3. Ca^{2+} 的重吸收 约 70% 在近球小管,20% 在髓袢,9% 在远球小管。在近球小管,约 20% Ca^{2+} 经跨细胞转运途径吸收。细胞内的 Ca^{2+} 则由钙泵和 Na^+-Ca^{2+} 逆向转运机制逆电化学梯度转运出细胞。近球小管中 Ca^{2+} 的重吸收约 80% 由溶剂拖曳方式经细胞间的紧密连接(即细胞旁转运途径)进入细胞间隙。髓袢处仅在升支粗段被重吸收。而在远球小管,Ca^{2+} 的重吸收是途径跨细胞转运。

4. HCO_3^- 和 H^+ 的转运

（1）HCO_3^- 的重吸收和 H^+ 的分泌：HCO_3^- 80% 以上在近球小管被重吸收；约 15% 在髓袢升支粗段被重吸收，其余的在远球小管和集合管被重吸收。

近球小管中 HCO_3^- 重吸收的机制：在小管液中与 H^+ 结合，形成碳酸，再解离为 CO_2 和 H_2O，两者很容易通过顶端膜进入细胞内。在细胞内，CO_2 和 H_2O 又在碳酸酐酶的催化下形成碳酸，后者很快解离为 H^+ 和 HCO_3^-。H^+ 由顶端膜的 Na^+-H^+ 逆向转运分泌进入小管，也可由顶端膜上的质子泵转运入管腔。细胞内的 HCO_3^- 大部分以 Na^+-HCO_3^- 共同转运的方式进入细胞间隙；小部分则通过 Cl^--HCO_3^- 逆向转运的方式发生跨膜交换。

髓袢的重吸收：发生在升支粗段，重吸收的机制与近球小管处大致相同，主要是顶端膜的 Na^+-H^+ 逆向转运和基底侧膜上的 Na^+-HCO_3^- 同向转运及钠泵。

远球小管和集合管：顶端膜上有两种分泌 H^+ 的机制，即质子泵及 H^+-K^+-ATP 酶，H^--K^+-ATP 酶可将细胞内的 H^+ 转运入管腔，同时将小管液中的 K^+ 转运入细胞。细胞内的 HCO_3^- 则在基底侧膜通过 Cl^--HCO_3^- 逆向转运机制被转运入细胞间隙。小管液中的 H^+ 发生的反应有三类，①与 HCO_3^- 反应，形成 CO_2 和 H_2O；②与 HPO_4^{2-} 反应，形成 $H_2PO_4^-$；③与 NH_3 反应，形成 NH_4^+。

（2）NH_3 的分泌与 H^+、HCO_3^- 转运的关系：尿中每排出一个 NH_3，就有一个 HCO_3^- 被重吸收回血液。NH_3 的分泌与 H^+ 的分泌密切相关。

5. 葡萄糖和氨基酸的重吸收　葡萄糖和氨基酸都在近球小管，特别是其前半段被重吸收是继发性主动转运。

（1）滤过的葡萄糖在近球小管中几乎全部被重吸收。近球小管重吸收葡萄糖的量与滤过的量成正比。当滤过量达到或超过近球小管对葡萄糖的最大转运率时，尿液中就出现葡萄糖。动脉血的胰高血糖素达到 200mg/dl（临床上常测定静脉血的葡萄糖浓度，即 180mg/dl）时，尿中已开始出现葡萄糖，胰高血糖素升高至 300mg/dl 时，则全部肾单位转运葡萄糖的速率都达到最大限度，此时每分钟葡萄糖的滤过量达到两肾重吸收葡萄糖的最大速率。

（2）氨基酸的重吸收：在肾小管上皮细胞的顶端膜有 Na^+ 与氨基酸同向转运；基底侧膜的钠泵把 Na^+ 泵出，细胞内氨基酸经基底侧膜扩散入细胞间隙。

五、尿液的稀释和浓缩

1. 髓袢对小管液中水和溶质的重吸收　髓袢对水和溶质分开处理，降支细段对水是高度通透的，而 NaCl 及尿素则不易通透。由于肾髓质的组织间隙是高渗的，髓袢降支中的水被重吸收（被动渗透），髓袢升支细段对水不通透，而 NaCl 和尿素则能通透。小管液 NaCl 的浓度高于周围组织液，NaCl 被重吸收；而小管液尿素的浓度低于周围组织液，故尿素扩散进入小管内。在升支细段中，重吸收的 NaCl 量多于进入小管内的尿素量，而小管液量不变，故该段中小管液被稀释，渗透浓度降低。髓袢升支粗段对水和尿素都不通透，但能重吸收 NaCl，故小管液继续被稀释。

2. 尿液的稀释　主要是在远球小管和集合管中发生的。水的重吸收取决于血管升压素的水平。

3. 尿液的浓缩　在失水、禁水等情况下，血浆渗透压升高，血管升压素的水平升高，引起抗利尿效应，发生尿液的浓缩。肾脏中水的转运只有被动的方式，即渗透。

（1）肾髓质渗透浓度梯度的形成：肾髓质组织液中形成渗透压最主要的溶质是 NaCl 和尿素。升支粗段：主动重吸收 NaCl，而对水不通透，小管液渗透浓度降低；NaCl 滞留在髓质组织，使之渗透浓度升高。降支细段：髓袢降支细段对水通透，而对 NaCl 和尿素不通透，水进入组织间隙,小管液渗透浓度逐渐升高。升支细段:对水不通透,而对 NaCl 和尿素则能通透,渗透浓度逐渐降低。尿素的作用:升支细段对尿素有一定的通透性,故髓质中的一部分尿素可以进入升支细段,并随着小管液重新进入内髓部集合管,再扩散入髓质的组织液。这个过程称为尿素的再循环,有利于尿素滞留在肾髓质内。直小血管的作用:直小血管维持肾髓质内高渗状态。

（2）尿液浓缩的过程:在血管升压素的作用下,集合管上皮对水的通透性增加,水就因渗透而由小管液进入组织液,于是小管液的渗透浓度就升高,即尿液得到浓缩。

六、尿生成的调节

（一）肾内自身调节

1. 渗透性利尿　是指当肾小管内有大量未被重吸收的溶质存在时,会使尿量增加。

2. 球管平衡　是指肾小球滤过率(GFR)增加时,肾小管(主要是近球小管)中溶质(特别是 Na^+)的重吸收也会增加,同时水的重吸收也相应增加。近球小管中 Na^+ 和水重吸收的量占滤过量的百分比能保持不变,即大约 70%。这一现象称为近球小管的定比重吸收,即肾小管对 Na^+ 等溶质的重吸收量与肾小球滤过的量之间能保持一定的平衡关系。产生这一现象主要与肾小管周围毛细血管的血浆胶体渗透压的变化有关。球管平衡的生理意义在于尿中 Na^+ 和水的排出不会因 GFR 的变化而发生大的变化。

（二）神经调节

1. 肾交感神经对肾脏功能的作用　肾交感神经末梢不仅支配肾脏的血管平滑肌,也支配肾小管上皮细胞,肾交感神经末梢还分布到近球小体。肾交感神经对肾脏功能的作用有三方面:①通过激活 α 受体,使入球和出球小动脉血管平滑肌收缩,RBF 和 GFR 减少;②通过激活 α 受体,使肾小管(主要是近球小管)对 Na^+ 等溶质的重吸收增加;③通过激活 β 受体,使近球细胞释放肾素。

2. 肾交感神经参与的反射

（1）心肺感受器引起的反射:血容量增多时可刺激心肺感受器,其反射效应是交感神经活动抑制;其结果是 RBF 增加,肾脏排钠和排水增多。动脉血压升高时,刺激颈动脉窦和主动脉弓的压力感受器也能反射性地引起交感神经(包括肾交感神经)活动抑制,产生利尿钠和利尿效应。

（2）肾-肾反射:刺激一侧肾脏的传入神经纤维,可反射性地改变对侧或同侧肾交感神经的活动,从而改变肾脏的功能。

（三）体液调节

1. 肾素-血管紧张素-醛固酮系统　肾脏的近球细胞是合成、储存和释放肾素的部位。肾素释放增加,导致 ANG Ⅱ 和醛固酮增多。

ANG Ⅱ 的生理作用表现在:①对血管平滑肌可产生强烈的缩血管作用,使外周阻力增大,动脉血压升高。②促进近球小管重吸收 Na^+。③可刺激醛固酮合成和释放,醛固酮可刺激髓袢升支粗段、远球小管和集合管上皮重吸收 Na^+。在远球小管和集合管,醛固酮可进入上皮中的主细胞,与胞质内的醛固酮受体结合,形成激素和受体的复合物,再进入细胞核调节一些蛋白质的 mRNA 的转录,其结果是:a. 促进小管液内的 Na^+ 经顶端膜的钠通道进入细胞内;b. 加强基底侧膜上钠泵的活动,将细胞内的钠泵入细胞间隙。④可引起血管升压素释放、促肾上腺皮质激素释放和交感神经活动加强,并可引起渴觉和饮水行为。肾素-血管紧张素-醛固酮系统的生理作用,在于当体内细胞外液量不足时可通过增加外周血管阻力和控制肾脏排钠和排水,促使细胞外液量的恢复,并保持各器官毛细血管一定的灌注压。

2. 肾内激肽释放酶-激肽系统 缓激肽可使肾脏的小动脉舒张。在集合管,缓激肽可以抑制上皮对 Na^+ 和水的重吸收,产生利尿钠和利尿效应。

3. 心房钠尿肽 其主要的生理作用是使血管平滑肌舒张和促进肾脏排钠、排水。当体内血容量增加时,心房壁受到的牵张程度增大,可导致心房钠尿肽的释放。

4. 内皮素 作用主要有①使小动脉收缩,血管阻力升高;②使 RBF 减少,系膜细胞收缩,K_F 值减小,故 GFR 降低;③能轻度抑制集合管上皮钠泵活性。

5. 一氧化氮 是由血管内皮细胞合成和释放的一种舒血管物质,可对抗 ANG Ⅱ 和去甲肾上腺素等的缩血管作用。在肾脏,NO 可使入球和出球小动脉舒张。

6. 血管升压素 也称为抗利尿激素,由下丘脑视上核及室旁核合成。由下丘脑-垂体束进入垂体后叶,与运载蛋白分离,并被释放入血,这一过程称为神经分泌。调节机制:①体液渗透压:当血浆渗透压升高时,可使血管升压素的释放增加,导致尿量减少;此外还可引起渴觉和饮水行为。渗透压感受器感受体液渗透压的改变。②血容量:当体内血容量减少时,会引起血管升压素释放增加。这一反射的感受装置是心血管系统中的心肺感受器,也称容量感受器。

7. 儿茶酚胺 肾上腺髓质释放的肾上腺素和交感神经末梢释放的去甲肾上腺素,都能促进近球小管和髓袢升支粗段等部位 Na^+ 和水的重吸收。

8. 前列腺素 能导致肾脏小动脉舒张,故 RBF 增加。

七、尿 的 排 放

1. 膀胱的充盈 输尿管斜行穿过膀胱壁,该段输尿管平时受膀胱壁压迫而关闭,膀胱内压升高时尿液不会从膀胱倒流入输尿管和肾盂。

2. 膀胱的排空

(1)膀胱和尿道的神经支配:膀胱逼尿肌和内括约肌受副交感神经及交感神经的双重支配。膀胱外括约肌是横纹肌,由骶段脊髓前角发出的躯体神经纤维经阴部神经支配。排尿反射时,阴部神经活动抑制,使外括约肌松弛。

(2)膀胱容量和内压的关系:膀胱内压取决于膀胱的充盈程度,即膀胱的容积。

(3)排尿反射:是一种脊髓反射,并且受脑的高级中枢控制,可以由意识抑制或促进。膀胱充盈的信息传入脑的高级部位,能引起主观感觉。人可以有意识地控制排尿,脑干和大脑皮质的一些部位可以抑制或者易化排尿反射。在多数情况下,高级中枢对脊髓骶段排尿反射的低位中枢保持一定的抑制作用。排尿开始,会产生一种"自我再生"现象即正反馈,因为排尿时膀胱的收缩和尿流入后尿道,能刺激膀胱和后尿道壁上的感受器,通过反射再进一步加强膀胱逼尿肌的收缩和外括约肌的松弛,这一过程不断反复进行,直到膀胱完全排空为止。

(4)神经系统损害引起的排尿异常:由于排尿是一个反射活动,所以当该反射弧的任何组成部分发生损害后,都能造成排尿的异常,如溢流性尿失禁、尿潴留等。

第二节 慢性肾小球肾炎

慢性肾小球肾炎(chronic glomerulonephritis)系指各种病因引起的不同病理类型的双侧肾小球弥漫性或局灶性炎症改变,临床起病隐匿,病程冗长,病情多发展缓慢的一组原发性肾小球疾病的总称,故严格来说它不是一个独立性疾病。

一、诊 断 要 点

（1）起病缓慢,病情迁延,临床表现可轻可重,或时轻时重。随着病情发展,可有肾功能减退、贫血、电解质紊乱等情况的出现。

（2）可有水肿、高血压、蛋白尿、血尿及管型尿等表现中的一种（如血尿或蛋白尿）或数种。临床表现多种多样,有时可伴有肾病综合征或重度高血压。

（3）病程中可有肾炎急性发作,常因感染（如呼吸道感染）诱发,发作时有类似急性肾炎的表现。有些可自动缓解,有些病例出现病情加重。

（4）实验室及其他检查

1）尿液检查:尿异常是慢性肾炎的基本标志。蛋白尿是诊断慢性肾炎的主要依据,尿蛋白一般在 $1\sim3g/d$,尿沉渣可见颗粒管型和透明管型。血尿一般较轻或完全没有,但在急性发作期,可出现镜下血尿甚至肉眼血尿。

2）肾功能检查:慢性肾炎早期没有肾功能的改变,当出现肾功能不全时,主要表现为肾小球滤过率下降,肌酐清除率（Cr）降低。由于肾脏代偿功能很强,当 Cr 降至正常值的 50% 以下时,血清肌酐和尿素氮才会升高,部分患者在血清肌酐升高之前可能出现尿素氮的升高,也可继而出现肾小管功能不全,如尿浓缩功能减退等。

二、治 疗 原 则

1. 饮食限盐,肾功能不全者还应控制蛋白质摄入量及限磷。

2. 积极控制血压。

（1）理想的血压控制目标为 130/80mmHg 以下（若尿蛋白大于 1g/d,血压应小于 125/75mmHg）。

（2）在无禁忌证的情况下,首选具有保护肾脏的药物血管紧张素转化酶抑制剂或血管紧张素受体拮抗剂。

3. 血小板解聚药物,疗效不肯定。

4. 避免劳累、感染、妊娠及应用肾毒性药物。

5. 大量蛋白尿且肾功能正常患者的治疗同肾病综合征。

三、健 康 指 导

1. 短期内出现氮质血症或第一次出现,或在近期有进行性升高者均应卧床休息、限制过多活动。

2. 注意饮食与营养　对无明显水肿和高血压者不必限制水分和钠盐摄入,适当增加水分以增加尿量十分重要。对轻、中度氮质血症患者不限制蛋白质摄入,以维持体内正氮平衡,特别是每日丢失蛋白质量较多的患者更应重视。对大量蛋白尿伴轻度氮质血症时可增加植物蛋白如大豆等。重度氮质血症或近期内进行性氮质血症者适当限制蛋白质摄入。

3. 关于尿量与尿渗透浓度　一般慢性肾炎氮质血症患者尿渗透浓度常在 400mOsm/L 或以下,若每日尿量仅 1L,则不足排出含氮溶质,故应要求尿量在 1.5L 或以上,适当饮水或喝淡茶可达到此目的,必要时可间断服用利尿剂。

第十三章 血液系统

血液系统是组成机体的系统之一,包括骨髓、胸腺、淋巴结、脾脏等造血器官以及血液,血液包括血浆和血细胞,血液在心血管系统中不断循环,具有十分重要的作用,是内环境中最活跃的部分。

第一节 血液系统生理

血液由血浆和血细胞两部分组成。血细胞包括红细胞、白细胞和血小板。血浆中溶解有多种化学物质,其中包括:水(占91%~92%)和其他溶质(占8%~9%),如血浆蛋白、电解质、小分子有机物等。

一、血液的生理功能

1. 运输功能 运输氧、二氧化碳和营养物质,同时将组织细胞代谢产物、有害物质等输送到排泄器官排出体外。

2. 维持内环境稳态 各种物质的运输可以使新陈代谢正常顺利进行;血液本身可以缓冲某些理化因素的变化;通过血液运输为机体调节系统提供必需的反馈。

3. 参与体液调节 通过运输休液调节物质到达作用部位而完成。如激素的全身性体液调节作用。

4. 防御保护功能 各类白细胞的作用、血浆球蛋白的作用、生理止血、凝血过程的发生、扩凝系统与纤溶系统等均可体现出血液的防御保护功能。

二、血浆的化学成分

血浆中的主要成分是水,还包括血浆蛋白、电解质、小分子有机物等。血浆蛋白是血浆中含量最多的一类固体成分。由于分子大,不能透过毛细血管管壁,在生物化学研究中,曾经用盐析法将血浆蛋白分为白蛋白、球蛋白与纤维蛋白原三大类。后用电泳法又将白蛋白区分为白蛋白和前白蛋白,将球蛋白区分为 α_1、α_2、α_3、β、γ 球蛋白等。用其他方法如免疫电泳还可以将血浆蛋白做更进一步的区分。

(一)血浆蛋白的生理功能

(1)营养功能:每个成人 3L 左右的血浆中约含有 200g 蛋白质,它们起着营养储备的功能。如单核吞噬细胞可吞饮完整的血浆蛋白,将吞入细胞的蛋白质分解为氨基酸,生成的氨基酸扩散进入血液,可用于其他细胞合成新的蛋白质。

(2)运输功能:蛋白质巨大的表面上分布有众多的亲脂性结合位点,可以与脂溶性物质结合,便于运输;血浆蛋白还可以与血液中分子较小的物质(如激素、各种正离子)可逆性地结合,防止它们从肾流失,又由于结合状态与游离状态的物质处于动态平衡之中,可使处于游离状态的这些物质在血中的浓度保持相对稳定。

(3)缓冲功能:血浆白蛋白和它的钠盐组成缓冲对,可缓冲血浆中可能发生的酸碱变化,保持血液 pH 的稳定。

（4）形成胶体渗透压，调节血管内外的水分分布。

（5）参与机体的免疫功能，如免疫抗体、补体系统等都是由血浆球蛋白构成。

（6）参与凝血和抗凝血功能：绝大多数的血浆凝血因子、生理性抗凝物质以及促进血纤维溶解的物质都是血浆蛋白。

（二）血糖

血浆中所含的糖类主要是葡萄糖，简称血糖。葡萄糖供给细胞活动所需要的能量，其含量与糖代谢密切相关。正常人血糖含量比较稳定，血糖过高称高血糖，过低称低血糖，都能导致机体功能障碍。

（三）血脂

血浆中所含脂肪类物质统称血脂，包括磷脂、三酰甘油酯和胆固醇等。这些物质是构成细胞成分和合成激素等物质的原料。血脂含量与脂肪代谢有关，也受食物中脂肪含量的影响，血脂过高对机体造成损害。

三、血液的理化特性

1. 血液的比重与红细胞悬浮稳定性　血液的比重为 $1.050 \sim 1.060$，血浆的比重为 $1.025 \sim 1.030$。血液中红细胞数越多则血液比重越大，血浆中蛋白质含量越多则血浆比重越大。在循环的血液中，红细胞悬浮于血浆中而不下沉，这种现象称为红细胞的悬浮稳定性。这种悬浮稳定性取决于红细胞膜和血浆的特性，当用与抗凝剂混匀的血液静置于血沉管中，红细胞因比重较大而下沉，但正常时下沉十分缓慢。通常以红细胞在 1h 内下沉的距离来表示红细胞沉降的速度，称为红细胞沉降率。红细胞下降缓慢，说明它有一定的悬浮稳定性，沉降率越小，表示悬浮稳定性越大。临床上常用血沉作为红细胞间聚集性的指标，可以反映身体内部的某些疾病。

2. 血液的黏度　血液的相对黏滞性在体外检测时相为 $4 \sim 5$，血浆为 $1.6 \sim 2.4$。血液黏滞性大小与红细胞数目和血浆蛋白含量有关。

3. 血浆渗透压　血浆渗透压约为 $313mmol/kg\ H_2O$。血浆的渗透压主要来自于溶解于其中的晶体物质/小分子，特别是电解质，又称为晶体渗透压。此外，血浆中蛋白形成胶体渗透压，约为 $1.5mmol/kg\ H_2O$。

4. 血浆的 pH　人血浆的 pH 为 $7.35 \sim 7.45$，其波动范围小，主要由血浆 $NaHCO_3/H_2CO_3$ 等缓冲对决定。

四、血细胞生理

（一）血细胞来源

血细胞均来源于骨髓造血干细胞，逐级分化成熟。

（二）红细胞生理

（1）红细胞的数量和形态：男性的红细胞数量为 500 万个/μl，女性红细胞数量为 420 万个/μl。可有生理性波动。红细胞呈现双凹圆碟盘形，直径为 $7 \sim 8\mu m$。

（2）红细胞的生理特征：①膜的通透性。②可塑变形性：取决于表面积与体积的比值、红细胞内的黏度和红细胞膜的弹性。③悬浮稳定性:指红细胞能较稳定地悬浮于血浆的特性;红细胞沉降率是红细胞在第一小时末下降的距离,与悬浮稳定性呈反变关系。血沉加快时,血浆纤维蛋白原、球蛋白和胆固醇增高,加速红细胞叠连。④渗透脆性:红细胞膜的大小和形态随渗透压变化而改变。低渗溶液中,红细胞体积增大为球形,严重时甚至破裂、溶血,成为影细胞。溶血性疾病患者红细胞的渗透脆性增加。

(3)红细胞的生理功能表现为运输氧和二氧化碳,并具有一定的缓冲酸碱度的能力。

(4)红细胞的破坏:红细胞在血液中的平均寿命为120天。衰老的红细胞变形能力差,受机械冲击破坏,在脾脏、骨髓被巨噬细胞吞噬。

(三)白细胞生理

1. 数量与分类　白细胞是有核血细胞,正常人体血液中白细胞数量为4000~10 000/μl,在炎症时数量增多,白细胞又包括粒细胞、单核细胞和淋巴细胞。

2. 白细胞生理特性和功能

(1)粒细胞:占白细胞的60%,在血流中停留数小时至2天。其特征是细胞质内具有颗粒。粒细胞又可以分为中性粒细胞、嗜酸性粒细胞和嗜碱性粒细胞。中性粒细胞(neutrophil):占粒细胞的绝大多数,活化后在血管内停留6~8h;一半在循环池,一半在边缘池(血管壁)。含大量溶酶体酶,参与非特异性细胞免疫,具有强大的杀伤作用。嗜酸性粒细胞:占白细胞的2%~4%,在血液中的数目呈昼夜周期性变动,与糖皮质激素有关。嗜酸性粒细胞颗粒中含过氧化物酶和碱性蛋白质,无杀菌作用。参与过敏反应和对蠕虫的免疫反应。嗜碱性粒细胞:占白细胞的0.5%~1%,颗粒为肝素、组胺和过敏性反应物质。释放的肝素增强脂酶活性,参与脂肪代谢,释放的组胺与过敏反应的症状有关。

(2)单核细胞:占白细胞总数的8%~9%,胞体大(15~30μm)。出骨髓入血时未成熟,2~3天后迁入组织并增大成熟为巨噬细胞(50~80μm)。合成和释放多种细胞因子,参与特异性免疫应答和调节。

(3)淋巴细胞:是免疫细胞中的一大类,在特异性免疫应答反应中起核心作用。其中B细胞来源于骨髓,参与体液免疫应答;T细胞来源于骨髓,成熟于胸腺,参与细胞免疫应答。

3. 白细胞的破坏　白细胞的寿命各不相同。粒细胞和单核细胞主要是在组织中发挥作用,而淋巴细胞则往返循环于血液—组织液—淋巴之间,而且可增殖、分化转变为记忆性淋巴细胞。

(四)血小板的生理

1. 数量　血小板(platelet)是骨髓中成熟的巨核细胞经胞质裂解形成的具有生物活性的小块胞质。1个巨核细胞裂解形成1000~6000个血小板,正常值为150 000~350 000/μl血液,有生理波动的特点。

2. 血小板的功能　①维护血管壁的完整性:可沉着于血管壁以填补内皮细胞脱落的空隙。在<5000/μl时,微小创伤、血压升高等即可出现皮下出血(紫癜)。②具有黏附、聚集和释放功能,被激活的血小板参与生理性止血。

3. 血小板的破坏　血小板的寿命为7~14天,血小板在止血过程中解体,衰老的血小板在肝、脾、肺被吞噬。

五、生理止血、血液凝固与抗凝

(一)生理止血

1. 生理止血概述　小血管破损后引起的出血几分钟后自然停止,可用出血时间的长短来反映。正常出血时间 1～4min,血小板减少时出血时间延长,凝血有缺陷时可出血不止。

2. 生理止血过程　受损的局部血管收缩,封闭阻止出血,损伤信号激活血小板,白色血栓形成并初步止血;同时血浆凝血因子激活,启动凝血,形成牢固止血栓。

（二）血液凝固与抗凝

1. 血液凝固　是血液由流体状态转变为不流动胶冻状凝块的过程。其中血清是血液凝固后血凝块收缩释放出的淡黄色液体。

（1）凝血因子:是血浆与组织中直接参与凝血的物质。共有 12 种(其中Ⅵ因子是活化的Ⅴ因子)。除Ⅳ因子为 Ca^{2+} 外,其余都属蛋白酶类;Ⅱ、Ⅸ、Ⅹ、Ⅺ、Ⅻ因子等为无活性的酶原;除Ⅲ因子存在于组织,其他凝血因子均在血浆中;Ⅱ、Ⅶ、Ⅸ、Ⅹ因子的生成需要维生素 K 的参与。

（2）凝血过程:是一系列蛋白质分子的水解过程,可分为三个阶段,分别是凝血酶原激活物的形成、凝血酶形成和纤维蛋白形成。

按激活途径和参与凝血因子不同分为:内源性激活途径,完全依靠血浆内的凝血因子使Ⅹ激活发生凝血;外源性激活途径,血管外组织释放的Ⅲ因子参与Ⅹ因子激活发生的凝血。缺乏Ⅷ、Ⅸ、Ⅺ因子的患者凝血过程缓慢,不易止血,分别称为甲型、乙型和丙型血友病。

2. 抗凝系统的作用　凝血只发生在受损的局部,不会扩展到全身并阻碍血液循环,因为血浆中存在与凝血系统相对抗的抗凝系统。

（1）细胞抗凝系统:如单核吞噬细胞系统可以吞噬、清除血液中凝血酶、凝血酶原复合物内毒素及多种促凝物质。肝细胞合成主要的抗凝物质并能够将活化的Ⅸa、Ⅹa、Ⅺa 因子等灭活。因此,单核吞噬细胞系统和肝细胞可以发挥非特异性抗凝作用。

（2）体液抗凝系统:主要包括组织因子途径抑制因子、丝氨酸蛋白酶抑制物、蛋白 C 系统、肝素和纤溶系统。

3. 纤维蛋白溶解　血液凝固过程中形成的纤维蛋白,被分解液化的过程。参与纤维蛋白溶解的成分:纤溶酶原、纤溶酶、激活物及抑制物。正常情况下,体内形成少量纤维蛋白后,由于纤溶系统的作用,纤维蛋白随即溶解,使血液保持流动状态。如血管受损,首先发生血凝块或血栓以达到止血。然后由于纤溶系统的作用,则血凝块或血栓可以溶解、液化,使血管再通畅,这样纤溶与血凝之间保持动态平衡。

六、血型与输血原则

（一）血型与红细胞凝集

血型指血细胞上特异抗原的类型。有红细胞血型、白细胞血型和血小板血型。临床常用的是红细胞血型,白细胞血型主要应用于组织器官移植。人类 ABO 血型系统于 1901 年发现。红细胞凝集指血型不相同的两个人的血混合,红细胞聚集成簇现象,通常为抗原-抗体反应,抗原又称凝集原,在红细胞膜上;抗体又称凝集素,存在于血浆中 γ 球蛋白。

（二）红细胞血型

1. ABO 血型系统

（1）ABO 血型的分型:根据红细胞膜上是否存在凝聚原 A 与凝聚原 B 可将血型分为 A、B、AB、O 四种。ABO 血型抗原特异性取决于红细胞膜上糖蛋白所含的糖链。

（2）ABO 血型的发生:ABO 血型系统中,控制红细胞上抗原的基因是 9 号染色体上的等位基因。A、B、O 三个基因,其中 A、B 基因是显性基因,O 是隐性基因。可以从子女的血型推断亲子关系,但只能作为否定的参考依据。

2. Rh 血型　有阴性与阳性之分。红细胞膜上含有 D 抗原,称为 Rh 阳性;红细胞膜上不含 D 抗原时,称为 Rh 阴性。Rh 血型的特点:①人血清中不含抗 Rh 的天然抗体;②抗体为不完全抗体 IgG,能透过胎盘,进入胎儿体内,因此 Rh 阴性的人输血和妊娠需特别注意。

(三) 输血的原则

1. 交叉配血试验　临床上输血应采取同血型的血液进行,紧急情况下可以使用 O 型血液,但是无论何种情况下只要输血,必须进行如下交叉配血试验。当主侧、次侧均无反应,表明配血相符;主侧反应,表明配血不合、不能输血或只能一次应急少量(表 13-1)。

表 13-1　交叉配血试验

供血者	受血者	配血反应
红细胞	血清	主侧
血清	红细胞	次侧

2. 成分输血　就是根据病情需要,有选择地提取血液中的某种成分输给患者。可以综合利用,节约血液资源;制剂容量小,浓度和纯度高,便于保存、使用方便、治疗效果好,可以减少血液传播疾病的发生和不良反应。

3. 自体输血　是在患者需要输血时,输入患者自己预先储存的血液或者在手术过程中失血回收的血液,一般适合择期手术的患者。

第二节　急性白血病

急性白血病(acute leukemia,AL)是造血干细胞的恶性克隆性疾病,发病时骨髓中白血病细胞弥漫性恶性增生,并浸润肝、脾、淋巴结等各种脏器,抑制正常造血,表现为贫血、出血、感染和浸润等征象。

一、分　　类

在法、美、英合作组分型基础上,1988 年天津白血病分类、分型讨论会建议试行以下分型法:

(一) 急性非淋巴细胞白血病

急性非淋巴细胞白血病(ANLL)可分为 7 个亚型:

1. M1　即急性粒细胞白血病未分化型,骨髓中原始粒细胞≥90%(非幼红系细胞)。

2. M2　即急性粒细胞白血病部分分化型,又分为 2 个亚型。M2a 骨髓中原粒细胞占非幼红细胞的 30%～80%,单核细胞>20%,早幼粒细胞以下阶段>10%;M2b 骨髓中异常的原始及早幼粒细胞增多,以异常的中幼粒细胞增生为主,其胞核常有核仁,有明显的核质发育不平衡,此类细胞>30%。

3. M3　即急性早幼粒细胞白血病,骨髓中以颗粒增多的异常早幼粒细胞增生为主,占非幼红细胞的 30%,其胞核大小不一,胞质中有大小不等的颗粒,又分二亚型;M3a 为粗颗粒型,嗜苯胺蓝颗粒粗大、密集或融合。M3 为细颗粒型,嗜苯胺蓝颗粒密集而细小。

4. M4　即粒-单核细胞白血病,按粒细胞和单核细胞形态不同,可包括下列四种亚型;M4a 以原始和早幼粒细胞增生为主,原幼单核细胞占非红系细胞>20%。M4b 以原幼单核细胞增生为主,原始和早幼粒细胞占非红系细胞>20%。M4c 原始细胞即具粒系,又具单核细胞系形态特征细胞>30%。M4Eo 除上述特征外,有嗜酸颗粒粗大而圆。着色较深的嗜酸性粒细胞,占 5%～30%。

5. M5 即急性单核细胞白血病,又可分两个亚型:M5a 为未分化型,骨髓原始单核细胞占非系细胞的≥80%;M5b 为部分分化型,其骨髓中原始和幼稚单核细胞占非红系细胞>30%,原单核细胞<80%。

6. M6 即红白血病,骨髓中幼红系细胞>50%,且常有形态学异常,骨髓非红系细胞中的原始粒细胞(或原始+幼单核细胞)>30%,血片中原粒细胞(或原单细胞)>5%,骨髓中非红系细胞中原粒细胞(或原+幼单细胞)>20%。

7. M7 即巨核细胞白血病,包括:①未分化型:外周血有原巨核(小巨核)细胞;骨髓中原巨核细胞>30%,原巨核细胞由组化电镜或单克隆抗体证实;骨髓造血细胞少时往往干抽,活检有原始和巨核细胞增多,网状纤维增加。②分化型:骨髓及外周血中以单圆核和多圆核病态巨核细胞为主。

(二)急性淋巴细胞白血病

共分为如下 3 种亚型:

1. L1 原始和幼稚淋巴细胞以小细胞(直径≤12μm)为主,治疗反应较好。

2. L2 原始和幼稚淋巴细胞以大细胞(直径>12μm)为主,治疗反应相对较差。

3. L3 原始和幼稚淋巴细胞大小较一致,以大细胞为主;胞质量较多,深蓝色,空泡常明显,呈蜂窝状,亦称伯基特(Burkitt)性白血病,治疗缓解率很低。

FAB 分型建立在细胞形态学和细胞化学,是白血病分型的基础,60%~70%白血病仅靠形态学即可分类,结合细胞化学可使分型的准确性达到 89%,如加上细胞免疫表型分析则可提高至 95%以上。最近提出的临床特征结合细胞形态学、免疫学、细胞遗传学、分子生物学(MICM 分型)的 WHO 分型,将使白血病的诊断分型更科学、更精确,对于指导临床个体化治疗和判断预后具有十分重要的意义。

二、临床表现

起病急缓不一,急者常以高热、感染、出血为主要表现,缓慢者以贫血、皮肤紫癜、拔牙后出血起病。

1. 贫血常为首发表现,进行性加重。

2. 发热,白血病本身虽然可以发热,但是较高发热往往提示有继发感染。

3. 出血可发生于全身各部,M3 易并发 DIC 而出现全身广泛性出血。颅内出血是常见死亡原因。

4. 器官和组织浸润的表现

(1)淋巴结和肝、脾大多见于急性淋巴细胞白血病。

(2)骨和关节疼痛和压痛,常有胸骨中下段压痛。

(3)粒细胞肉瘤(绿色瘤)常见于粒细胞白血病。

(4)齿龈和皮肤浸润以 M4 和 M5 多见。

(5)中枢神经系统白血病(CNS-L)多见于急性淋巴细胞白血病,常为髓外复发的主要根源。

(6)睾丸浸润多见于 ALL,为仅次于 CNS-L 的髓外复发根源。

三、辅助检查

1. 血常规 多数患者有血红蛋白及血小板减少,为正细胞正色素性贫血,白细胞数量不定,可以表现为增高、减少或正常。外周血片可见原始及幼稚细胞。白细胞计数不高的患者,血片中无原始或幼稚细胞出现,易误诊为一般的贫血及血小板减少性紫癜,要注意鉴别。

2. 骨髓检查　骨髓涂片细胞学检查是白血病确诊的必要检查项目,骨髓中有核细胞增生明显至极度活跃,受累系列的原始及幼稚细胞明显增生超过 30%(新的 WHO 分类将诊断急性白血病的原始及幼稚细胞标准由原来的 30%降为 20%),此类细胞常有形态异常和核质发育不平衡,正常造血受到抑制,可形成所谓的"白血病裂孔"现象。Auer 小体仅见于急性非淋巴细胞白血病,有独立诊断意义。以细胞形态学为基础,结合组织化学染色法,可以将急性白血病进行FAB 分型,主要应用的染色方法有过氧化物酶染色(POX)、糖原染色(PAS)、非特异性酯酶染色(NSE)。

3. 免疫学检查　利用流式细胞仪结合单克隆抗体技术可以较准确地区分各种不同类型的白血病,特别是对急性淋巴细胞白血病,可以准确鉴别细胞的不同来源及不同的分化阶段。据此可将急性白血病分为 4 型:①急性未分化型白血病,其髓系及 T、B 系抗原积分均小于 2 分。②急性混合细胞白血病或急性双表型(白血病细胞同时表达髓系和淋巴系抗原)或双克隆(两群来源于各自造血干细胞的白血病分别表达髓系和淋巴系抗原)或双系列(白血病细胞来自同一干细胞,余同双克隆型),其髓系和 T 或 B 淋巴系积分均大于 2 分。③伴髓系抗原表达的急性淋巴细胞白血病,T 或 B 淋巴系积分大于 2 分,同时粒单系抗原表达,但积分小于 2 分;伴有淋巴系抗原表达的急性非淋巴细胞白血病,髓系抗原积分大于 2 分,同时淋巴系抗原表达,但积分小于2 分。④单表型急性白血病,表达淋巴系者髓系积分为 0,表达髓系者淋巴系积分为 0。

4. 细胞遗传学和分子生物学检查。

5. 血生化检查　多数患者有尿酸增高,化疗期间尤其明显;患者并发 DIC 时,有凝血检查异常,表现为凝血酶原时间(PT)、活化部分凝血酶时间(APTT)及凝血酶凝固时间(TT)延长,二聚体增高;M4、M5 患者常有血清及尿溶菌酶增高。合并中枢神经系统白血病时,脑脊液压力升高,白细胞数和蛋白质含量增高,部分涂片中可找到白血病细胞。

6. 病原体检测　患者合并感染时,应在抗生素使用前将各种可能的病原体分离培养,如血液、尿液、粪便或分泌物培养,以指导抗生素应用。

7. 其他检查　包括尿粪常规检查、肝肾功能检查、肝炎病毒相关检查、血型检查以及胸片、心电图、B 超检查等均应在诊断治疗前常规进行,并应在治疗过程中定期复查。

四、诊 断 依 据

急性白血病起病有两种情况,急骤起病者往往以高热、进行性贫血、明显出血或全身酸痛等为首发症状,而起病缓慢者则常以较长时间的乏力、食欲不佳、劳动后气急等症状开始,但起病缓慢的病例一旦症状明显,病情常急转直下而和起病急骤的病例相似。起病急者多见于急性淋巴细胞白血病(急淋),急淋罕有白血病前期表现,缓慢起病者主要见于急性非淋巴细胞白血病(急非淋)。各种类型的急性白血病常有共同的临床表现:因正常血细胞减少,导致贫血、出血、继发性感染和发热;因白血病细胞广泛浸润各组织脏器,导致肝、脾、淋巴结肿大及其他器官功能障碍。

1. 贫血　急性白血病患者贫血的症状常出现得早而且严重,呈进行性发展,并伴有头晕、心悸、乏力、气短。确认时约 60%的血红蛋白低于 60g/L。

2. 出血　多表现为牙龈、鼻腔、口腔黏膜出血及呕血、便血,皮肤黏膜有淤血斑或紫癜,女性月经增多或经期延长等。血小板减少是急性白血病出血的主要原因,白血病细胞的浸润、化疗药物的刺激和感染毒素的破坏均可损伤血管内皮细胞,导致局部广泛出血。

3. 感染和发热　成人急性白血病以发热为早期表现者占 52%,发热常伴感染,以口腔炎多见,齿龈炎或咽喉炎严重时可发生溃疡甚至坏死;肛周炎或肛旁脓肿及肺部感染也甚常见,严重感染常导致败血症和菌血症。有时出现高热而感染灶却不易发现,但急性白血病发热常提示有感染。

4. 淋巴结和肝、脾大 淋巴结肿大常见于颈、颌下、腋窝、腹股沟等处,一般质地柔软或中等硬度,多无粘连,无痛或偶有疼痛。淋巴结肿大以急淋发生率最高,急非淋较少见,但儿童可达60%。急性白血病常有轻度到中度肝大,脾大也常见。巨脾主要见于慢粒急变、多毛细胞白血病及幼淋巴细胞白血病等,急淋出现巨脾者罕见。

5. 骨和关节表现 骨痛以急淋多见,慢粒急变常有显著骨痛,剧烈者可呈持续性的炸裂感。胸骨下端压痛也很常见。骨痛原因系髓腔内白血病细胞异常增生致压力增高、骨膜下浸润、骨髓网硬蛋白变性、骨梗死及罕见的溶骨性粒细胞肉瘤。小儿可见关节肿大或疼痛。

6. 口腔表现 急性白血病的口腔表现可由浸润、感染和出血引起,可见到巨舌或齿龈增生,出血与黏膜溃疡也比较常见。口咽部淋巴组织、扁桃体及唾液腺均可因浸润或炎症而肿大,有时可见继发性口干燥症。

7. 肺部表现 急性白血病的肺部表现可由感染、浸润及白细胞淤滞等引起,常可见咳嗽、咳痰、气急、胸痛、呼吸窘迫等。

8. 心脏表现 心肌和心包的浸润也较常见,常可表现为心肌炎、心律失常、心力衰竭,偶有心包炎的表现。

9. 胃肠道表现 白血病本身可导致胃肠出血、腹泻、黏膜炎和肠梗阻等。腹痛可因白血病浸润、炎症、肠梗阻及肝脾大而引起。

10. 神经系统表现 少数患者可有头痛、恶心、呕吐、抽搐、昏迷、瘫痪等症状。

另外,部分患者还可表现出泌尿生殖系统、内分泌系统的一些症状。由于急性白血病发病较急,病程较短,所以当患者发现以上症状时或怀疑白血病时应及时到医院就诊,以免耽误病情。目前,血象、骨髓象和细胞化学检查仍为诊断急性白血病的主要依据。急性白血病时白细胞显著增高,周围血液有大量白血病细胞,一般血涂片检查即可明确诊断,但对白细胞不增多性白血病则必须借助骨髓检查才能确诊。

五、治疗原则

(一)一般治疗

一般治疗可分为:①防治感染;②纠正贫血;③控制出血;④防治高尿酸血症肾病;⑤维持营养。

(二)化学治疗

目的是达到完全缓解,延长生存期。完全缓解标准包括:

(1) 白血病的症状和体征消失。

(2) 血常规:Hb≥100g/L(男性)或90g/L(女性及儿童);中性粒细胞绝对值≥$1.5×10^9$/L;血小板计数≥$100×10^9$/L;外周血白细胞分类中无白血病细胞。

(3) 骨髓象:原粒细胞+早幼粒细胞(原单核+幼单核或原淋巴+幼淋巴细胞)≤5%,红细胞及巨核细胞系列正常。

第十四章　内分泌系统

内分泌系统与中枢神经系统在生理功能上紧密联系、密切配合、相互作用,调节机体的各种功能,维持内环境的相对稳定,以适应机体内外环境的各种变化及需要。此外,内分泌系统间接地或直接地接受中枢神经系统的调节,也可以把内分泌系统看成中枢神经调节系统的一个环节,内分泌系统也影响中枢神经系统的活动。

第一节　内分泌系统生理

一、概　　述

内分泌系统是由各内分泌腺及散布全身的内分泌细胞共同构成的信息传递系统,通过释放具有生物活性的化学物质——激素来调节靶细胞(或者靶组织、靶器官)的活动。激素对靶细胞作用所产生的效应往往又可反馈地影响内分泌细胞的活动。内分泌腺是指内分泌细胞集中的组织,主要包括腺垂体、甲状腺、甲状旁腺、胰岛、肾上腺、性腺以及松果腺和胸腺等。散在的内分泌细胞则广泛分布于体内许多组织器官中。在脑组织中,尤其是下丘脑中存在兼有内分泌功能的神经元。内分泌系统的作用可概括为四方面:①维持内环境的稳态;②调节新陈代谢;③促进组织细胞分化成熟,保证各器官的正常生长发育和功能活动;④调控生殖器官的生长、发育成熟和生殖活动。

(一)激素的化学分类

激素是指内分泌细胞所分泌可传递信息的高效能生物活性物质,分为胺类、多肽与蛋白质类和脂类。

1. 胺类激素　主要包括酪氨酸衍生物,包括甲状腺激素,儿茶酚胺类激素(肾上腺素、去甲肾上腺素等)和褪黑素等。

2. 多肽/蛋白质类激素　都是由氨基酸残基构成的肽链。这类激素水溶性强,需要先与靶细胞的膜受体结合,才能进一步发挥调节作用。肽类激素主要包括下丘脑激素、降钙素、胰岛素以及胃肠激素等;蛋白质类激素主要有生长素、催乳素、促甲状腺素、甲状旁腺激素等。

3. 脂类激素　均为脂质衍生物,包括类固醇激素、固醇激素和脂肪酸衍生物。脂溶性强,可以直接透过靶细胞膜,多与胞内受体结合发挥生物调节作用。在血液中需要与相应的运载蛋白结合。

(1) 类固醇激素:主要包括肾上腺皮质分泌的激素和性腺分泌的性激素,如醛固酮、皮质醇、雄激素、雌激素和孕激素等。

(2) 固醇激素:主要包括由皮肤、肝和肾等器官转化并活化的胆固醇衍生物——$1,25\text{-}(OH)_2D_3$。

(3) 脂肪酸衍生物:主要包括由花生四烯酸转化的前列腺素类、血栓素类和白细胞三烯类等生物活性物质。

（二）激素作用的特征

1. 激素作用的特异性　　激素只选择性地作用于某些特定的器官、组织和细胞,表现为激素作用的特异性。相应的器官、组织和细胞分别称为该激素的靶器官、靶组织和靶细胞。激素选择作用的特定内分泌腺体,则称为该激素的靶腺,激素作用的特异性与靶细胞相应的受体有关。激素与受体的结合力称为亲和力。激素的类似物也可与受体结合,竞争性地阻碍激素与相应的受体结合,从而阻断激素的正常生物效应。激素与相应受体的亲和力可随生理条件的变化而发生变化;激素还可调节与其特异结合的受体的数量,大剂量激素使其特异受体数量减少的现象称为减量调节,简称下调;相反,激素减少时可使其特异性受体的数量增多,称为增量调节,简称上调。

2. 激素的信息传递作用　　激素所携带的信息只是调节靶细胞原有的生理生化过程,加强或减弱其反应和功能活动。

3. 激素的高效生物活性　　在生理状态下,血液中激素浓度很低,激素与受体结合后,可引发细胞内一系列酶促反应,并逐级扩大其后续效应,形成效能极高的生物放大系统,称为激素的放大效应。

4. 激素间的相互作用　　多种激素共同参与同样生理活动调节时,激素之间常表现为协同作用和拮抗作用。某些激素虽然不能对某些器官、组织或细胞直接发挥作用,但其存在却是另一种激素发挥作用的前提,这种现象即为允许作用。

（三）激素信息的传递方式

1. 内分泌方式　　是指激素经血流运输至距离分泌部位较远的靶组织发挥作用,又称为远距分泌。

2. 旁分泌方式　　某些激素分泌后可经组织液直接扩散并作用于相邻近的细胞,这种方式称为旁分泌。

3. 自分泌方式　　激素分泌到细胞外后又反转作用于分泌该激素的细胞自身,发挥自我反馈调节作用,称为自分泌。

4. 神经分泌方式　　又称神经内分泌,是指形态和功能都具有神经元特征的一些神经细胞,其轴突末端能向细胞间液分泌激素,分泌的激素称为神经激素。

（四）激素的作用机制

激素在体内对靶细胞发挥作用,至少需要经过三个基本环节:①靶细胞受体对激素的识别和结合;②激素-受体复合物转导调节信号;③所转导的信号引起靶细胞的生物效应以及激素作用的终止。

1. 胞膜受体的介导机制　　非脂溶性激素不能穿透细胞膜,只能与细胞膜上的受体结合;脂肪酸衍生物则能够透过细胞膜并与细胞内侧面的受体结合。这些激素先与膜受体结合,再通过激发细胞内生成第二信使而实现其调节效应。第二信使有 cAMP、cGMP、IP_3、DG 等。胞膜受体与激素结合并被激活后,相继的反应途径主要是 G 蛋白偶联受体途径:受体含有 7 个跨膜 α 螺旋,胞膜内侧面的羧基端与 G 蛋白偶联,G 蛋白在胞膜受体和效应器酶之间发挥跨膜信号转导作用。G 蛋白活化后的主要功能是激活或抑制效应器酶的活性。效应器酶主要包括腺苷酸环化酶(AC)、cGMP、磷酸二酯酶、磷脂酶 C(PLC)和磷脂酶 A_2(PLA$_2$)等。G 蛋白通过调节效应器酶的活性改变胞质内第二信使的浓度,第二信使的含量则可分别影响胞质内各种蛋白激酶的活性,再引起细胞内一系列的变化。腺苷酸环化酶被激活,使胞质内 cAMP 的含量增多;cAMP

随后使蛋白激酶 A(PKA)激活,PKA 一方面可以使细胞内的功能蛋白质磷酸化而产生细胞固有的生理反应;另一方面进入细胞核,激活某些转录因子,调控 DNA 的转录过程。磷脂酶 C 激活后可以使由细胞膜脂质成分磷脂酰肌醇分解为 IP$_3$ 和 DG。另外还有受体酪氨酸激酶途径及鸟苷酸环化酶受体途径。

2. 胞内受体的介导机制　类固醇一类的激素为非极性分子,呈脂溶性,可直接进入细胞内,与细胞内受体结合成复合物,直接起介导靶细胞效应的信使作用。这类激素进入细胞后,经过与胞内受体结合,经两个步骤影响基因表达,增加新的酶和功能蛋白质而发挥作用,故将此种作用机制称为二步作用原理或"基因表达学说"。胞内受体分为胞质受体与核内受体。

(五) 激素分泌的调节

1. 激素作用的效应物对激素分泌的调节　许多激素的分泌活动直接受其作用所引起的终末效应物的调节。

2. 激素对激素分泌的调节　下丘脑-腺垂体-靶腺轴调节系统构成三级水平的功能调节中心,并受到更高级的中枢如海马、大脑皮质等部位的调节。通常高位内分泌细胞分泌的激素对下位内分泌细胞的活动有促进作用;而下位内分泌细胞分泌的激素对高位内分泌细胞的活动又表现为负反馈调节。维持血液中各效应激素水平的相对稳定。体内有下丘脑-腺垂体-甲状腺轴、下丘脑-腺垂体-肾上腺轴和下丘脑-腺垂体-性腺轴。

3. 神经对激素分泌的调节　当支配内分泌腺体的神经活动发生变化时,内分泌腺的活动也发生相应改变。

二、下丘脑的内分泌功能

(一) 下丘脑的神经内分泌细胞

下丘脑的神经内分泌细胞是指下丘脑具有内分泌功能的神经元,由于这些神经内分泌细胞都能分泌肽类激素或神经肽,故统称为肽能神经元。

(二) 下丘脑-腺垂体系统

1. 垂体门脉系统与下丘脑促垂体区　垂体的微静脉及其两端的毛细血管网共同构成的垂体门脉系统,是下丘脑与腺垂体功能联系的结构基础。由于下丘脑的正中隆起等部位可以分泌调节腺垂体内分泌活动的激素,故又称其为下丘脑促垂体区,分泌两种性质的调节激素:释放激素和释放抑制激素。

2. 下丘脑调节肽　下丘脑促垂体区肽能神经元所分泌的肽类激素的主要作用是调节腺垂体活动,因此又称为下丘脑调节肽,目前已知可分泌 9 种调节激素。

(1) 生长素释放激素和生长抑素:

1) 生长素释放激素(GHRH)与腺垂体上受体结合后,通过增加细胞内的 cAMP 和 Ca^{2+} 促进生长素分泌,GHRH 呈脉冲式释放。

2) 生长抑素(SS,GHRIH)在体内作用广泛,不仅抑制腺垂体生长素的基础分泌,也抑制其他刺激腺垂体分泌生长素的因素(如运动、进餐、应激、低血糖等)所引起的反应,生长抑素还可抑制 TSH、LH、FSH、PRL 及 ACTH 等的分泌。生长抑素通过减少细胞内的 cAMP 和 Ca^{2+} 而发挥作用。在大脑皮质、纹状体、杏仁核、海马、脊髓等部位,以及胃肠道、胰岛、肾、甲状腺与甲状旁腺等组织都存在生长抑素。

(2) 促甲状腺激素释放激素(TRH):下丘脑分泌的 TRH 作用于腺垂体,促进促甲状腺激素

(TSH)释放,血中 $3,5,3'$-三碘甲腺原氨酸(T_3)和甲状腺素(T_4)随 TSH 浓度的升高而增加。TRH 也促进催乳素的释放。

(3) 促肾上腺皮质激素释放激素(CRH):与腺垂体上的 CRH 受体结合,通过增加细胞内的 cAMP 与 Ca^{2+},促进腺垂体合成和释放促肾上腺皮质激素(ACTH)及 β 内啡肽。CRH 的分泌主要受生物节律和应激刺激的调节,其分泌呈脉冲式释放和昼夜周期节律改变。血液中肾上腺皮质激素升高时,可反馈地抑制 CRH 的分泌。

(4) 促性腺激素释放激素(GnRH):主要作用是促进腺垂体合成和分泌促性腺激素。GnRH 呈现脉冲式释放,致使血中促性腺激素的浓度也呈现相应的波动。

(5) 催乳素释放因子(PRF)和催乳素释放抑制激素(PIH):分别促进和抑制腺垂体催乳素的分泌,通常以抑制作用为主。

(6) 促黑素释放因子(MRF)和促黑素细胞激素释放抑制因子(MIF):分别能促进和抑制腺垂体促黑激素的释放。

(三)下丘脑-神经垂体系统

视上核、室旁核主要分泌血管升压素和催产素,通过下丘脑-垂体束运输到神经垂体,在适宜的刺激下释放入血,发挥作用。

(四)下丘脑激素分泌的调节

1. 神经调节　神经系统感受的各种刺激都可能传送到下丘脑,调节下丘脑激素的释放。

2. 激素调节　在下丘脑-垂体-靶腺轴三级水平的调节中,下级腺体和靶组织的终末激素常以负反馈的机制调节下丘脑调节肽的分泌活动。通常表现为长反馈、短反馈和超短反馈三个层次的调节活动。长反馈是指调节环路中终末靶腺或靶组织所分泌激素对一上级腺体活动的反馈调节作用;短反馈是指垂体分泌的激素对下丘脑分泌活动的反馈调节作用;超短反馈指下丘脑肽能神经元受其所分泌调节肽的调节作用。

三、垂体的内分泌

(一)腺垂体激素

1. 生长素

(1) 生长素(GH)与胰岛素样生长因子:GH 的主要作用是刺激肝及骨骼肌、肾、心、肺等器官靶组织产生生长介质;GH 通过细胞膜上生长素受体的介导而发挥作用。GH 能诱导靶细胞产生一种具有促生长作用的肽类物质,称为生长素介质(SM),由于其化学结构与胰岛素相似,故又称为胰岛素样生长因子(IGF),GH 的促生长作用主要是通过 IGF-I 介导实现的。

(2) 生长素的作用:生长素的主要生理作用是促进物质代谢和生长,可广泛地影响机体各种组织和器官,尤其是对骨骼、肌肉及内脏器官的作用更为显著,因此生长素也称为躯体刺激素。生长素还参与机体的应激反应,是机体重要的"应激激素"之一。

1) 促进机体生长:促进骨、软骨、肌肉以及其他组织、细胞分裂增殖和促进机体蛋白质合成量增加。人幼年时期,如缺乏 GH,将出现生长停滞,身材矮小,导致侏儒症;如 GH 分泌过多,则易出现巨人症。IGF 还可刺激细胞外基质的合成,使胶原合成增加。成年后 GH 分泌过多可导致肢端肥大症。GH 对生长、软骨和蛋白质代谢的作用取决于其与 IGF 的关系。血液中 IGF-I 的含量依赖于 GH 的水平。

2) 调节新陈代谢:GH 可加速蛋白质合成代谢,通过 IGF 促进氨基酸进入细胞,蛋白质合成均增强,机体呈正氮平衡。GH可加速脂肪分解,提供能量;GH还可抑制外周组织摄取与利用葡萄糖,减少葡萄糖消耗,因而有升血糖效应。

3)参与免疫反应:GH可促进胸腺基质细胞分泌胸腺素,参与调节机体免疫功能。

(3)生长素分泌的调节:分泌受下丘脑GHRH与GHRIH的双重调节,GHRH可促进GH分泌,GHRIH则抑制GH的分泌。IGF-I可分别通过下丘脑和腺垂体两个水平对GH的分泌进行负反馈调节。

1)代谢因素的影响:能量物质的缺乏和血液中某些氨基酸的增加都可促进GH分泌,低血糖对分泌的刺激作用最强。此外,运动和禁食时GH分泌增加。

2)激素的影响:甲状腺激素、胰高血糖素、雌激素与雄激素均能促进GH分泌。皮质醇则抑制GH分泌。

3)睡眠的影响:进入慢波睡眠状态后GH分泌明显增加。入睡后1h左右,血中GH浓度达到高峰。转入异相睡眠后,GH分泌又减少。50岁以后,这种分泌峰消失。

2. 催乳素

(1)催乳素(PRL)的生理作用

1)对乳腺的作用:主要是泌乳,对乳腺的发育和维持有重要作用。可与雌激素、孕激素、生长素、糖皮质激素、胰岛素、甲状腺激素等协同促进女性青春期乳腺的发育。

2)对性腺的调节作用:能在卵巢水平抑制促性腺激素作用的发挥,防止哺乳期女性的排卵。PRL对卵巢黄体功能的影响可能有三方面:①调控卵巢内LH的数量,刺激LH受体的生成;②促进孕酮生成,为孕酮的生成提供底物;③降低孕酮的分解过程。少量的PRL对卵巢雌激素与孕激素的合成起允许作用,而大量的PRL则有抑制作用。

3)参与应激反应:PRL、ACTH和GH是应激反应中腺垂体分泌的三大激素。

4)免疫调节作用:在单核细胞、B淋巴细胞、T淋巴细胞、胸腺上皮细胞以及红细胞上都有PRL结合的部位和受体。协同一些细胞因子促进淋巴细胞的增殖,直接或间接促进B淋巴细胞分泌IgM和IgG,导致抗体产量的增加。PRL还可影响其他免疫相关细胞的功能。

(2)催乳素分泌的调节:下丘脑的PRF与PIH可分别促进和抑制腺垂体分泌PRL,通常PRL处于下丘脑紧张性的抑制作用之下。婴儿吸吮哺乳期妇女乳头的刺激可传入神经冲动,通过脊髓上传至下丘脑,导致PRF释放增多,促使腺垂体分泌PRL增加。

3. 促黑激素(MSH)　　主要生理作用是刺激黑色素细胞,促进细胞内的酪氨酸转化为黑色素,同时使黑色素颗粒在细胞内分散。在黑暗背景下,MSH分泌不受抑制;在白色背景下,MSH分泌受抑制。其分泌主要受下丘脑分泌的MRF和MIF双重调节。

4. 腺垂体促激素　　腺垂体分泌的促甲状腺激素(TSH)、促肾上腺皮质激素(ACTH)、黄体生成素(LH)和促卵泡激素(FSH)四种激素,均相应作用于下级具有内分泌功能的终末靶腺,故将它们统称为促激素。它们分别形成下丘脑-腺垂体-甲状腺轴、下丘脑-腺垂体-肾上腺皮质轴和下丘脑-腺垂体-性腺(卵巢或睾丸)轴,构成激素活动的三级水平调节。

(二)神经垂体激素

1. 血管升压素(VP)　　在失血等情况下,VP释放明显增加,对升高和维持血压有重要作用。在生理情况下,VP与肾集合管上皮细胞膜的VP3受体结合,表现为抗利尿的作用。血管升压素通过影响肾脏对水的重吸收,调节细胞外液总量,对于机体的水平衡和血容量的维持具有重要的意义。血浆渗透浓度和血容量变化是调节血管升压素分泌的两个最重要的因素。垂体分泌血管升压素障碍时可出现尿崩症,造成机体脱水。

2. 催产素

（1）催产素的生理作用

1）促进子宫收缩：该作用与子宫的功能状态有关。催产素对非孕子宫的作用较弱，而对妊娠子宫的作用较强。孕激素能降低子宫肌对催产素的敏感性，而雌激素则相反，雌激素对催产素具有允许作用。在分娩过程中，胎儿刺激子宫颈可反射性地引起催产素释放，促使子宫收缩进一步增强，因而具有催产作用。

2）促进乳腺排乳：哺乳分为两个过程，乳腺腺泡产生乳汁和乳汁的排出。乳汁的排出是典型的神经内分泌反射——射乳反射。过程是：婴儿吮吸乳头的感觉信息经传入神经传至下丘脑，兴奋催产素神经元，神经冲动沿下丘脑-垂体束下行至神经垂体，使催产素释放入血，引起乳腺肌上皮细胞收缩，乳腺排乳。催产素对乳腺也具有营养作用，可维持哺乳期的乳腺不萎缩。

催产素受体也存在于卵巢、睾丸等，对生殖功能有一定的调节作用。此外，催产素对神经内分泌功能、体液渗透压调节、血管活动、消化、体温调节、痛觉调节，以及学习和记忆等也有一定的影响。

（2）催产素分泌的调节：是通过下丘脑进行的，属于神经内分泌调节方式。在射乳反射中，GnRH的释放减少，引起腺垂体促性腺激素分泌减少，可导致哺乳期月经周期暂停。子宫颈及阴道的扩张性刺激等都可通过神经反射途径经下丘脑引起催产素分泌，对于分娩以及精子的运行可能具有一定的生理意义。

四、甲状腺的内分泌

（一）甲状腺激素的合成与代谢

1. 甲状腺激素的合成　有 T_4 和 T_3 两种。甲状腺球蛋白在甲状腺腺泡上皮细胞粗面内质网内合成，通过胞吐释放入胶状质中，甲状腺激素与甲状腺球蛋白结合，直至分泌。甲状腺腺泡细胞具有三方面功能：①转运和浓集碘；②合成甲状腺球蛋白并分泌到胶状质中；③由甲状腺球蛋白水解出甲状腺激素并分泌到血液中。碘过少或过多都将抑制甲状腺的功能。

2. 甲状腺激素的储存　甲状腺激素以胶状质的形式在腺泡腔内储存。

3. 甲状腺激素的分泌　TSH调控甲状腺激素的分泌过程。在其作用下，甲状腺腺泡细胞顶端伸出伪足，将甲状腺球蛋白胶质小滴吞饮入腺细胞内。胶状质小泡随即与溶酶体融合而形成吞噬泡，断开甲状腺球蛋白的肽键，释放含碘酪氨酸。T_3 量较少但生物活性约为 T_4 的5倍。

4. 甲状腺激素的运输　循环中 T_3 和 T_4 几乎全部与血浆蛋白质结合。血中游离的甲状腺激素与结合状态的甲状腺激素之间互相转化，维持动态平衡。T_3 与各种运输蛋白的亲和力都很低，主要以游离形式存在。甲状腺激素与血浆蛋白结合的意义主要有两方面：①在血液循环中形成 T_4 的储备库；②防止 T_3 和 T_4 在肾小球滤过，避免由尿中丢失。

5. 甲状腺激素的降解　肝、肾、骨骼肌是甲状腺激素降解的主要部位。80%的 T_4 在外周组织的脱碘酶作用下脱碘，T_4 脱碘转化为 T_3 实际是活化的过程。T_3 经再脱碘作用转变成二碘、一碘以及不含碘的甲状腺氨酸。

（二）甲状腺激素的生理作用

1. 细胞作用的机制　T_4 与 T_3 通过能量依赖性的载体介导方式转运进入细胞内，它们均被转运到细胞核内，与核内受体结合。受体复合物与 DNA 相互作用，促进或抑制 mRNA 的转录和翻译，从而直接增加或减少不同组织中特殊蛋白质的合成过程。甲状腺激素的显著作用是刺激 O_2 的消耗和物质的利用，也促进 Na^+-K^+-ATP 酶的活性，参与细胞膜对阳离子的转运过程。

2. 对机体新陈代谢的作用

（1）对能量代谢的调节：甲状腺激素显著提高机体的耗氧量，使产热量增加，也能增加脑内特殊蛋白和功能蛋白的合成。其生热效应部分是脂肪动员，促进脂肪酸氧化，还可诱导 Na^+-K^+-ATP 酶的活性。

（2）对物质代谢的调节：蛋白质代谢，T_3、T_4 均可作用于靶细胞的核内受体，通过 DNA 转录过程影响 mRNA 的形成及各种蛋白质与酶的生成，表现为正氮平衡。甲状腺激素分泌不足时，蛋白质合成减少，肌肉收缩无力，但组织间的黏蛋白增多，引起黏液性水肿。甲状腺激素分泌过多时，外周组织蛋白质分解加速，尿氮增加，呈负氮平衡。糖代谢使肠黏膜糖吸收率增加，糖原分解增强，肝产生糖原增加。同时甲状腺激素能增强肾上腺素、胰高血糖素、皮质醇和生长素的生糖作用。但 T_3 与 T_4 可同时加强外周组织对糖的利用，也可降低血糖。脂类代谢，促进脂肪酸的氧化，并增强儿茶酚胺与胰高血糖素等的脂解作用。

3. 对生长发育的作用　甲状腺激素是正常生长和发育所必需的激素，具有促进组织分化、生长与发育成熟的作用，这种效应可能继发于其对 GH 的作用。对脑和骨的发育尤其重要。在胚胎期，缺碘造成甲状腺激素缺乏或出生后甲状腺功能低下，均导致脑发育显著障碍。甲状腺激素可刺激骨化中心的发育，使软骨骨化，促进长骨和牙齿的生长。

4. 对器官系统的作用　对神经系统活动的影响，可易化儿茶酚胺的效应，表现为交感神经系统效应的亢进；对心血管活动的影响，使心率增快，心肌收缩力增强，心输出量与心脏做功增加，提高心肌对儿茶酚胺的敏感性；对生殖功能的影响，甲状腺功能低下的妇女，月经不规则，甚至闭经、不育，即使受孕也易流产；甲状腺功能亢进的妇女，月经稀少甚至闭经；此外，甲状腺激素对其他的内分泌腺体、肾、胃肠道等均有不同程度的影响。

（三）甲状腺功能的调节

1. 下丘脑-腺垂体-甲状腺轴　在下丘脑-腺垂体-甲状腺轴调节系统中，下丘脑释放的 TRH 作用于腺垂体，促使腺垂体分泌 TSH，TSH 能刺激甲状腺增生和分泌 T_3、T_4，血液中游离的 T_3 和 T_4 达到一定水平时，又能反馈地抑制 TRH 和 TSH 的分泌。

（1）TRH 的作用：下丘脑 TRH 神经元可接受神经系统其他部位传来的信息，释放 TRH，直接控制腺垂体 TSH 的分泌。下丘脑还可通过生长抑素的作用减少或终止 TRH 的合成与分泌。

（2）TSH 的作用：TSH 直接调节甲状腺功能，分泌呈脉冲式，午夜至凌晨 4 时达高峰，上午 9～12 时达最低值。TSH 的分泌受甲状腺功能状态、禁食及视交叉上核活动的影响，作用是促进甲状腺激素的合成与释放。给予 TSH 后，最早出现的效应是甲状腺球蛋白水解与 T_3、T_4 的释放。TSH 的长期效应是刺激甲状腺细胞增生。

（3）甲状腺激素的反馈调节：血中游离的 T_3 或 T_4 水平增高时，抑制腺垂体 TSH 的分泌，同时降低腺垂体对 TRH 的反应性。有些激素如雌激素可增强腺垂体对 TRH 的反应，使 TSH 分泌增加，而 GH 与糖皮质激素则对 TSH 的分泌有抑制作用。

2. 甲状腺的自身调节　甲状腺还可根据血碘水平调节其自身对摄取碘及合成甲状腺激素的能力。血碘水平升高初期，甲状腺激素的合成有所增加，当血碘量超过一定限度后，甲状腺激素的合成在维持一段高水平后即明显下降。血碘水平过高产生的阻断甲状腺聚碘能力的作用，称为碘阻断效应。但若持续加大供碘量，则抑制 T_3 与 T_4 合成的现象就会消失，激素的合成反而再次增加，表现对高碘的适应，即碘阻断脱逸现象；相反，当血碘水平低下时，甲状腺的碘转运机制增强，甲状腺激素的合成加强。

3. 自主神经的调节作用　甲状腺内分布有交感神经和副交感神经纤维的末梢，分别促进和抑制甲状腺激素的分泌，构成交感神经-甲状腺轴和副交感神经-甲状腺轴的调节。下丘脑-腺垂体-甲状腺轴主要调节各效应激素的稳态；交感神经-甲状腺轴的作用是在内外环境急剧变化时确保应急情况下对高水平激素的需求；副交感神经-甲状腺轴则在激素分泌过多时发挥调节作用。

五、甲状旁腺、甲状腺 C 细胞内分泌及维生素 D_3

甲状旁腺激素（PTH）、降钙素（CT）以及 $1,25-(OH)_2D_3$，共同调节钙、磷代谢，控制血浆中钙和磷的水平，参与影响骨代谢。此外，糖皮质激素、生长素、雌激素、胰岛素等均参与骨和钙代谢活动的调节。

（一）甲状旁腺的内分泌

1. 甲状旁腺激素的生理作用　PTH 是体内维持血钙稳态的主要激素，总的效应是升高血钙和降低血磷水平。钙离子对维持神经和肌肉组织的正常兴奋性有重要作用，血钙浓度降低时，神经和肌肉的兴奋性异常增高，可发生手足抽搐，严重时可引起呼吸肌痉挛而造成窒息。

（1）对骨组织的作用：骨 PTH 可动员骨钙入血，升高血钙水平，表现为快速效应和延缓效应。快速效应在 PTH 作用后几分钟即出现，使骨中的钙被转运至血液中。延缓效应要在 PTH 作用后 12～14h 出现，常在几天甚至几周后达到高峰，这一效应是通过刺激破骨细胞的活动而实现的。

（2）对肾和小肠的作用：PTH 可促进肾远球小管对钙的重吸收，使血钙升高。PTH 抑制近球小管对磷的重吸收，使血磷降低。PTH 还激活 1α-羟化酶，催化 $25-(OH)D_3$ 转变为活性更高的 $1,25-(OH)_2D_3$，可刺激小肠细胞钙结合蛋白的形成，进而促进钙、镁、磷等的吸收。

2. 甲状旁腺激素分泌的调节

（1）血钙浓度的调节作用：血钙水平是调节甲状旁腺分泌的最主要因素。

（2）其他因素的调节作用：$1,25-(OH)_2D_3$ 可直接作用于甲状旁腺。Mg^{2+} 对甲状旁腺有直接抑制效应，血磷升高可使血钙降低而刺激 PTH 的分泌，生长抑素能抑制 PTH 的分泌。

（二）甲状腺 C 细胞的内分泌

甲状腺 C 细胞分泌降钙素。

1. 降钙素的生理作用　降钙素的受体主要分布在骨和肾，基本作用是降低血钙和血磷。对骨组织的作用，降钙素可抑制破骨细胞活动，还可增强成骨过程，增加钙、磷沉积；对肾脏的作用，降钙素能减少肾小管对钙、磷、镁、钠及氯等离子的重吸收，导致这些离子从尿中排出的量增多。

2. 降钙素分泌的调节　降钙素的分泌主要受血钙水平调节。降钙素与 PTH 共同参与体内钙代谢的稳态。

（三）维生素 D_3

1. 维生素 D_3 的生成　体内的维生素 D_3，也称胆钙化醇，主要由人体自身合成。

2. 维生素 D_3 的生理作用　对小肠的作用是可促进小肠黏膜上皮细胞对钙的吸收。还可促进肾小管对钙的重吸收；对骨的作用是 $1,25-(OH)_2D_3$ 对动员骨钙入血和钙在骨中沉积均有作用。但净效应仍是动员骨钙入血，使血钙浓度升高。另外，$1,25-(OH)_2D_3$ 可增强 PTH 的作用。

六、胰腺的内分泌

（一）胰岛素

1. 胰岛素及其受体　胰岛素由胰岛 B 细胞合成,在肝内灭活,肌肉与肾等组织也能使胰岛素失活。几乎体内所有细胞的细胞膜都存在胰岛素受体,属于具有酪氨酸激酶活性的受体,胞质中存在胰岛素受体底物,可充当细胞内信使,对跨膜信息传递和实现胰岛素的细胞效应起着十分重要的作用。

2. 胰岛素的生理作用　按照引起效应的时间顺序,胰岛素先后以急速作用(以秒计)、快速作用(以分计)和延缓作用(以小时计)调节靶细胞的活动。急速作用在于促进葡萄糖、氨基酸以及 K^+ 向细胞内的转运;快速作用表现在促进蛋白质合成、抑制蛋白质分解、促进糖酵解和糖原合成、抑制糖原分解和糖原异生;出现最迟的作用是通过影响 mRNA 形成,促进成脂过程等反应。

（1）调节糖代谢:胰岛素通过增加糖的去路与减少糖的来源来降低血糖。①促进组织细胞摄取血液中的葡萄糖,并加速葡萄糖在细胞中的氧化、利用;②促进糖原合成,抑制糖原分解;③抑制糖原异生;④促进葡萄糖转变为脂肪酸,并储存于脂肪组织。

（2）调节脂肪代谢:表现在①促进葡萄糖进入脂肪细胞,并合成脂肪;②抑制脂肪酶的活性,减少体内脂肪的分解;③促进肝合成脂肪酸,并转运到脂肪细胞中储存。

（3）调节蛋白质代谢及生长:胰岛素促进蛋白质合成,并抑制蛋白质分解。①使氨基酸经膜转运进入细胞的过程加速;②使细胞核 DNA 和 RNA 生成的过程加快;③使核糖体的翻译过程加强,蛋白质合成增加。此外,胰岛素还可抑制蛋白质分解和糖原异生。胰岛素增强蛋白质的合成过程与 GH 有协同作用,因此对机体的生长也有促进作用。

3. 胰岛素分泌的调节

（1）底物的调节作用:血液中的葡萄糖水平是反馈调节胰岛素分泌的最重要的因素;氨基酸和血糖对刺激胰岛素分泌有协同作用。

（2）其他激素的调节作用:在胃肠道激素中,促胃液素、促胰液素、胆囊收缩素和抑胃肽均有促进胰岛素分泌的作用;生长素、甲状腺激素、皮质醇,都可通过升糖作用间接刺激胰岛素分泌;胰岛 A 细胞分泌的胰高血糖素和 D 细胞分泌的生长抑素可分别通过旁分泌作用刺激和抑制 B 细胞分泌的胰岛素;胰岛素对 B 细胞也具有抑制效应;儿茶酚胺通过 B 细胞的 α_2-肾上腺素能受体抑制胰岛素分泌。

（3）神经调节:胰岛内有迷走神经和交感神经末梢分布,迷走神经兴奋,可直接促进胰岛素的分泌,也可通过刺激胃肠激素释放,间接引起胰岛素分泌。交感神经兴奋,抑制胰岛素分泌。

（二）胰高血糖素

胰高血糖素由胰岛 A 细胞分泌。

1. 胰高血糖素的生理作用　胰高血糖素最显著的效应是升高血糖。其基本作用是促进糖原分解、糖原异生、脂肪分解和生酮作用。胰高血糖素的靶器官主要是肝。胰高血糖素可分别促进 B 细胞分泌胰岛素和 D 细胞分泌生长抑素,胰岛素和生长抑素的分泌又可反过来抑制胰高血糖素的分泌。

2. 胰高血糖素分泌的调节　底物的调节作用,血糖水平是调节胰高血糖素分泌的重要因素;其他激素的调节作用,如胰岛素可通过降低血糖、间接刺激胰高血糖素分泌,同时胰岛素和生长抑素则可直接作用于相邻的 A 细胞,抑制胰高血糖素的分泌;胃肠道激素、胆囊收缩素和促胃液素可刺激胰高血糖素分泌,而促胰液素则抑制胰高血糖素分泌。血液中的长链脂肪酸和丙酮等也能抑制胰高血糖素分泌。

(三)生长抑素和胰多肽

胰岛 D 细胞分泌的生长抑素通过旁分泌方式抑制胰岛其他三种细胞的分泌活动,参与胰岛激素分泌的调节。

七、肾上腺的内分泌

肾上腺皮质分泌类固醇激素,肾上腺髓质细胞分泌儿茶酚胺类激素,在交感神经-肾上腺髓质系统参与的机体应激反应中具有重要的作用。

(一)肾上腺皮质的内分泌

1. 肾上腺皮质激素的合成和运输　属于类固醇激素,简称皮质激素。最外层的球状带细胞分泌盐皮质激素,参与机体水和无机盐代谢,主要为醛固酮;中间层束状带细胞分泌糖皮质激素,参与机体物质代谢,主要是皮质醇;内层的网状带细胞主要分泌少量性激素。胆固醇是合成肾上腺皮质激素的基本原料,进入血液的皮质激素大多数与皮质类固醇结合球蛋白(或称皮质激素运载蛋白)结合,15% 与血浆白蛋白结合,5%～10% 是游离型的,皮质激素主要在肝内降解。

2. 糖皮质激素

(1) 糖皮质激素(主要是皮质醇)的生理作用

1) 对物质代谢的调节作用:糖代谢,糖皮质激素具有显著的升血糖效应。糖原异生加强,肝糖原增加;减少外周组织对葡萄糖的利用,最终导致血糖升高。蛋白质代谢,糖皮质激素促进肝外组织,尤其是肌肉组织的蛋白质分解。脂肪代谢,糖皮质激素促进脂肪分解,加强脂肪酸在肝内的氧化过程,使脂肪呈现特殊的分布形式。糖皮质激素分泌过多时,面、肩、背及腹部的脂肪合成增加,四肢的脂肪组织分解增强,以致呈现圆面、厚背、躯干发胖而四肢消瘦,出现"向心性肥胖"的特殊体型。水盐代谢,增加肾小球血浆流量,肾小球滤过增加,促进水的排泄。

2) 对功能系统的作用:血液系统,糖皮质激素可不同程度地增加血液中性粒细胞、血小板、单核细胞和红细胞的数量而使淋巴细胞、嗜酸性粒细胞和嗜碱性粒细胞减少。血管系统,对于维持正常血压是必需的,一方面糖皮质激素能提高血管平滑肌对儿茶酚胺的敏感性(即允许作用);另一方面糖皮质激素能降低血管内皮的通透性,有助于维持血容量。神经系统中糖皮质激素可提高中枢神经系统的兴奋性。消化系统中糖皮质激素可以促进各种消化液和消化酶的分泌,还能提高胃腺对迷走神经和促胃液素的反应性,使胃酸与胃蛋白酶原分泌增加。此外,糖皮质激素可抑制骨的形成,促进其分解,使骨骼肌收缩力增强;对胎儿多器官系统的发育成熟具有允许作用。

3) 对应激反应的调节作用:当机体受到伤害性刺激时,可以发生一系列适应性和耐受性的反应,称为应激。应激反应过程中,血中 ACTH 水平迅速增加,糖皮质激素也相应增多。能够引起 ACTH 与糖皮质激素分泌增加的各种刺激均称为应激刺激,应激过程中有多种激素参与反应,可以从多方面调整机体对应激刺激的适应和抵御能力。除垂体-肾上腺皮质系统外,交感-肾上腺髓质系统也参与应激反应过程,血中儿茶酚胺含量也相应增加。此外,血液中生长素、催乳素等均可增加。ACTH-糖皮质激素在应激反应中发挥重要的作用。

(2) 糖皮质激素分泌的调节:下丘脑-腺垂体-肾上腺皮质轴,是维持正常状态血中糖皮质激素稳态和在不同状态激素水平适应性变化的基础。促肾上腺皮质激素的分泌呈日周期节律,在清晨觉醒前即达到分泌高峰,白天总体上维持较低水平,夜间入睡后分泌逐渐减少,午夜时最低。ACTH 最重要的生理功能是促进肾上腺皮质的生长发育和刺激糖皮质激素的合成及分泌。ACTH 的分泌除受下丘脑 CRH 的促进作用外,还受血中糖皮质激素水平的负反馈调节。

促肾上腺皮质激素释放激素的作用:应激刺激可作用于神经系统的不同部位,最后通过神经递质将信息汇集于 CRH 神经元,然后由 CRH 控制腺垂体的促肾上腺皮质激素细胞分泌ACTH。血中糖皮质激素水平可反馈地调节 CRH 和 ACTH 的分泌;ACTH 也可反馈地抑制CRH 神经元的活动。

3. 盐皮质激素 主要包括醛固酮、11-去氧皮质酮、11-去氧皮质醇。

(1)盐皮质激素的生理作用:通过对肾的储钠、排钾作用,调节机体的水盐平衡,进而影响细胞外液和循环血量。

(2)盐皮质激素分泌的调节:肾素-血管紧张素系统,调节醛固酮的分泌。血钾升高或血钠降低又可促进醛固酮的分泌,从而维持血 K^+、Na^+ 水平的稳态。

(二)肾上腺髓质的内分泌

1. 肾上腺髓质激素 肾上腺髓质的嗜铬细胞主要分泌肾上腺素、去甲肾上腺素,两者属儿茶酚胺类物质。

2. 肾上腺素和去甲肾上腺素的生理作用 代谢调节作用,肾上腺素促进糖原分解,使血糖显著升高。肾上腺素和去甲肾上腺素都能动员脂肪,而且可使机体氧耗量增加,产热量增加,基础代谢率升高;对器官活动的调节;参与应急反应(应急反应是指机体遭遇紧急情况时,交感-肾上腺髓质系统功能紧急动员的过程)。应急反应与应激反应的刺激相同,应激偏重加强机体对伤害刺激的基础耐受能力,应急则偏重提高机体的警觉性和应变能力。

3. 肾上腺髓质激素分泌的调节 ①交感-肾上腺髓质系统:肾上腺髓质细胞受交感神经胆碱能节前纤维支配,通过 N 型胆碱能受体,引起肾上腺素与去甲肾上腺素的释放。②ACTH 的调节:ACTH 可促进肾上腺髓质合成儿茶酚胺。③自身反馈调节:肾上腺髓质细胞内的去甲肾上腺素或多巴胺含量达到一定水平时,可抑制酪氨酸羟化酶的活性。

第二节　糖　尿　病

糖尿病是常见病和多发病,其发病率随人们生活水平的提高、人口老化和生活方式的改变而显著增加。根据国际糖尿病联盟(IDF)的资料显示,2013 年全球糖尿病在 20～79 岁成人中的患病率为 8.3%,患者人数已达 3.82 亿,中国 2013 年糖尿病的患病人数为 9840 万,居全球首位,糖尿病及其并发症已成为严重威胁人民健康的世界性公共卫生问题。

第 10 版《全球糖尿病地图》(*IDF Diabetes Atlas*),对全球糖尿病的当前趋势以及未来发展趋势进行了系统的分析与预测。目前全球范围内估计有 5.37 亿成年人(年龄在 20～79 岁)患有糖尿病,估计到 2030 年与 2045 年,全球糖尿病患病人数将达到 6.43 亿与 7.84 亿。

中国糖尿病现状,在 IDF 的区域划分中,我国属于西太平洋区域。我国目前拥有接近 1.57亿(未计入港澳台数据)糖尿病患者,位于世界首位,根据调整年龄因素之后的统计结果,中国大陆的成年糖尿病发病率已超 10%,亦远超其他国家和地区。

一、病因与发病机制

糖尿病的病因和发病机制较复杂,至今仍未完全阐明。

1. 遗传因素　统计资料表明,不少患者有阳性家族史。有研究发现,1型糖尿病与某些特殊的人类组织相容性抗原(HLA)有关。但2型糖尿病患者组织相容抗原分布频率与正常对照无明显差异。

2. 病毒感染　是最重要的环境因素之一。与1型糖尿病有关的病毒有柯萨奇B_4病毒、腮腺炎病毒、风疹病毒、巨细胞病毒等。病毒感染后,若胰岛B细胞破坏严重则可发生糖尿病。

3. 自身免疫　已发现90%新发1型糖尿病患者循环中有多种胰岛细胞自身抗体。另外,细胞免疫也起重要作用。

4. 胰岛受体异常　是2型糖尿病患者的重要发病机制,这类患者外周靶细胞膜上胰岛素受体数量减少或功能下降,故对胰岛素的敏感性低下,血糖不能被利用而致高血糖。此时高血糖刺激胰岛素分泌,但胰岛素升高使胰岛素受体就更不敏感,如此形成恶性循环。此外,少数患者可产生胰岛素受体抗体,使得胰岛素不能发挥生理功能。

总之,1型和2型糖尿病,病因复杂,发病机制各不相同。遗传因素为共同的基础,但作用方式不同,且必须有环境因素促发致病:1型糖尿病可因病毒感染后引起自身免疫反应而使B细胞严重破坏,属胰岛素绝对缺乏;2型糖尿病则因多食、肥胖、妊娠、年龄增长等为发病诱因,属胰岛素相对不足或胰岛素抵抗。

二、诊断标准和分型

美国糖尿病协会(ADA)于1997年提出了新的诊断及分型标准,目前,已更新到2021年版糖尿病诊疗标准。

(一)糖尿病诊断标准

糖尿病是因胰岛素分泌缺陷或(和)胰岛素作用缺陷引起的,以高血糖为特征的代谢性疾病,长期高血糖会损害许多器官(尤其是眼、肾、神经、心脏、血管),导致其功能障碍、衰竭。符合以下三条之一者即可诊断为糖尿病,但必须在随后的一天里重复任何一条以确诊:

(1)有典型糖尿病症状(多尿、多食、不明原因的消瘦)加上随机血糖≥11.1mmol/L。随机血糖指一天中任何时候的血糖。

(2)空腹血糖≥7mmol/L。空腹血糖指禁食至少8h后的血糖。

(3)口服葡萄糖耐量试验、餐后2h血糖≥11.1mmol/L。

(二)糖尿病新分型

以往对糖尿病的分型着眼于临床及治疗,新分型则基于糖尿病病因和发病机制。新的分型将糖尿病分为以下四类:

(1)1型糖尿病指胰岛B细胞破坏,胰岛素绝对缺乏,包括免疫介导型和特发性。

(2)2型糖尿病指从胰岛素抵抗为主,伴胰岛素相对缺乏到以胰岛素分泌缺陷为主伴或不伴胰岛素抵抗。

(3)其他特殊类型糖尿病:由基因缺陷、胰腺外分泌疾病、其他内分泌疾病、药物及化学制剂、感染等引起。

(4)妊娠糖尿病:妊娠期间发生或发现的任何程度的糖耐量异常。

三、临 床 表 现

（一）分 期

本病在临床上为慢性进行性疾病,可分为无症状期和症状期两个阶段。1 型起病较急,2 型一般起病缓慢。

1. 无症状期　多为中年以上 2 型糖尿病患者,食欲好、体胖,精神、体力如常人。常在查体或诊疗其他疾病时发现尿糖阳性,空腹血糖正常或高于正常,餐后两小时血糖高于正常,糖耐量试验显示耐量降低。

2. 症状期　糖尿病典型症状是"三多一少",多尿、多饮、多食、体重减轻。

（1）多尿、烦渴、多饮:由于血糖浓度增高,超过肾糖阈值,导致尿糖、尿渗透压升高,而肾小管重吸收水减少,尿量和尿次数增多,一昼夜可排尿 20 余次,总量达 2～3L。由于多尿,患者口渴多饮。

（2）多食善饥:由于大量糖尿,糖未能充分利用,加之血糖增高后刺激机体分泌胰岛素,因此食欲亢进,有饥饿感,每日进食 5～6 次,每顿可达 0.5～1kg,但有时仍不能满足。

（3）体重减轻、疲乏无力:由于糖代谢失常,能量利用减少,负氮平衡,失水等,患者感疲乏、虚弱无力。

（4）其他:皮肤瘙痒,尤其多见于女性外阴,由于尿糖刺激局部而引起,或可并发真菌感染,此时瘙痒更严重。另外,四肢麻木、腰痛、腹泻、月经失调、性功能障碍也常见。

（二）分 型

糖尿病分为胰岛素依赖型(1 型)和非胰岛素依赖型(2 型)两类。

1. 胰岛素依赖型　多发生于青少年,起病急,病情重,"三多一少"症状明显,易发生酮症酸中毒。因其胰岛素绝对不足,必须应用胰岛素治疗。

2. 非胰岛素依赖型　较常见,多见于中年以上患者(＞40 岁),体胖,起病慢,早期无症状,较少发生酮症酸中毒。体内胰岛素水平正常或偏高,多可通过控制饮食或口服降糖药而得到控制。此型糖尿病易出现心血管并发症及神经病变。

（三）并 发 症

1. 糖尿病酮症酸中毒　是糖尿病的急性代谢合并症。由于脂肪分解加速、血清酮体超过正常,发生代谢性酮症酸中毒,并可发生昏迷。常见于 1 型糖尿病和 2 型糖尿病伴应激时。糖尿病酮症酸中毒的诱因有:感染、停用或减用胰岛素、应激状态。临床表现有恶心、呕吐、口渴明显、多饮、尿量增多,头痛,嗜睡,呼吸深快、有烂苹果味。后期失水,低血压,可昏迷。少数人表现为腹痛,似急腹症。

2. 感染　常见有皮肤感染、结核、泌尿系统感染及其他感染。

3. 大血管病变　糖尿病患者高脂血症、高血压、冠心病、脑血管病的发生率均较常人为高。糖尿病患者动脉硬化发生早、进展快。大、中动脉主要侵及主动脉、冠状动脉、脑动脉和肾动脉。还可发生下肢动脉病变。

4. 微血管病变　主要表现在视网膜、肾、神经、心肌组织,如糖尿病肾病、视网膜病变、心脏微血管病变等,其中尤以糖尿病肾病、视网膜病变最为常见。

5. 神经病变　可累及神经系统任何一部分,如中枢神经、神经根、末梢神经,以周围神经病变最常见。

四、治 疗 原 则

（一）治疗原则

治疗是长期而细致的工作,其主要治疗原则有以下方面:

(1) 原则性与个体化相结合:不同的患者应当采取不同的方法,治疗方案应切实可行。

(2) 纠正代谢紊乱,促进胰岛 B 细胞功能恢复:糖尿病的基本病理变化是胰岛素绝对或相对分泌不足所引起的代谢紊乱,因而纠正代谢紊乱、促进胰岛 B 细胞功能恢复是治疗糖尿病的最主要方面,有关的治疗措施也大都围绕于此。

(3) 减少并发症的发生:糖尿病持续高血糖等代谢紊乱,可导致心、脑、肾、血管、视网膜、神经系统等组织、器官严重损害。糖尿病并发症所导致的死亡已成为糖尿病的主要致命原因。因而,如何减少并发症的发生,并对已出现的糖尿病并发症进行适宜的治疗,成为糖尿病治疗领域的重要方面。

(4) 提高生存质量:糖尿病是一种慢性疾病,在这样一个漫长的过程中,如何保证患者正常生长发育和生活,维护健康和劳动力,在延长寿命的同时提高其生存质量,也是有关糖尿病治疗的一个非常重要的问题。

(5) 中西医结合治疗:中医药学是我国的传统医学优势,以糖尿病患者采取中西医结合的方法治疗,在调节代谢紊乱、减少或延缓并发症的发生及提高生存质量等方面,都具有优于单纯西医药物治疗的效果,这已为大量的临床研究所证实。

（二）主要措施

(1) 饮食调节:碳水化合物和纤维素含量较高的食物。脂肪(特别是饱和脂肪酸)的含量要低,限制糖和盐的摄入。每次进餐的间隔时间基本相等。食物的品种应多样化。宜多食高膳食纤维食物,如荞麦、燕麦、豆类和蔬菜等。一般来说,碳水化合物占总热量的 55%～60%,蛋白质占 15%～20%,脂肪占 25%。

(2) 运动调节:运动能降低血糖、增强胰岛素的作用、降低过高的血脂、减肥、降低高血压、锻炼心肺功能、防止骨质疏松,还可以陶冶情操、培养生活情趣、提高生活质量。糖尿病控制较差、有急性并发症和严重慢性并发症者不宜运动;正确选择运动的方式、控制强度和持续的时间;注意低血糖,运动应在餐后的 1～2h 进行。

(3) 主要用药

1) 促胰岛素分泌剂:如磺脲类药物,如格列吡嗪、格列齐特、格列本脲(兼有增敏作用);非磺脲类药物,如瑞格列奈、那格列奈;双胍类药物,如二甲双胍;胰岛素增敏剂(TZD),如罗格列酮、吡格列酮;葡萄糖苷酶抑制剂,如阿卡波糖等。

2) 胰岛素:包括动物胰岛素(普通胰岛素)、生物合成人胰岛素和胰岛素类似物(门冬胰岛素、甘精胰岛素等)。根据作用时间又有速效、中效、长效之分。

(4) 自我管理:糖尿病是一种终身性疾病,要求患者具备与糖尿病终身相伴的知识和能力。糖尿病治疗目标是防止糖尿病急性并发症,避免和减慢糖尿病慢性并发症的发生和发展,保障和改善患者的生活质量。此外,糖尿病治疗的基础是饮食治疗,这只能靠患者来实现。

(5) 保健教育的重要性:医患之间可通过亲切交谈建立信任,摆脱不良情绪,树立与疾病做斗争的信心,帮助患者正确对待患病的现实,提高对糖尿病有关知识和技能的掌握,促进患者主动参与糖尿病的控制,同意治疗方案,并能切实地付诸实施,提高疗效。

第十五章 普通外科疾病

外科是研究外科疾病的发生、发展规律及其临床表现、诊断、预防和治疗的科学，是以手术切除、修补为主要治病手段的临床学科。

第一节 外科内容概述

一、外科诊疗疾病的范围

随着显微外科技术的应用，外科得到了较大的发展。各医院外科的专科设置原则与内科类同，通常与内科相对应。外科疾病分为五大类：创伤、感染、肿瘤、畸形和功能障碍。这些疾病往往需要以手术或手法处理作为主要手段来治疗。因此，手术就成为外科所特有的一种治疗方法。人们也往往把是否需要手术治疗作为区别内科还是外科疾病的标准。但外科学并不等于手术学，手术只是外科疾病治疗方法中的一种。

外科检查的意义在于通过对皮肤、淋巴结、甲状腺、脊柱、四肢、关节、泌尿生殖器等检查，初步排除常见疾病。淋巴结检查各浅表淋巴结有无异常增大等；皮肤观察颜色、弹性，有无出血、丘疹、色斑、瘢痕；四肢、脊柱检查外观有无畸形，功能有无障碍；甲状腺检查可及早发现囊肿、肿瘤等；女性乳房检查可及早发现小叶增生、乳腺癌等；肛门检查可及早发现痔、肛瘘、肿瘤等；外生殖器检查发育是否正常。

手术范围扩大到身体各个部位，并且向深、难发展，因此促使外科不得不进行更细的分工，在外科范围内除了普通外科（包括腹部外科）外，分别成立了颅脑、胸腔、心血管、泌尿、矫形、整形、创伤、烧伤、肿瘤、小儿外科、神经外科等，有的还建立显微外科、器官移植等专科。

外科是现代医学的一个科目，主要研究如何利用外科手术方法去解除患者的病原，从而使患者得到治疗。外科和所有的临床医学一样，需要了解疾病的定义、病因、表现、诊断、分期、治疗、预后，而且外科更重视手术的适应证、术前的评估与护理、手术的技巧与方法、术后的护理、手术的并发症与预后等与外科手术相关的问题。外科经常处理的问题包含了创伤、各种胸腹部急症、先天/后天性畸形、恶性肿瘤、器官移植等，在临床应用上和麻醉学、特级护理学、病理学、放射学、肿瘤学等其他医学专科工作关系极其密切。随着药物、早期诊断技术与其他医疗科技（比如介入放射学）的发展，许多疾病的治疗都转变为非外科治疗为主，然而外科手术仍然是这些治疗无效或产生并发症不可或缺的后线支持，而外科微创手术（内镜手术）的领域也在蓬勃发展。

二、外科的主要分类

外科主要分为：普通外科（简称普外）、肝胆外科、心胸外科、泌尿外科、矫形外科、神经外科、烧伤科、整形科、显微外科等。

1. 整形外科 是外科学的一个分支，又称整复外科或成形外科，治疗范围主要是皮肤、肌肉及骨骼等创伤、疾病，先天性或后天性组织或器官的缺陷与畸形。治疗包括修复与再造两个内容。以手术方法进行自体的各种组织移植为主要手段，也可采用异体、异种组织或组织代用品来修复各种原因所造成的组织缺损或畸形,以改善或恢复生理功能和外貌。

2. 显微外科　是研究利用光学放大设备和显微外科器材,进行精细手术的学科,其中最重要的条件是利用光学放大设备手术。从广义来说,显微外科不是某个专科所独有,而是手术学科各专业都可采用的一门外科技术甚至可以从该专业分出专门的分支学科,如妇科显微镜外科、泌尿显微镜外科、神经显微镜外科等。

3. 普通外科　主要针对腹腔疾病,如阑尾炎、淋巴炎、乳房肿物、脾外伤、肠套叠、肾衰竭、胆囊炎、乳腺炎、脓胸、腹外疝、甲沟炎、胆囊结石、肝外伤、坏疽、血管瘤等。

4. 心胸外科　主要治疗胸腔疾病,包含心脏、肺、食管、膈等。

5. 神经外科　主要治疗脑部、脊柱疾病。

第二节　阑　尾　炎

阑尾炎是腹部的常见病、多发病。大多数阑尾炎患者能及时就医,获得良好治疗。但是,有时没有引起足够的重视或处理不当,则会出现一些严重的并发症。到目前为止,急性阑尾炎仍有 0.1%～0.5% 的死亡率。阑尾炎可发生在任何年龄,但以青壮年为多见,20～30 岁为发病高峰。

一、病因与发病机制

细菌感染和阑尾腔的阻塞是阑尾炎发病的两个主要因素。阑尾一端与盲肠相通,长 6～8cm,管腔狭小,仅 0.5cm 左右。阑尾壁有丰富的淋巴组织,这就构成阑尾极易发炎的解剖学基础。这种解剖特点,也容易使阑尾发生梗阻,约 70% 的患者可发现阑尾腔有不同原因的梗阻,诸如粪块、粪石(即长时间停留的粪块与阑尾分泌物混合凝聚,并可有钙质等矿物质沉积而成)、食物残块、阑尾本身扭曲及寄生虫(如蛔虫和蛲虫)等都可提供阑尾梗阻。急性阑尾炎的炎症消退后,可以在阑尾形成瘢痕性狭窄,容易导致炎症反复发作。由于阑尾壁存在丰富的淋巴组织,炎性反应严重,更促使梗阻的发生。阑尾腔内平时有大量肠道细菌存在,当有梗阻时,梗阻远端的腔内压力升高,阑尾壁的血液循环受到影响,黏膜的损害为细菌侵入提供条件,有时阑尾腔内的粪块、食物残块、寄生虫、异物等虽然并未造成梗阻,但能使阑尾黏膜受到机械性损伤,也便于细菌侵入。此外,胃肠道功能紊乱也可使阑尾壁内的肌肉发生痉挛,影响阑尾的排空甚至影响阑尾壁的血液循环,这也是发炎的原因。细菌可经血液循环侵入阑尾引起发炎,属于血源性感染。

二、临　床　表　现

急性炎症开始时,阑尾表现充血和肿胀,壁内有水肿及中性多形核白细胞浸润,黏膜出现小的溃疡和出血点,浆膜有少量渗出。腔内积存混浊渗出液,称为单纯性阑尾炎,因内脏疼痛定位不明,患者感到上腹部或脐周围隐痛,常伴有恶心及呕吐、全身不适,腹痛逐渐转移至右下腹部,局部并有明显触痛(麦氏点——脐与右髂前上棘连线中外侧 1/3 处)。

若病情继续发展,数小时后阑尾肿胀和充血更为明显,阑尾壁内常有小脓肿形成,黏膜有溃疡及坏死,浆膜面多量纤维性渗出,腔内充满脓性液体,称为化脓性蜂窝织炎性阑尾炎。此时全身症状较重,右下腹疼痛明显。最后可发展为阑尾壁的组织坏死,若有梗阻,则阑尾远端坏死更严重,呈紫黑色,常在此处发生穿孔,称为坏疽性阑尾炎,一般均合并局限性腹膜炎,此时除压痛外,还伴有明显的肌紧张和反跳痛。体温多超过 38.5℃,外周血白细胞计数也增多。因阑尾腔的近端均有肿胀而闭锁,经穿孔的溢出物只是腔内积存的脓液,无肠内容物,加之有大网膜包裹,很少继发弥漫性腹膜炎,而形成阑尾周围脓肿。

(一) 典型阑尾炎

有下列一些症状:右下腹疼痛、恶心、呕吐、便秘或腹泻、低热、食欲不振和腹胀等。阑尾炎的腹痛开始的部位多在上腹部、剑突下或肚脐周围,经 6～8h 后,腹痛部位逐渐下移,最后固定于右下腹部。咳嗽、打喷嚏或按压时,右下腹都会疼痛。

(二) 并发症

1. 急性阑尾炎的并发症

(1) 腹腔脓肿:是阑尾炎未经及时治疗的后果。阑尾周围脓肿最常见,也可在腹腔其他部位形成脓肿,常见部位有盆腔、肠间隙等处。临床表现有麻痹性肠梗阻的腹胀症状、压痛性包块和全身感染中毒症状等,B超和CT扫描可协助定位。一经诊断即应在超声引导下穿刺抽脓冲洗或置管引流,或必要时手术切开引流。由于炎症粘连较重,切开引流时应小心防止副损伤,尤其注意肠管损伤。中药治疗阑尾周围脓肿有较好效果,可选择应用。阑尾脓肿非手术疗法治愈后其复发率很高。因此应在治愈后 3 个月左右择期手术切除阑尾,比急诊手术效果好。

(2) 内、外瘘形成:阑尾周围脓肿如未及时引流,少数病例脓肿可向小肠或大肠内穿破,亦可向膀胱、阴道或腹壁穿破,形成各种内瘘或外瘘,此时脓液可经瘘管排出。X线-钡剂检查或者经外瘘置管造影可协助了解瘘管走行,有助于选择相应的治疗方法。

(3) 化脓性门静脉炎(pylephlebitis):阑尾静脉中的感染性血栓,可沿肠系膜上静脉至门静脉,导致化脓性门静脉炎症。临床表现为寒战、高热、肝大、剑突下压痛、轻度黄疸等。虽属少见,如病情加重会产生感染性休克和脓毒症,治疗延误可发展为细菌性肝脓肿,行阑尾切除并大剂量抗生素治疗有效。

2. 阑尾切除术后并发症

(1) 出血:阑尾系膜的结扎线松脱,引起系膜血管出血。表现为腹痛、腹胀和失血性休克等症状。关键在于预防,阑尾系膜结扎确切,系膜肥厚者应分束结扎,结扎线距切断的系膜缘要有一定距离,系膜结扎线及时剪除,不要再次牵拉以免松脱。一旦发生出血表现,应立即输血补液,紧急再次手术止血。

(2) 切口感染:是最常见的术后并发症。在化脓或穿孔性急性阑尾炎中多见。近年来,由于外科技术的提高和有效抗生素的应用,此并发症已较少见。术中加强切口保护,切口冲洗,彻底止血,消灭死腔等措施可预防切口感染。切口感染的临床表现包括,术后 2～3 日体温升高,切口胀痛或跳痛,局部红肿、压痛等。处理原则:可先行试穿抽出脓液,或于波动处拆除缝线,排出脓液,放置引流,定期换药,短期可治愈。

(3) 粘连性肠梗阻:也是阑尾切除术后的较常见并发症,与局部炎症重、手术损伤、切口异物、术后卧床等多种原因有关。一旦诊断为急性阑尾炎,应早期手术,术后早期离床活动可适当预防此并发症。粘连性肠梗阻病情重者须手术治疗。

(4) 阑尾残株炎:阑尾残端保留过长,超过 1cm 时,或者粪石残留,术后残株炎症复发,仍表现为阑尾炎的症状。也偶见术中未能切除病变阑尾,而将其遗留,术后炎症复发的病例。应行钡剂灌肠透视检查以明确诊断。症状较重时应再次手术切除阑尾残株。

(5) 粪瘘:很少见。产生术后粪瘘的原因有多种,阑尾残端单纯结扎,其结扎线脱落;盲肠原为结核、癌症等;盲肠组织水肿、脆弱,术中缝合时裂伤。粪瘘发生时如已局限化,不致发生弥漫性腹膜炎,类似阑尾周围脓肿的临床表现。如为非结核或肿瘤病变等,一般经非手术治疗粪瘘可闭合自愈。

（三）病理诊断

根据典型的临床表现上腹部和脐部周围疼痛,数小时后疼痛转移到右下腹,并在右下腹有显著的触痛,一般诊断不难,但仍存在 20% 左右的误诊率。误诊的原因除了医生的经验和技术上的问题外,还有两个主要原因:

1. 一些急性阑尾炎的表现不典型　由于阑尾位置不正常,如高位阑尾炎易与急性胆囊炎相混淆,后位阑尾炎腹部体征较轻,盆腔位阑尾炎可出现腹泻症状;或者由于阑尾炎的发病较特殊,若阑尾突然被异物堵塞或发生扭转,腹痛一开始就位于右下腹,无明显转移过程,且为阵发性,腹部体征不明显,很像是泌尿系结石或肠痉挛。此外,也存在患者的个体因素:患者的神经类型和疼痛阈以及胃肠道反应各有不同,老年人反应差,症状和体征常不能反映急性阑尾炎的实际严重程度;小儿阑尾相对体积大,就诊较晚,病史也难以询问清楚;孕妇的阑尾向上、向外或向后移位,又有子宫增大,腹部体检也与一般人不同。

2. 一些其他急腹症表现类似急性阑尾炎　如回肠末端憩室炎、急性肠系膜淋巴结炎,以及某些妇科疾病如急性附件炎、卵巢滤泡破裂、卵巢囊肿扭转等。较小的溃疡病穿孔,穿孔很快封闭,少量十二指肠内容物流至右下腹部,也可以表现为转移性右下腹痛,而上腹压痛不明显。有些内科疾病如急性胃肠炎、肠蛔虫病、腹型紫癜等也有类似急性阑尾炎的临床表现。

（四）疾病特点

急性阑尾炎若不早期治疗,可以发展为阑尾坏疽及穿孔,并发局限或弥漫性腹膜炎。急性阑尾炎有 1% 以下的死亡率,发生弥漫性腹膜炎后的死亡率为 5%～10%。急性阑尾炎经非手术治疗或治愈后,可以遗留阑尾壁纤维组织增生和增厚,管腔狭窄及周围粘连,这称为慢性阑尾炎,易导致再次急性发作。发作次数越多,慢性炎症的损害也越严重,可以反复急性发作,在未发作时没有症状或偶有轻度右下腹疼痛,所以也称为慢性复发性阑尾炎。若患者从无急性阑尾炎病史,而主诉慢性右下腹痛,不宜轻易诊断为慢性阑尾炎而切除阑尾,应注意排除其他回盲部疾病,如肿瘤、结核、非特异性盲肠炎、克罗恩病及移动性盲肠症等,也应排除精神神经因素,否则切除阑尾会遇到困难,即无其他病变也不一定能消除症状。

三、诊 断 依 据

（一）急性单纯性阑尾炎的诊断依据

1. 转移性右下腹痛　是急性阑尾炎的重要特点,因内脏转位盲肠和阑尾位于左下腹时,出现转移性左下腹痛,也应考虑到左侧阑尾炎的可能。关于初发疼痛的部位和转移过程所需时间,因人而异。但要注意约 1/3 的患者开始就是右下腹痛,特别是慢性阑尾炎急性发作时,因此无转移性右下腹痛,不能完全除外急性阑尾炎的存在,必须结合其他症状和体征综合判断。

2. 右下腹有固定的压痛区和不同程度的腹膜刺激征　特别是急性阑尾炎早期,自觉腹痛尚未固定时,右下腹就有压痛存在;而阑尾穿孔合并弥漫性腹膜炎时,尽管腹部压痛范围广泛,但仍以右下腹最为明显。有时为了掌握压痛的确切部位,应仔细多次和有对比地对全腹部进行检查。急性阑尾炎的压痛始终在右下腹部,并可伴有不同程度的腹肌紧张和反跳痛。

3. 必要的辅助检查　白细胞总数和中性粒细胞数可轻度或中度增加,大便和尿常规可基本正常。胸部透视可排除右侧胸腔疾病,减少对阑尾炎的误诊,立位腹部平片观察膈下有无游离气体等,排除其他外科急腹症的存在。右下腹 B 超检查,了解有无炎性包块,对判断病程和决定手术有一定帮助。

4. 青年女性和有停经史的已婚妇女　对诊断急性阑尾炎有怀疑时,应请妇科会诊,以便排除异位妊娠和卵巢滤泡破裂等疾病。

(二)慢性阑尾炎诊断依据

慢性阑尾炎(chronic appendicitis)是阑尾疾病中少见的一种,是阑尾急性炎症消退后遗留的阑尾慢性炎症病变。有人将其分为反复(间歇)发作性阑尾炎和慢性(梗阻性)阑尾炎两类。前者有明确急性阑尾炎发作病史,以后反复、间歇、亚急性发作,由于病史明确、诊断容易,是慢性阑尾炎中较易肯定的一种。后者无明确急性阑尾炎发作史,症状不典型,常致误诊。诊断依据:有典型急性阑尾炎发作病史;反复右下腹疼痛、隐痛或不适;消化系统功能紊乱、食欲缺乏、消化不良、便秘或腹泻交替;右下腹(阑尾部位)经常性固定压痛;钡剂造影阑尾不充盈或充盈不规则。

四、治 疗 原 则

(一)急性阑尾炎的治疗原则

急性阑尾炎一经确诊,应尽早手术切除阑尾。因早期手术既安全、简单,又可减少近期或远期并发症的发生。如发展到阑尾化脓、坏疽或穿孔时,手术操作困难且术后并发症显著增加。即使非手术治疗可使急性炎症消退,日后约有 3/4 的患者还会复发。非手术治疗仅适用于不同意手术的单纯性阑尾炎,接受手术治疗的前、后,或急性阑尾炎的诊断尚未确定,以及发病已超过 72h 或已形成炎性肿块等有手术禁忌证者。主要措施包括选择有效的抗生素和补液治疗等。应选用抑制厌氧菌及需氧菌的广谱抗生素,临床上以头孢类抗生素联合甲硝唑应用最多。

(二)慢性阑尾炎的治疗原则

手术治疗是唯一有效的方法,但在决定行阑尾切除术时应特别慎重。

(1)慢性阑尾炎确诊后,原则上应手术治疗,切除病理性阑尾,特别是有急性发作史的患者,更应及时手术。对诊断可疑的患者或有严重并发症的高龄患者,应暂行非手术治疗,在门诊追踪观察。

(2)手术中如发现阑尾外观基本正常,不能轻易只切除阑尾后关腹,应仔细检查阑尾附近的组织和器官,如回盲部、回肠末段 1m、小肠系膜及其淋巴结。女性患者还应仔细探查盆腔及附件,以防误诊和漏诊。

(3)手术后应对每一个患者进行一段时间的随访,以了解切除阑尾后的实际效果。慢性阑尾炎的最后诊断不是病理,而是手术后症状的完全解除。术后仍有症状的患者,应作全面的检查,找出真正的病因,不能轻易地按术后肠粘连对症治疗。

第十六章　妇科疾病

第一节　女性生理

一、各阶段的生理特点

女性的性生理功能,随年龄的增长分为新生儿期、幼年期、青春期、性成熟期、更年期及老年期等不同阶段,每个阶段都有它的生理特点。它是一个不断发展的过程,没有截然的年龄界限,可因遗传、营养、环境和气候等影响而出现差异。

1. 新生儿期　出生四周内的婴儿为新生儿。胎儿在宫内受到母体性腺及胎盘所产生的性激素(主要为雌激素)的影响,其子宫、卵巢及乳房等均可有一定程度的发育,个别有乳液分泌现象。出生后,性激素浓度骤减,可引起少量阴道出血,这些都是生理现象,多很快消失。

2. 幼年期　从新生儿期至 12 岁左右称幼儿期。此期内生殖器官处于幼稚状态。阴道狭窄,上皮薄,无皱襞,细胞内缺乏糖原、酸度低、抗感染力强。子宫颈较子宫体长,占子宫全长2/3。卵巢狭长,卵泡不发育。七八岁起,内分泌腺开始活动,逐渐出现女性特征,骨盆渐变宽大,髋、胸及耻骨前等处皮下脂肪渐增多。10 岁左右,卵巢中开始有少数卵泡发育,但大都达不到成熟程度。11~12 岁时,第二性征开始出现。

3. 青春期　从月经来潮至生殖器官发育成熟,一般在 13~18 岁。此期全身及生殖器官迅速发育,性功能日趋成熟,第二性征明显,开始有月经。下丘脑下部和垂体的促性腺激素分泌增加,作用加强;卵巢增大,卵泡细胞反应性提高,进一步发育,并产生性激素。在性激素的作用下,内、外生殖器官发育增大,阴阜隆起,大阴唇变肥厚,小阴唇变大且有色素沉着;阴道的长度及宽度增加,阴道黏膜变厚,出现皱襞,上皮细胞内有糖原;子宫体增大,为子宫颈长度的 2 倍;输卵管增粗。第二性征是指除生殖器官以外女性所特有的征象。此时女孩的音调变高,乳房丰满隆起,乳头增大,乳晕加深,阴阜出现阴毛,腋窝出现腋毛。骨盆呈现质薄的女性型,脂肪分布于胸、肩及臀部,显现出女性特有的体表外形。12~13 岁开始有月经,第一次行经称为"初潮"。由于卵巢功能尚不稳定,所以月经不规律。初潮后一般要隔数月、半年或更长时间再来月经,一般在两年左右才渐变规律,女孩至 18 岁尚不见月经来潮,应查明原因。

4. 性成熟期　一般自 18 岁左右趋于成熟,历时约 30 年。此时为卵巢生殖功能与内分泌功能最旺盛时期。在此期间,身体各部分发育成熟,出现周期性的排卵及行经,并具有生育能力。受孕以后,身体各器官发生很大变化,生殖器官的改变尤为突出。

5. 更年期　是妇女由成熟期进入老年期的一个过渡时期,多见于 45~55 岁,分绝经前、绝经、绝经后期。卵巢功能由活跃转入衰退状态,排卵变得不规律,直到不再排卵。月经渐趋不规律,最后完全停止。更年期内少数妇女,由于卵巢功能衰退,自主神经功能调节受到影响,可出现阵发性面部潮红,情绪易激动,心悸与失眠等症状,称"更年期综合征"。

6. 老年期　一般指妇女 60 岁以后,机体所有内分泌功能普遍低落,卵巢功能进一步衰退的阶段。除整个机体发生衰老改变外,生殖器官亦逐渐萎缩。卵巢缩小变硬,表面光滑;子宫及宫颈萎缩;阴道逐渐缩小,穹窿变窄,黏膜变薄、无弹性;阴唇皮下脂肪减少,阴道上皮萎缩,糖原消失,分泌物减少,呈碱性,易感染发生老年性阴道炎。

二、月经生理

女性自青春期到更年期,生殖器官出现周期性变化,称"性周期"。由于最明显的外在表现为月经,因而称"月经周期"。这种周期性变化,是通过中枢神经系统控制下的下丘脑、垂体、卵巢(称为下丘脑-垂体-卵巢轴)内分泌系统的兴奋和抑制作用来调节。

1. 下丘脑性激素　是肽类激素,具有高度生物活性。这些激素通过垂体门脉血管系统到达垂体前叶,促进或抑制其分泌各种相应的激素,起到促进作用的称释放激素(RH),起抑制作用的称抑制激素(IH)。①促性腺激素释放激素(GnRH):为调节月经的主要激素,其化学结构为十肽化合物。此激素能使垂体分泌促卵泡激素和促黄体生成素,但主要为后者,故又称黄体生成素释放激素(LHRH)。②生乳素抑制激素(PIH):下丘脑通过抑制 PIH 来调节垂体泌乳激素(PRL)的分泌。

2. 下丘脑激素的释放与抑制调节

(1) 神经介质:去甲肾上腺素促使 LHRH 的分泌;多巴胺对 LHRH 和 PRL 有抑制作用(或促进 PIH 的分泌);5-羟色胺对 LHRH 有抑制作用,但对 PRL 则有促进作用。

(2) 反馈调节:卵巢性激素可逆向影响下丘脑和垂体前叶促性腺激素的分泌,称反馈作用。有促进性作用者,称正反馈,反之称负反馈。雌激素与孕激素协同作用时,负反馈影响更显著。垂体促性腺激素系在 GnRH 调节下分泌,但又可反过来对下丘脑起负反馈作用。

(3) 松果体:位于第三脑室顶部,是一很小腺体。幼年时被破坏易发生性早熟,成年时被破坏,则 GnRH 的释放将受影响。发生肿瘤时,常伴有下丘脑-垂体-卵巢轴功能状态的抑制。

3. 垂体性激素

(1) 促卵泡激素(FSH):促进卵泡周围间质分化成为卵泡膜细胞,使颗粒细胞增生及细胞内芳香化酶系统活化。

(2) 促黄体生成素(LH):作用于已分化的卵泡膜细胞,使卵泡完全成熟,与 FSH 协同促使性激素的合成与分泌。卵泡成熟后 LH 突然大量释放,诱发排卵。黄体的正常功能,也是在 LH 的作用下产生的。

(3) 泌乳素(PRL):此激素结构与生长素相似,但作用不同。除受 PIH 调节外,促甲状腺素释放激素(TRH)、雌激素和 5-羟色胺等对其有促进作用。PRL 和雌、孕激素有协同作用,即促乳房发育和乳腺分泌作用。血液中 PRL 浓度无周期性变化,但卵泡中含量在月经前半期中偏高,抑制了颗粒细胞的黄素化,在黄体期则浓度降低,有利于黄体酮的合成。

4. 卵巢性激素　在垂体促性腺激素的影响下,卵巢主要合成并分泌雌激素与孕激素。女性体内雄激素,也可由卵巢以及肾上腺皮质分泌。卵泡期的卵泡内卵泡膜细胞为合成雌激素和雄激素的主要场所,其酶系统能将部分雄激素转化为雌激素。颗粒细胞的芳香化酶系统受 FSH 的作用活化,也能将雄激素转化为雌激素。黄体期上述细胞的性激素合成更为活跃。此时内卵泡膜黄素细胞主要产生雌激素,也分泌孕激素;黄体粒层细胞的 LH 受体量大为增加,主要分泌孕激素。除卵巢外,胎盘可产生大量雌激素与孕激素,肾上腺皮质及睾丸也能产生极少量雌激素与孕激素。外卵泡膜细胞和卵巢间质细胞,正常能合成极少量的雄激素。性激素和肾上腺皮质激素的基本结构与胆固醇相似,为一种类固醇激素,也称甾体激素。各激素合成的基本途径是统一的,仅因组织中酶系统的差别,而合成了不同的激素。活动过程均在细胞的粗面内质网内进行。

(1) 雌激素:人体内的雌激素主要为 17β-雌二醇(E_2),活性最强,易被氧化成为雌酮,又可水合为作用最弱的雌三醇(E_3),后者也可能是 E_2 的代谢产物。这些变化都在肝脏内进行,都以葡萄糖醛酸和硫酸盐的形式从尿中排出。

雌激素的主要生理功能包括：促使子宫发育、肌层增厚、血管增生，内膜呈增生期改变，子宫颈分泌透明稀薄黏液，便于精子通过。有增强子宫对催产素的敏感性作用；促进输卵管的发育及蠕动，出现纤毛细胞，有利于卵子或受精卵的运行；促使阴道上皮细胞增生角化，角化程度与雌激素水平成正比，并使上皮细胞内糖原增加，经阴道杆菌分解成为乳酸，使阴道分泌物呈酸性反应，有抑制致病菌繁殖的作用，从而增强局部的抵抗力；促使乳腺管增生，产后立即用较大量雌激素能抑制乳汁的分泌；促使女性第二性征发育；促使体内钠和水的潴留；加速骨骺端的闭合；对雄激素起拮抗作用；可以调节脂肪代谢（降低胆固醇与磷脂的比例）；一定浓度的激素通过丘脑下部来影响垂体促性腺激素的分泌，一方面抑制垂体促卵泡成熟激素的分泌，另一方面刺激黄体生成素的分泌。

（2）孕激素：人体内产生的孕激素主要是孕酮，其代谢产物主要为孕二醇，与葡萄糖醛酸或硫酸结合，从尿中排出。

孕激素主要生理功能包括：使经雌激素作用而增生的子宫内膜出现分泌现象，宫颈黏液变得黏稠，精子不易通过；抑制输卵管的蠕动；逐渐使阴道上皮细胞角化现象消失，脱落的细胞多蜷缩成堆；促使乳腺小泡的发育，但必须在雌激素刺激乳腺管增生之后才起作用；有致热作用，可能系通过中枢神经系统使体温升高约 0.5℃；促使体内钠和水的排出；通过丘脑下部抑制垂体促性腺激素的分泌；孕激素与雌激素既有拮抗作用又有协同作用。孕期此两种激素在血液中上升曲线平行，孕末期达高峰，分娩时子宫的强有力收缩与两者的协同作用有关。

5. 雄激素　女性体内的雄激素主要是睾酮，有无生理重要性一直是探索中的问题。据研究，雌激素的组成、代谢和促进生长的能力有限，少女在青春期生长发育迅速，似难单以雌激素作用来解释，还可能有少量雄激素的作用。

三、月经周期的调节机制及临床表现

下丘脑在中枢神经系统控制下，受到兴奋即产生 GnRH，通过丘脑下部与垂体之间的门脉系统进入垂体前叶，使之分泌 FSH 和少量 LH。这些垂体激素使卵巢内的卵泡发育成长，并随着卵泡的逐渐成熟而分泌越来越多的雌激素，促使子宫内膜增生。日益增多的雌激素，将对下丘脑和垂体产生负反馈作用，使 FSH 的分泌减少，但促进 LH 的分泌。排卵前 LH 分泌明显增多，卵泡生长迅速，终至破裂而释放出成熟的卵子，即排卵，排卵后 LH 急剧下降，而后 LH 和 FSH 协同作用，使破裂的卵泡形成黄体，其中粒层黄素细胞及卵泡细胞将分泌雌激素、孕激素，并随着黄体发育产生越来越多的孕激素，使增生的内膜转入分泌期或月经前期。黄体期孕激素与雌激素达到一定浓度时，将协同对下丘脑及垂体起负反馈作用。排出的卵子如未受精，黄体即退化，孕激素及雌激素的分泌随之减少，导致子宫内膜的退化剥落，月经来潮。下丘脑、垂体因卵巢激素浓度的下降而不再受抑制，于是一个新的性周期又从此开始。

1. 初潮　月经首次来潮称为"初潮"。初潮年龄可受多种因素的影响，如环境、气候及健康状况等，一般在 13～15 岁，也有早到 10～12 岁或迟到 17～18 岁的。

2. 周期　自月经来潮的第一天算起，一般 25～35 天，平均 28 天。

3. 持续时间和经血量　持续时间因人而异，可从 1～2 天到 7～8 天不等，多数在 3～6 天。经血量通常以用多少卫生垫及浸透程度来作粗略估计，一般在 40～60ml，血量超过 80ml 者为病理状态。

4. 经血特点　为暗红色，血量过多时为鲜红。血内含有退变的内膜碎片、宫颈黏液、阴道上皮细胞、细菌及白细胞等。经血一般不凝固，但偶亦有小凝血块者。如有较大血块出现，说明经血量超过正常。经血不凝的主要原因为破坏后的内膜释放出多量活化物质，将经血内纤溶酶原激活为纤溶酶,使纤维蛋白裂解成流动的分解产物,内膜内还含有破坏其他凝血因子的活化酶,使凝血受到影响。

5. 经期症状　一般无特殊症状,有时可出现全身不适、困乏、乳房胀痛、手足发胀、下腹及背部酸胀下坠等,还可有便秘、腹泻(前列腺素作用)、尿频及食欲缺乏。个别者有头痛、失眠、心悸、精神抑郁或易激动等,多在月经后自然消失。

6. 经期注意事项　注意卫生、防止感染,应注意外生殖器的清洁,经期不宜盆浴,可以淋浴,防止上行感染。所使用的卫生巾要柔软、清洁、勤换;保持精神愉快,避免精神刺激和情绪波动;注意保暖、避免寒冷刺激,如游泳、冷水浴、下水田等,月经期间如果受到突然和过强的冷刺激,可引起经血过少或痛经;避免过劳,注意适当休息和保持充足的睡眠;注意饮食,不宜吃生冷、酸辣、含酒精等刺激性食物,多饮热水,保持大便通畅,减少盆腔充血,月经期饮食宜选择新鲜而易于消化的食品,但不宜过饱;注意情绪变化,过度的情绪变化,有可能影响月经正常来潮,并且加重月经期的不适感。因此,不论是情绪波动或精神紧张,都能影响性激素功能,从而引起月经失常,故月经期间应保持心情舒畅,避免参加情感过于激动或易使精神疲劳的活动。

四、卵巢的周期性变化

1. 卵泡发育　卵巢分皮质和髓质两部分,皮质内散布着 30 万～70 万个始基卵泡,是胎儿时卵原细胞经细胞分裂后形成的。人的一生中仅有 400～500 个卵泡发育成熟,其余的发育到一定程度后退化消失。每个始基卵泡中含有一个卵母细胞,周围有一层梭形或扁平细胞围绕。临近青春发育期,始基卵泡开始发育,其周围的梭形细胞层增生繁殖变成方形、复层。因细胞质内含颗粒,故称颗粒细胞。颗粒细胞分裂繁殖很快,在细胞群中形成空隙,称卵泡腔。内含液体,称卵泡液,液中含雌激素。随着卵泡液的增多,空隙扩大,颗粒细胞被挤至卵泡的四周,形成卵泡液,液中含雌激素。随着卵泡液的增多,空隙扩大,颗粒细胞被挤至卵泡的四周,形成颗粒层。此时,卵细胞也在增大,被多层颗粒细胞围绕,突入卵泡腔内,称"卵丘"。环绕卵泡周围的间质细胞形成卵泡膜,分为内、外两层,内层血管较丰富。内膜细胞和颗粒细胞有分泌性激素的功能。在正常成年妇女的卵巢中,每月有若干个始基卵泡发育,但其中只有一个(亦可能有 2 个)卵泡发育成熟,直径可达 20mm 左右,其余的发育到某一阶段时闭锁、萎缩。

2. 排卵　卵泡在发育过程中逐渐向卵巢表面移行,成熟时呈泡状突出于卵巢表面。在卵泡内液体的压力和液体内蛋白分解酶及某些激素等的作用下,卵泡膜最后破裂,卵细胞随卵泡液排入腹腔,即"排卵"。排卵时初级卵母细胞完成其第一次成熟分裂(减数分裂),排出第一个极体,成为次级卵母细胞。随后又迅速开始第二次成熟分裂,但仅停留在成熟分裂中期,如在输卵管遇精子侵入时,才最后完成第二次成熟分裂,排出第二个极体,成为卵细胞。排卵一般发生在月经周期的第 13～16 天,但多发生在下次月经来潮的第 14 天左右。排卵一般无特殊不适,少数人可感到排卵侧下腹酸胀或坠痛。卵子可由两侧卵巢轮流排出,也可由一侧卵巢连续排出。

3. 黄体的形成和退化　排卵后,卵泡皱缩,破口被纤维蛋白封闭,空腔内充满凝血块,为早期黄体(血体)。随后结缔组织及毛细血管伸入黄体中心血块,此时颗粒细胞增生长大,胞质中出现黄色颗粒,称黄体细胞,主要分泌孕激素(孕酮或黄体酮);卵泡膜细胞主要分泌雌激素;排卵后如受精,则黄体将继续发育并维持其功能达 3～4 个月之久,称妊娠黄体。如未受精,黄体开始退化,4～6 天后来月经。已退化的黄体渐为结缔组织所代替,成为白体。

五、子宫内膜的周期性变化

子宫内膜随卵巢的周期性变化而发生改变,一般分为四期:

1. 增生期　经期后,在雌激素作用下,子宫内膜基底层细胞开始增生,先是修复剥脱处创面,随后因继续增生而变厚,腺体增多、变宽,并渐屈曲。血管也增生,渐呈螺旋状。间质则增生致密。此期相当于卵泡发育成熟阶段,即月经周期的第5~14天。

2. 分泌期　为月经周期的15~23天,相当于排卵后黄体成熟阶段,黄体分泌的孕激素和雌激素,将使增生期内膜继续增厚,腺体进一步扩大、屈曲,出现分泌现象。血管也迅速增长,更加屈曲,间质变疏松并有水肿,此时内膜厚且松软,含有丰富营养物质,有利于受精卵着床发育。

3. 月经前期　相当于黄体退化阶段,为经期的24~28天。黄体退化时,孕激素、雌激素水平逐渐下降。激素的这一减退,将使内膜间质水肿消退变致密,致血管受挤压而使血流淤滞。最后轮番地出现局部血管的痉挛性收缩,造成内膜缺血、坏死,血管破裂出血。

4. 月经期　为月经周期第1~4天。在内膜功能层(在基底层以上的部分,厚5~6mm)形成的散在小血肿,将使坏死的内膜剥脱,随血液排出,称为月经。内膜的基底层随即开始增生,形成新的内膜。故月经期实际上是一个周期的结束,也是下一周期的开始。

第二节　功能失调性子宫出血

功能失调性子宫出血病是现代医学的病名,是指由于卵巢功能失调而引起的子宫出血,简称"功血"。常表现为月经周期失去正常规律,经量过多,经期延长,甚至不规则阴道流血等。机体内、外任何因素影响了下丘脑-垂体-卵巢轴任何部位的调节功能,均可导致月经失调。

一、功血的分型

本病分为无排卵型功血和有排卵型功血两种,前者是排卵功能发生障碍,好发于青春期及更年期;后者系黄体功能失调,多见于育龄期妇女。主要症状为月经周期紊乱、经量增多、出血时间延长、淋漓不净等。

无排卵型功血较多见,约占该病90%。多见于卵巢开始成熟的青春期和卵巢开始衰退的更年期。由于卵巢功能低下,分泌的雌激素不足,因而不能对垂体产生正常的负反馈作用,没有促黄体生成激素的高峰出现,所以卵泡虽能发育但不会成熟,也就没有排卵。子宫内膜在雌激素长时间作用下,表现为过度增生。临床表现为停经一段时间后发生出血,出血量多,持续时间长;也有人表现为经量多,经期长。妇科检查一般正常,基础体温呈单向,阴道脱落细胞涂片看不出孕激素作用,子宫内膜病理检查没有分泌期变化。治疗原则是止血,调整月经周期及恢复排卵功能。对更年期妇女则以止血、减少经量为主。止血药物很多,常用的是人工合成的孕激素类,如炔诺酮、甲地孕酮等。青春期患者常用雌、孕激素序贯疗法调节周期,又称人工周期。常用的促排卵药物为克罗米酚、黄体生成素释放激素等。对更年期妇女应用刮宫术既可止血又可明确诊断,保守治疗效果不佳时可切除子宫,宫腔镜下激光或电切除子宫内膜是近年来的新技术。

二、病因和发病机制

(一)病因

引起无排卵型功血的原因,在青春期和更年期不同,青春期功血的原因多为下丘脑-垂体-卵巢轴发育成熟不全或延迟,在下丘脑与卵巢之间尚未建立起完善的正反馈调节机制,在垂体促卵泡激素(FSH)和黄体生成素(LH)的作用下,卵泡发育分泌雌激素,但雌激素对下丘脑正反馈尚未能形成正常月经周期中FSH和LH高峰,因而卵巢中虽有卵泡发育但不能排卵,更年期功血主要是由于卵巢功能自然衰退,卵泡数量减少但不能发育成熟,同时对垂体促性腺激素反应降低,因而在卵巢功能衰退时排卵停止而导致更年期无排卵功血。

引起排卵型功血的原因有4种:①黄体功能不足,月经周期中有卵泡发育及排卵,但黄体期孕激素分泌不足或黄体过早衰退,导致子宫内膜分泌不良。②子宫内膜脱落不全,即由于黄体萎缩不全,雌、孕激素不能迅速下降,子宫内膜由于激素水平的失衡不能按期而呈不规则脱落,使出血期延长,血量增加,又称黄体萎缩不全。③子宫内膜修复延长,由于月经期子宫内膜剥脱后,下一周期新的卵泡发育迟缓或欠佳,所分泌的雌激素不足,以致子宫内膜不能如期再生修复,而使月经延长。④排卵期出血,由于排卵期激素短暂下降,使子宫内膜失去激素的支持而出现部分子宫内膜脱落,引起撤退性出血,当雌激素分泌足够量时则内膜又被修复而止血。

(二)发病机制

正常月经由下丘脑-垂体-卵巢轴控制,当卵泡发育并合成雌激素时,子宫内膜增生;排卵以后,卵巢内形成黄体,合成雌激素及孕激素;孕激素使增生的子宫内膜发生分泌期变化。如排出的卵子未能受精,则卵巢黄体在排卵后14天左右退化,不再分泌雌、孕激素;此时子宫内膜失去雌、孕激素的支持而发生皱缩、螺旋动脉强烈收缩、静脉回流减慢及子宫内膜缺血坏死,致使子宫内膜的功能层脱落而行经。与此同时,子宫内膜的螺旋动脉断端内形成血栓,流血量减少,新卵泡周期开始并分泌雌激素,使子宫内膜修复而止血。因此,正常月经的出血量比较恒定,并自然止血。

如不排卵,卵巢不合成孕激素,子宫内膜在单一雌激素作用下增生,当雌激素水平不能维持增厚的子宫内膜时,部分内膜脱落而出血(突破性出血),一处修复后另一处又脱落,致使出血持续不止,由于缺乏孕激素,子宫内膜的螺旋动脉断端不收缩,致使出血量多,如内膜脱落区有多个开放性的出血血管,则出血量骤增。少女的初潮多是不排卵的,故功血可发生于初潮时、初潮后2～3年内,或发生于规律月经之后。青春期甲状腺功能亢进或低下,可伴有功能性子宫出血。多囊卵巢综合征可能发生于青春期,其特点为不排卵,表现为闭经或功能性子宫出血。部分病例合并多毛、肥胖及(或)双侧卵巢增大。青春期肾上腺皮质增生症者,因体内雄激素增加,排卵障碍也发生功能性子宫出血。精神刺激或疾病易使刚发育成熟的下丘脑-垂体-卵巢轴功能紊乱而引起功能性子宫出血。

三、病 理

正常月经周期是一种生物钟现象(biological clock),受内、外环境因素的影响及神经内分泌的调节,使女性生殖生理、生殖内分泌功能遵循严格的生物节律(biological rhythm),即出现明显的昼夜节律(circadian rhythm)、月节律(lunar rhythm)和季节律等。任何干扰月经神经内分泌调节的因素,均可以致月经失调和异常子宫出血。

1. 卵巢的变化 无排卵型功血患者的卵巢为正常大小或稍大,可见发育到不同程度的卵泡,但无成熟卵泡,无黄体生成。排卵型功血患者的卵巢有发育成熟的卵泡,有黄体。

2. 子宫内膜的变化 根据诊刮取材,可见下述变化。

(1)排卵型功血,有的表现为正常子宫内膜;黄体功能不全者表现为子宫内膜呈分泌期变化,但腺体与间质发育不充分;黄体萎缩不全者表现为部分内膜呈增殖期,部分内膜呈分泌期变化。

(2)无排卵型功血,子宫内膜呈增殖象,无分泌期变化,增殖程度根据体内雌激素水平高低、刺激时间长短及内膜对雌激素的敏感度分为三类:①子宫内膜增生,表现不一,内膜增生可为局部或全部。有的为腺体增多,上皮增生,呈囊状扩张,为腺囊样增生;有的上皮呈乳头状突向囊腔,即腺瘤样增生;有的呈不典型增生,上皮细胞形态、排列不规则,染色深浅不一。②增殖期子宫内膜,同正常月经卵泡期的子宫内膜。③子宫内膜萎缩,内膜薄,腺体少,间质少,见于雌激素低落的年长女性。

四、临 床 表 现

1. 无排卵型功血表现　周期、经期和经量均不正常。月经周期或经期长短不一,出血量时多时少,多为停经数周或数月后大量出血,可持续 2～3 周甚至更长时间不净,亦有表现为长时间少量出血,淋漓不断;失血多者可出现贫血,一般无腹痛。

2. 有排卵型功血表现　为月经周期正常或缩短,出血时间延长。黄体发育不健全或过早萎缩者,常表现为月经周期规律,但周期可缩短至 21 天左右,因此月经频发或经前期有点状出血和出血过多、不孕或早期流产。黄体萎缩不全者表现为月经间隔时间正常,但因子宫内膜不规则脱落,经期流血时间延长,常达 9～10 天,出血量多且淋漓不净。

五、辅 助 检 查

1. 诊断性刮宫　欲监测排卵应于月经周期前 1～2 天或行经前 6h 内诊刮;欲确定功血TESTO(睾酮)类型,则应于行经第五天后诊刮。诊刮兼有诊疗双重意义,故必须彻底全面,尤应留意两侧宫角部,刮出物全部送检。除未婚少女外,诊刮是功血诊疗必行步骤。

2. 排卵和黄体功能监测　①基础体温(BBT):双相型曲线提示有排卵,高温相缩短(<8天)或不稳定见于黄体功能障碍。单相型曲线提示无排卵。②阴道细胞学和宫颈黏液功能(数目、黏稠度、拉丝度和结晶型):检查评估排卵和黄体功能。③激素测定:包括 FSH、LH、PRL、E_2、孕酮、TESTO(睾酮)、17-酮类固醇、17-羟皮质类固醇、T_3、T_4 等。④超声检查:观察卵泡发育、排卵和黄体情况,并排除卵巢囊肿。

3. 血液和凝血、纤溶功能检查　包括血红蛋白、红细胞、白细胞、血细胞比容、出凝血时间、凝血酶原时间、血清铁测定和必要时骨髓穿刺检查。

4. 肝、肾功能检查　包括总蛋白、白蛋白/球蛋白(A/G)、转氨酶(谷丙转氨酶、谷草转氨酶、γ-谷氨酸转肽酶)、胆红素、尿素氮、血糖和血脂测定。

六、诊　　断

1. 详细询问病史　应注重患者的年龄、月经史、婚育史及避孕措施,全身有无慢性病史如肝病、血液病以及甲状腺、肾上腺或垂体疾病等,有无精神紧张、情绪打击等影响正常月经的因素。了解病程经过,如发病时间、目前流血情况、流血前有无停经史及以往治疗经过。

2. 了解异常子宫出血的几种类型　①月经过多:周期规则,但经量过多($>80ml$)或经期延长(>7 日)。②月经频发:周期规则,但短于 21 日。③子宫不规则出血:周期不规则,经期长但经量不太多。④子宫不规则过多出血:周期不规则,血量过多。

3. 体格检查　包括全身检查、妇科检查等,以除外全身性疾病及生殖道器质性病变。

4. 辅助诊断

(1) 诊断性刮宫:为排除子宫内膜病变和达到止血目的,必须进行全面刮宫,搔刮整个宫腔。诊刮时应注意宫腔大小、形态,宫壁是否平滑,刮出物的性质和量。为了确定排卵或黄体功能,应在经前期或月经来潮 6h 内刮宫;不规则流血者可随时进行刮宫。子宫内膜病理检查可见增生期变化或增生期过长,无分泌期出现。

（2）子宫镜检查:子宫镜下可见子宫内膜增厚,也可不增厚,表面平滑无组织突起,但有充血。在子宫镜直视下选择病变区进行活检,较盲取内膜的诊断价值高,尤其可提高早期宫腔病变如子宫内膜息肉、子宫黏膜下肌瘤、子宫内膜癌的诊断率。

（3）基础体温测定:是测定排卵的简易可行方法。基础体温呈单相型,提示无排卵。

（4）宫颈黏液结晶检查:经前出现羊齿植物叶状结晶提示无排卵。

（5）阴道脱落细胞涂片检查:涂片一般表现为中、高度雌激素影响。

（6）激素测定:为确定有无排卵,可测定血清孕酮或尿孕二醇。病史中常诉月经周期缩短,不孕或早孕时流产。妇科检查生殖器官各项指标在正常范围内。基础体温双相型,但排卵后体温上升缓慢,上升幅度偏低,升高时间仅维持9～10日即下降。子宫内膜显示分泌反应不良。

七、治 疗 原 则

功血是常见的女性妇科病,治疗原则是迅速止血和止血后调整建立正常月经周期,防止复发及改善一般情况,纠正贫血。功血的治疗要根据患者年龄、类型、内膜病理、生育要求等确定治疗原则、方法、药物和监测。系统的治疗包括祛除发病的原因、迅速止血、调整月经周期、恢复功能和避免复发、针灸治疗等方面。

（一）排卵型功血

治疗原则是抑制月经周期过多,辅佐黄体功能,调整周期,防止复发。包括孕激素周期疗法,雄激素疗法,全周期雌孕激素联合疗法,后半期雌、孕激素合并疗法,前列腺素合成酶抑制剂等。

（二）无排卵型功血

青春期功血,以促排卵,建立规律月经周期,避免复发为治疗原则。更年期功血,则以遏制内膜增生过长、诱导绝经,防止癌变为重点。

1. 止血　①刮宫:除未婚妇女,无论有排卵型功血抑或无排卵型功血时,刮宫均可迅速而有效地止血,兼有诊治双重意义。刮宫应彻底,刮出物全部送病理检查;并依内膜病理于术后第五天开始调经治疗。②性激素:包括雌、孕、雄激素止血。大剂量雌激素止血仅用于青春期宫血,贫血不甚严峻（Hb≥8g/L）者。原理是大剂量雌激素快速促进内膜增生,修复创面而止血。缺陷是剂量大,胃肠反应重,停药后撤退出血多,并有抑制下丘脑-垂体轴之虞,故现已较少采纳。大剂量孕激素止血适用于各年龄组的各类功血。原理是促进内膜同步性分泌化而止血,停药后出现集中性撤退出血。雄激素仅作为雌、孕激素止血的辅助疗法,旨在抗雌激素,减少盆腔充血和增强子宫肌张力并减少出血量,但不能缩短出血时间和完全止血。青春期少女慎用。③药物疗法:包括止血药、抗纤溶药、前列腺素合成酶抑制剂、凝血因子、宫缩剂和输血等综合措施。止血药目的在于改善血小板功能,缩短凝血时间,降低血管脆性和通透性,改善微循环,刺激造血;抗纤溶药物的目的在于抗纤维蛋白溶解并抑制纤溶酶原激活因子;前列腺素合成酶抑制剂;凝血因子和输血,如纤维蛋白原、血小板和新鲜血液输入。中药三七、云南白药也有良好止血效果。宫缩剂无明显止血效果。

2. 调剂周期　在止血治疗的基础上,模拟生殖激素节律,以雌孕激素人工周期疗法,促使子宫内膜周期发育和脱落,改善下丘脑-垂体-卵巢轴反馈功能,停药后可出现反跳性排卵和重建规律月经周期。①全周期疗法:如雌孕激素序贯法适用于青春期功血;雌孕激素联合疗法适用于育龄期和更年期功血,内膜增生期过长,月经周期过长者;孕激素疗法和孕、雄激素疗法。②后半周期疗法:仅限于调剂周期,辅佐黄体,控制出血。方法即为从月经周期的第 15～24 天(后半周期)每天口服或肌内注射雌-孕激素共 10 天。

3. 促排卵治疗　适用于青春期无排卵型功血及育龄妇女功血;促排卵治疗可从根本上防止功血复发。

4. 遏制子宫内膜增生过长,防止癌变,诱导绝经　适合于更年期无排卵功血伴内膜增生过长(腺囊型/腺瘤型),或合并子宫平滑肌瘤、子宫内膜异位症者。

(三) 手术疗法

手术疗法适合于激素或药物治疗无效或复发者。方法:经宫腔镜行微波、红外线、液氮冷冻、激光或显微外科内膜剥脱术。近绝经妇女,内膜腺瘤型增生、不典型增生,合并子宫平滑肌瘤、子宫腺肌病、严重贫血者可施行子宫切除术。

(四) 并发症治疗

功血常并发贫血、低蛋白血症、营养不良,故应加强支持疗法。另外,功血可为某些全身疾病首发症状(如再生障碍性贫血、白血病、血小板减少性紫癜、脾功能亢进、肝硬化),或伴存内分泌代谢疾病(甲状腺疾病、肾上腺疾病、糖尿病)和妇科疾病(子宫平滑肌瘤、内膜息肉、盆腔淤血症、多囊卵巢、卵巢功能性肿瘤、内膜癌),故积极治疗原发病和并发症是十分重要的。

第十七章　神经系统与脑科学

第一节　神经系统生理

神经系统(nervous system)是人体内最重要的调节系统。体内各系统和器官的功能活动都是在神经系统的直接或间接调控下完成的。通过神经调节,各系统和器官还能对内、外环境变化做出迅速而完善的适应性反应,调整其功能状态,满足当时生理活动的需要,以维持整个机体的正常生命活动。

一、神经系统的基本组成

神经系统一般分为中枢神经系统和周围神经系统两大部分,前者是指位于颅腔内的脑和椎管内的脊髓部分,后者则为脑和脊髓以外的部分,包括与脑相连的脑神经、与脊髓相连的脊神经以及内脏神经。

根据周围神经在各器官、系统中所分布的对象不同,又可分为躯体神经和内脏神经。躯体神经分布于体表、骨骼、关节、骨骼肌;内脏神经分布于内脏、心血管、平滑肌和腺体。在周围神经中,感觉神经冲动是自感受器传向中枢的,所以称为传入神经,运动神经的冲动是自中枢传向周围,所以称为传出神经,内脏的运动神经又可分为交感神经和副交感神经。

二、神经元与神经胶质细胞的一般功能

(一)神经元

1. 神经元的概念　神经细胞又称为神经元,是构成神经系统的结构和功能的基本单位。神经元由胞体和突起两部分组成,突起分为树突和轴突。

2. 神经元的一般结构与功能　每个神经元都是由胞体和突起两部分组成,胞体大小不等,形态多样;突起是由神经元的细胞膜和细胞质构成,由于形态和功能的不同,分为树突和轴突。一个神经元有一个或多个树突,并有树枝状的分支,树突可以接受刺激和其他神经元传来的冲动,并将冲动传向胞体。一个神经元只有一个轴突,也有没有轴突的神经元,轴突表面较光滑,有的可有少数侧支,轴突通常较树突细而长,轴突的终末都有分支。轴突的功能是传导神经冲动,即将神经冲动从胞体传递到末梢,引起末梢释放化学物质,进一步影响与它联系的各种细胞的生理功能。

神经元的功能包括感受体内、外各种刺激而引起兴奋或抑制和对不同来源的兴奋或抑制进行分析综合。神经元在功能上可分为四个部位:①受体部位;②产生动作电位的起始部位;③传导神经冲动的部位;④引起递质释放的部位,主要是神经末梢。

3. 神经纤维的兴奋传导与纤维类型　神经纤维的主要功能是传导神经冲动,它是指沿神经纤维传播的兴奋或动作电位。兴奋的传导依靠局部电流而完成。

神经纤维传导兴奋的特点:①完整性:神经纤维的结构和功能保持完整才能传导兴奋。②绝缘性:各纤维传导兴奋时互不干扰。③双向性:人为刺激神经纤维上任何一点所引发的兴奋均可沿神经纤维向两端传导。④相对不疲劳性:在实验条件下连续电刺激神经数小时,神经

纤维始终能保持其传导兴奋的能力。神经纤维传导兴奋的速度与神经纤维的直径、有无髓鞘、髓鞘的厚度以及温度有密切关系。

（二）神经胶质细胞

神经胶质细胞广泛分布于中枢和周围神经系统。在周围神经系统有包绕轴索形成髓鞘的施万细胞和脊神经节中的卫星细胞；在中枢神经系统有星形胶质细胞、少突胶质细胞和小胶质细胞。具有支持作用：纤维性星形胶质细胞以其长突起在脑和脊髓内交织成网或互相连接构成支架，支持神经元的胞体和纤维；修复和再生作用；免疫应答作用；物质代谢和营养性作用；绝缘和屏障作用；稳定细胞外 K^+ 浓度，维护神经元正常活动，并参与神经递质及生物活性物质的代谢。

三、突触和接头传递

1. 经典的突触传递　由突触前膜、突触间隙和突触后膜三部分组成。

（1）突触的分类：包括轴突-树突式突触；轴突-胞体式突触和轴突-轴突式突触等。

（2）突触传递的过程：突触前神经元兴奋，动作电位传到神经末梢，使突触前膜去极化，引起电压门控式 Ca^{2+} 通道开放，Ca^{2+} 进入前膜，降低轴质的黏度，有利于突触小泡的位移；并且消除突触前膜负电位，促进突触小泡和前膜接触、融合及胞裂，最终导致神经递质的释放。末梢内 Ca^{2+} 浓度的升高触发了 Na^+-Ca^{2+} 逆向转运，Ca^{2+} 被转运到细胞外。递质在间隙中扩散到突触后膜，作用于特异性受体或化学门控式通道，引起后膜上某些离子通道通透性的改变，带电离子进入突触后膜，从而使后膜发生一定程度的去极化或超极化，这种突触后膜上的电位变化称为突触后电位。

（3）突触后神经元的电活动变化：突触后电位可分为兴奋性突触后电位（EPSP）和抑制性突触后电位（IPSP）。①兴奋性突触后电位：突触后膜电位在递质作用下发生去极化，使该突触后神经元对其他刺激的兴奋性升高，这种电位变化称为兴奋性突触后电位，是一个局部兴奋。其机制是兴奋性递质作用于突触后膜上的受体，导致膜上 Na^+ 或 Ca^{2+} 通道开放，产生内向电流，使局部膜发生去极化。②抑制性突触后电位：突触后膜电位在递质作用下产生超极化，使该突触后神经元对其他刺激的兴奋性降低，这种电位变化称为抑制性突触后电位。产生机制是某种抑制性递质作用于突触后膜，使膜上 Cl^- 通道开放，Cl^- 内流，使膜电位发生超极化。

突触后膜上电位改变取决于同时产生的 EPSP 和 IPSP 的代数和。当突触后神经元的膜电位去极化达到阈电位水平，就可引发动作电位。

（4）突触的抑制和易化：突触的抑制分为突触后抑制和突触前抑制两类。突触的易化也分为突触后易化和突触前易化。

1）突触后抑制：抑制性中间神经元释放抑制性神经递质，使突触后神经元产生 IPSP 而发生抑制。有两种形式，①传入侧支性抑制：冲动进入中枢后，一方面通过突触联系引起某一中枢神经元产生 EPSP，并经总和后发生兴奋；另一方面通过侧支兴奋-抑制性中间神经元，转而引起另一中枢神经元产生 IPSP，也称为交互抑制。能使不同中枢之间的活动协调起来。②回返性抑制：某一中枢神经元兴奋时，其传出冲动沿轴突外传，同时又经轴突侧支去兴奋-抑制性中间神经元，其轴突释放抑制性递质，反过来抑制原先发生兴奋的神经元及同一中枢的其他神经元。其意义在于使神经元的活动及时终止，也促使同一中枢内许多神经元之间的活动步调一致。

2）突触前抑制：轴突末梢 A 与运动神经元构成轴突-胞体式突触，轴突末梢 B 与末梢 A 构成轴突-轴突式突触。末梢 B 兴奋时释放某种递质，使末梢 A 发生去极化，从而使传到末梢 A 的动作电位幅度变小,由此引起进入末梢 A 的 Ca^{2+} 量减少,末梢 A 释放的兴奋性递质量减少,最终导致运动神经元的 EPSP 变小。

突触后易化表现为 EPSP,去极化使得膜电位靠近阈电位水平,而使动作电位容易爆发。突触前易化是在与突触前抑制同样的结构基础上,由于到达末梢 A 的动作电位时程延长,Ca^{2+} 内流增加,运动神经元上的 EPSP 变大而产生的。

(5) 突触传递的调制:体现在对突触前末梢递质释放和突触后膜受体功能两方面。

1) 对递质释放的调制:递质的释放量主要取决于进入末梢的 Ca^{2+} 量。调制 Ca^{2+} 内流就能间接地调节递质的释放。在突触前末梢上分布有某些受体,在某些神经调质或由该末梢释放的递质作用下直接改变递质的释放量。突触前膜还能通过加速或减慢对所释放递质的重摄取和酶促代谢过程来调制突触传递。

2) 对后膜受体的调制:受体的数量和与配体结合的亲和力在不同的生理或病理情况下均可发生改变。当激素或递质分泌不足时,受体的数量将逐渐增加,亲和力也将逐渐升高,称为受体的上调;反之,当这些化学信使物质释放过多时,则受体的数量逐渐减少,亲和力也逐渐降低,称为受体的下调。当受体与配体结合后,形成的配体-受体复合物可通过受体介导的胞吐作用进入胞质,以此减少膜上受体的数量,称为内化。受体蛋白可经某种修饰(如发生磷酸化)后降低其反应性,称为受体的脱敏。

(6) 突触的可塑性:是指突触传递的功能可发生较长时程的增强或减弱。

1) 强直后增强:当突触前末梢接受一短串强直性刺激后,突触后神经元的突触后电位发生明显增强的现象,称为强直后增强。

2) 习惯化和敏感化:当一种较为温和的刺激一遍又一遍地重复时,突触对刺激的反应逐渐减弱甚至消失,这种可塑性称为习惯化。敏感化则表现为重复性刺激(尤其是有害刺激)使突触对刺激的反应性增强,传递效能增强。

3) 长时程增强和长时程抑制:长时程增强,是突触前神经元在受到短时间内快速重复性刺激后,突触后神经元所产生的一种快速形成的和持续性的突触后电位增强。长时程抑制,是指突触传递效率的长时程降低。

2. 电突触传递　　电突触的结构基础是缝隙连接。局部电流和 EPSP 也可通过电紧张扩布的形式从一个细胞传递给另一个细胞,传递为双向的;电阻低,传递速度快,几乎不存在潜伏期。

3. 接头传递

(1) 神经-平滑肌和神经-心肌接头传递结构:肾上腺素能神经元的轴突末梢分成许多分支,分支上形成串珠状膨大结构,称为曲张体。内含大量小而具有致密中心的突触小泡,是递质释放的部位,与邻近的平滑肌膜之间并不形成神经突触样联系。曲张体沿末梢分支分布于平滑肌细胞近旁,当神经冲动到达曲张体时,递质从曲张体释放出来,通过扩散到达平滑肌膜受体,使平滑肌细胞发生反应,这样的结构能使一个神经元支配许多平滑肌细胞,因此称为突触过路站,而这种传递方式称为非突触性化学传递。其特点为:①不存在特化的突触前膜与后膜结构;②一个曲张体能支配较多的效应器细胞;③曲张体与效应器细胞间的距离远;④传递时间长;⑤递质能否产生效应,取决于效应器细胞有无相应受体。

(2) 神经-平滑肌和神经-心肌接头后膜电反应:当冲动引起递质释放时,受支配产生兴奋的平滑肌膜上可产生散在的轻度去极化,这种电位改变非常类似于小终板电位,称为兴奋性接头电位。可因重复刺激支配神经而发生总和。而当肾上腺素能神经纤维兴奋引起平滑肌活动抑制时则产生膜的超极化,这种电位改变称为抑制性接头电位。

4. 神经递质和受体　　神经递质是指由突触前神经元合成并在末梢处释放,经突触间隙扩散,特异性地作用于突触后神经元或效应器细胞上的受体,是使信息从突触前传递到突触后的一些化学物质。递质应符合以下几个条件：①突触前神经元应具有合成递质的前体和酶系统，并能合成该递质；②递质储存于突触小泡内，兴奋时，递质能释放入突触间隙；③递质经突触间隙，作用于后膜上的特异受体而发挥其生理作用；④存在使该递质失活的酶或其他失活方式（如重摄取）；⑤有特异的受体激动剂和拮抗剂。在神经系统中有一类化学物质，由神经元产生，作用于特定的受体，但并非起直接传递信息的作用，而是调节信息传递的效率，增强或削弱递质的效应，故称为神经调质，调质所发挥的作用称为调质作用。一个神经元内可以存在两种或两种以上递质（包括调质），即递质共存，其意义在于协调某些生理过程。

受体是指细胞膜或细胞内能与某些化学物质（如递质、调质、激素等）发生特异性结合并诱发生物效应的特殊生物分子。能与受体发生特异性结合并产生生物效应的化学物质称为激动剂。只发生特异性结合，但不产生生物效应的化学物质则称为拮抗剂，两者统称为配体。受体与配体的结合具有以下三个特性：特异性、饱和性和可逆性。对每个配体都有数个受体亚型，可使一个特定的递质能对不同的效应器细胞作出选择性结合，并产生多样化效应。突触前受体或称自身受体，它们与配体结合后，多数是抑制突触前递质的进一步释放，因而对递质释放起负反馈的控制作用。受体可分为：与离子通道相偶联的受体，又称为化学门控通道和通过激活G蛋白和蛋白激酶途径产生效应的受体。受体较长时间暴露于配体时，会失去反应性，即产生脱敏现象，包括同源脱敏和异源脱敏，同源脱敏仅丧失细胞对特殊配体的反应性，而保持对其他配体的反应性；异源脱敏使细胞对其他配体也无反应性。

四、神 经 反 射

1. 反射与反射弧

（1）反射的概念和分类：反射是指在中枢神经系统参与下，机体对内、外环境变化所作出的规律性应答，分为非条件反射和条件反射。非条件反射是指生来就有、数量有限、比较固定和形式低级的反射活动，包括防御反射、食物反射、性反射等，是人和动物在长期的种系发展中形成的，无须大脑皮质的参与，通过皮质下各级中枢就可形成。条件反射是指通过后天学习和训练而形成的反射，它是反射活动的高级形式，可以建立也能消退，主要的中枢部位在大脑皮质。

（2）反射弧的组成：反射的结构基础和基本单位是反射弧，包括感受器、传入神经、神经中枢、传出神经和效应器五个组成部分。效应器是指产生效应的器官，反射的中枢部分通常是指中枢神经系统内调节某一特定生理功能的神经元群，传入神经由传入神经元的突起所构成，胞体位于背根神经节或脑神经节内，周围突与感受器相连，感受器接受刺激转变为神经冲动，冲动沿周围突传向胞体，再沿其中枢突传向中枢，传出神经是指中枢传出神经元的轴突构成的神经纤维。

（3）反射的基本过程：一定的刺激被一定的感受器所感受，感受器兴奋，以神经冲动的形式经传入神经传向中枢，通过中枢的分析和综合，中枢的兴奋经一定的传出神经到达效应器，最终效应器发生某种活动改变。

2. 中枢神经元的联系方式

（1）辐散和聚合式联系：一个神经元的轴突可通过分支与其他许多神经元建立突触联系，称为辐散式联系。使一个神经元的兴奋引起许多神经元的同时兴奋或抑制。一个神经元的胞体和树突可以接受来自许多神经元的突触联系，称为聚合式联系。能使许多神经元的作用都引起同一个神经元的兴奋而发生总和，也能使许多来源于不同神经元的兴奋和抑制在同一个神经元上发生整合。在传入神经元与其他神经元发生突触联系中主要表现为辐散式联系；传出神经元接受不同轴突来源的突触联系，主要表现为聚合式联系。

（2）链锁状和环状联系：兴奋通过链锁状联系，可扩大作用的空间范围。通过环状联系，一方面由于负反馈，可使活动及时终止；另一方面由于正反馈，能使兴奋得到增强和延续，即使原先刺激已经停止，传出通路仍可在一定时间内持续发放冲动，这种现象称为后发放、后放或后放电。

3. 单突触反射和多突触反射　　单突触反射弧是指传入神经元和传出神经元之间只有一个突触的反射弧，是最简单的反射弧。通过单突触反射弧所发生的反射，称为单突触反射。机体内唯一的单突触反射是腱反射。在传入神经元和传出神经元之间插入一个或更多的中间神经元，则形成多突触反射弧，通过多突触反射弧所发生的反射，称为多突触反射。

4. 局部回路神经元和局部神经元回路　　短轴突和无轴突神经元的轴突和树突仅在某一中枢部位内起联系作用，这些神经元称为局部回路神经元。由局部回路神经元及其突起构成的神经元间相互作用的联系通路，称为局部神经元回路。

5. 中枢兴奋传布的特征　　包括①单向传布：兴奋通过突触传递只能作单向传布。②中枢延搁：兴奋通过中枢部分比较缓慢，称为中枢延搁。③总和与阻塞：在突触传递中，突触后神经元发生兴奋需要有多个 EPSP 的总和，才能使膜电位达到阈电位而爆发动作电位。兴奋的总和包括空间性总和和时间性总和。如果总和未到达阈电位，此时处于局部阈下兴奋状态的神经元，兴奋性有所提高，对原来不易激发其产生兴奋的刺激的敏感性提高，表现为易化。阻塞分时间性阻塞和空间性阻塞，此现象在传入通路上多见。④兴奋节律的改变：传出冲动的节律取决于各种因素后的总结果。⑤后发放。⑥局限化与扩散：感受器在接受一个适宜的阈刺激后，一般仅引起较局限的神经反射，而不产生广泛的活动，称为反射的局限化。过强的刺激可通过神经元的辐散式联系方式，引起大量神经元放电而出现广泛的反应，称为反射的扩散。⑦对内环境变化敏感和易疲劳：突触部位易受内环境理化因素变化的影响，突触部位也是反射弧中最易发生疲劳的环节，可能与递质耗竭有关。

6. 反射活动的一般特性　　①适宜刺激：每一特定的神经反射需要一种恰当形式的刺激才能发生。②最后通路：脊髓前角运动神经元及其轴突是骨骼肌运动反射弧的最后传出通路。③中枢兴奋状态与中枢抑制状态：中枢在较长时间内兴奋性影响超过抑制性影响的状态，称为中枢兴奋状态；中枢在较长时间内抑制性影响超过兴奋性影响的状态，则称为中枢抑制状态。当中枢处于高度兴奋状态时，兴奋性冲动可辐散到许多躯体神经元区和自主神经元区，引起反射的扩散，导致群体反射的出现。④反射反应的习惯化和敏感化。⑤反射活动的反馈调节：感受器兴奋使效应器产生效应，效应器的输出变量中部分信息反过来又不断地改变中枢或其他环节的活动状态，用以纠正反射活动中出现的偏差，以实现调节的精确性。这种受控部分发出信息反过来加强或减弱控制部分活动的调节方式，称为反馈调节。反馈调节有负反馈和正反馈。

第二节　脑科学基本内容

人类的大脑是一个极其复杂和精密的组织，它帮助我们认识周围的世界，产生思想、记忆和情感，控制我们对环境直接和长期的行为反应。21 世纪生命科学研究的前沿领域之一便是了解人类大脑的构造、功能和发展。为了更好地应对研究健康状态和疾病状态脑科学的过程中遇到的各种挑战，所以脑科学成为全球研究的一个热点。脑科学就是从分子水平、细胞水平、行为水平研究脑结构，建立脑模型，揭示自然智能机制和脑本质。

一、脑科学的概念

脑是自然界最复杂的系统，是调控机体各种机能的中枢，具有学习、记忆、语言、情绪、意识、思维等高级功能。脑是开放的巨系统,它的复杂性表现在它是一个由 10^{11} 个具有多自由度的神经元和 10^{15} 个突触联结的信息处理和决策系统,脑的高级活动和创造性思维更是非常复杂的运动形式。

脑科学是研究脑和心智现象与规律的科学,原本属于中枢神经生理学范畴,又称神经科学,但是由于脑结构和功能的复杂性以及人脑对人类行为调控的广泛性,自 20 世纪 60 年代末形成了一门边缘科学。它融合了神经生理学、生物化学、神经解剖学、组织胚胎学、药理学、精神病学、临床医学、认知科学、分子生物学、信息科学、计算机科学等学科来研究人和动物神经系统的结构和功能,它的目的主要是揭示人脑的奥秘,防治神经和精神疾病,发展模拟人脑部分功能的神经计算机。

二、脑科学的研究内容

人脑的功能主要包括感觉、运动、学习和记忆、思维、情感、行为等,实际上这也是神经系统的功能。那么研究分析神经系统的结构与功能,以及神经活动的规律,从分子水平、细胞水平、行为水平研究自然智能机制,建立脑模型,揭示人脑的本质,以及预防、诊治神经和精神疾病,就构成了脑科学的基本内容。

到 20 世纪 40 年代末期微电极的发明,开创了神经生理研究的新时代,因此对神经活动的认识出现了重大的飞跃。20 世纪 60 年代后期神经科学概念的出现是人类认识脑的历程中的又一个里程碑。

分子遗传学方法的发展才使近年来对许多遗传、神经、精神性疾病的缺损基因定位得以实现。无创伤大脑成像技术的建立为人们认识活体脑的活动及分析其机制提供了前所未有的有效工具。20 世纪 90 年代开始,人们开始认识到脑科学研究中整合性观点的重要性。

在神经系统的活动中存在着一些具有普遍意义的基本过程,包括神经信号的发生、转导、传导、突触传递等,在离子通道方面,将会发现更多的新通道。对于神经递质储存、保持、释放、调节过程目前已经有了一幅概图,其中的一些精细过程将得以清楚地阐明。对 G 蛋白偶联的第二信使级联反应所介导的信号转导方式及其在脑功能中的作用研究,会有重要的拓展。

对于脑的高级功能,诸如感知、运动控制、学习、记忆、情绪、语言、意识等的认识,可能会取得突破性的进展。几十年来,对于细胞、分子事件为基础的局部神经网络如何组装起来构成庞大的复杂的脑来实现高级功能,不仅缺少有成效的研究手段,而且在理论上也只有很模糊的想法。

感觉信息如何整合起来,用以认知外部世界,意识如何被控制,意识的整体性怎样被保持,突触可塑性与学习和记忆形成、记忆检索是怎样的关系,语言的中枢表象是什么,对于这些问题,我们的了解还刚刚开始。因此,认识脑、探测脑、保护脑、开发脑、仿造脑涵盖了脑科学研究的全部内容。

1. 认识脑　是掌握脑与智能的规律,揭示脑功能的本质。脑的研究是一项具有重大科学和哲学意义的战略性科学领域。脑是自然界中最复杂的系统。思维是自然界中最复杂的物质运动形式。揭示脑的工作原理是当代自然科学的较大挑战之一。认识脑包括许多不同的水平,需要在基因、分子、细胞、回路、系统及心理、行为等不同水平上进行脑科学研究。

2. 探测脑　对于脑科学的每一个课题,既要从细胞和分子水平进行细致的研究,又要从脑的通路和整体水平进行整合研究,把这两方面的研究结合起来,就可能得到创新的成果。近年来各种无损伤的活体脑功能成像技术进展很快,如何发展这些技术,并且充分利用这些先进技术手段进行脑研究,这个问题受到了各方面专家的关注。为此要进行多学科的交叉研究,要利用各种新技术。

3. 保护脑　　使脑更健康,就要预防和治疗脑疾病。脑的健康对人类的身心健康来说是头等重要的事。脑的研究对于各类脑疾病的预防、诊断和治疗有实际的意义。人口老龄化与老年脑疾病,老年痴呆、吸毒与戒毒,精神、神经因素对疾病的影响等都是需要研究的问题。

4. 开发脑　　使脑更聪明,要在认识脑的基础上开发脑的潜力,提高人的素质。研究和了解素质教育的科学基础,进一步提高我国民族智力,已受到了全社会的极大关注。把脑科学的研究成果应用于教育的探索和实践,将使我国教育事业展现勃勃生机。开发智力是强国之本,还有许多社会问题需要脑科学研究来解决,如儿童脑发育和智力发展等问题。

5. 仿造脑　　是研究脑型的机器,就是在认识脑的基础上开发具有人脑特点的高度智能化的计算机或机器。脑的研究和信息科学与信息产业有密切关系,对脑内信息处理的研究将大大推进信息科学和计算机科学的发展。

三、脑科学的任务

脑科学的最终目的在于阐明人类大脑结构与功能以及人类行为与心理活动的物质基础,增进人类神经活动的效率,提高对神经系统疾病的预防、诊断、治疗服务水平。基本目标包括:①揭示神经元间各种不同的连接形式,为阐明行为的脑的机制奠定基础。②在形态学和化学上鉴别神经元间的差异,了解神经元如何产生、转导信号,以及这些信号如何改变靶细胞的活动。③阐明神经元特殊的细胞和分子生物学特性。④认识实现脑的各种功能(包括高级功能)的神经回路基础。⑤阐明神经系统疾病的病因、机制,探索治疗的新手段。

脑科学研究对每个年龄层次的人都有意义。出生前的胎儿神经系统的形成和发育是正常脑功能的决定性基础;儿童脑的可塑性发育是人才智力和健康心理形成的关键;成年人脑的有效工作取决于神经网络中信息的高效传递和加工;老年人健康生活依赖于有无病理性衰变和神经损伤。

第三节　　脑疾病的基本知识

随着科技的发展、社会的进步,脑和神经系统的疾病是现代社会占比重越来越大的健康问题。人的正常精神活动、躯体活动、内脏功能,都依赖于体内重要的控制机制——脑,脑的结构和功能一旦发生异常,将会引起各种异常的精神、神经活动,并且其他器官功能调节也会发生紊乱,不仅会损害本人的健康,还会给家庭乃至社会造成影响。因此,认识脑的一个重要目的是希望能够保护正常的脑。脑的疾病种类繁多,表现多样,其发病原因、表现、治疗途径也很复杂,所以本章只了解一些基本知识。

一、脑疾病的研究

1. 认识脑疾病的步骤和途径　　由于脑内的神经网络无比庞大复杂,现在还不能解释全部脑疾病的原因,但还是可以从现有知识分层次地了解常见疾病的表现。

(1) 外部行为活动的异常:首先我们看到的脑疾病是外部行为活动的异常,或听到患者诉说某些感受的异常。行为活动异常有脑卒中时的偏瘫、精神分裂症患者与正常人不同的行动举止、儿童多动症患者的活动增加等。感知觉的异常有脑卒中时的半身麻木、精神分裂症患者的幻觉等,这些脑疾病的宏观现象我们都能看得到,并且能够听到患者的诉说,这是认识脑疾病的第一步,即获得主观认识。

（2）仪器检查：由于现代医学技术的发展，使得我们能够借助于一些仪器探测到脑疾病时脑内异常变化以及变化的特征。例如，用计算机断层扫描技术，可以观察脑卒中发生的部位和程度；用正电子发射断层扫描技术可以追踪精神分裂症患者脑内特殊部位神经活性物质的变化。这是认识脑疾病的第二步，即获得客观证据。

（3）微观层次研究机制：由现象到本质，从宏观到微观来认识正常的脑功能以及异常的脑疾病。利用现代科学手段可以在微观层次上更加深入地理解脑功能及脑疾病的发生机制。例如，脑卒中时由于脑内出血或血液供应不足，造成脑内代谢紊乱，引起多种神经活性物质改变，最终导致神经细胞的死亡，使患者部分肢体功能失去控制而造成偏瘫。又如精神分裂症是由于脑内不同部位有多种神经活性物质发生异常改变。癫痫则因为脑内某些部位异常放电所造成。这些脑疾病深层次的现象是诊断、治疗脑疾病的基础，需要借助特殊的方法在实验室中研究。通过以上三个步骤，可以逐步由浅入深地认识脑疾病的奥秘，从宏观到微观来认识脑疾病。

2. 认识脑功能和脑疾病的途径 ①神经发生学：研究包括脑在内的神经系统从胚胎期起的形成和发展过程，还研究神经系统的衰老过程。②神经解剖学：研究脑的形态特点，包括宏观（肉眼可见）和微观（镜下所见）的特点。③神经生理学：研究神经系统的物理变化（如生物电、躯体运动等），包括神经元的离子通道及受体、神经元及其突触、完整的脑及脑区、麻醉动物、清醒动物、人体各个水平生理变化的调整。④神经生化学（包括分子生物学）：主要研究神经系统的化学过程，包括脑的新陈代谢，物质变化和能量变化规律以及上述过程的调节等。⑤神经病理学：研究脑的功能及结构的病理变化。⑥神经药理学：研究药物多神经系统，特别是脑的作用及作用机制，为治疗疾病提供理论基础。⑦临床精神-神经病学：研究脑疾病的诊断和治疗，是直接服务于人的学科。

由于脑疾病是综合的过程，并不能机械地划分，虽然各学科有自己的特色，但是现代脑科学及脑医学趋向于采纳各学科的特长，综合研究脑的形态、功能、物质变化规律。学科交叉成为总的趋势，在现代脑疾病的研究中，传统学科的界限越来越模糊，而在揭示脑功能和脑疾病规律上却越来越清晰。

3. 脑功能和脑疾病的两个层面 习惯上将脑功能分为高级功能和基本功能，高级功能指精神活动，包括心理学、精神病学。基本功能指脑的一般功能，包括运动、感觉、意识等内容。然而这两个层面也是人为划分的，并没有明确的分界线。高级功能变化往往伴有基本功能的改变，基本功能的变化也常常伴有高级功能的改变。

二、脑疾病的病因

在复杂的社会、自然环境中，人体内各种功能都会发生变化，脑担负着协调机体各系统功能与外部环境相适应的任务，又担负着肌肉活动、心血管、呼吸、消化、泌尿、生殖、生长发育等功能的调控，脑本身还维持自己的正常代谢、营养、发育等功能。因此，身体内外各种因素均会不同程度地影响脑功能。例如，当处在学习或考试紧张时期，可能会出现心烦意乱的情绪变化，或头痛、失眠等轻度脑功能失调；即使患上像感冒这样轻微的病症，也会有头昏、乏力等脑功能变化。而脑本身发生障碍（如脑供血不足）时，又会造成食欲下降、心血管功能异常等其他系统的功能变化。

1. 社会、环境因素引起的脑功能障碍 社会生活方式的影响、吸毒及其他成瘾、生活嗜好品的不适当应用、环境因素、事故、人口老龄化等。

2. 全身或其他系统疾病引起的脑功能障碍 一方面，脑在人体内起着对身体其他各系统、各器官功能的调节作用，因此，脑疾病可以影响其他系统的功能。另一方面，身体其他各系统、器官的疾病,也可直接或间接地引起脑功能障碍或病理损害。各种代谢紊乱(如严重的糖尿病)、中毒、心血管病变、营养障碍等,均能影响脑功能。例如,糖尿病时出现的酸中毒可引起昏迷;心脏瓣膜病(如风湿性心脏病或先天性心脏病)时心脏内形成血栓块,一旦脱落并随血流流到脑,就会发生脑血管阻塞而损伤脑;严重的肝脏病可引起体内毒物不能及时代谢,引起脑部病变;其他部位的癌细胞转移到脑,发生转移性脑肿瘤等。

3. 脑自身问题　脑本身发生病变、出血、血管阻塞、肿瘤、病毒或细菌感染、外伤、缺氧、代谢紊乱时,不可避免地会发生脑疾病。

4. 遗传异常　引起多种脑畸形或功能异常,如先天性智力低下、脑积水、精神障碍等。要避免这些遗传性脑疾病,需严格按照婚姻法规定,防止近亲结婚;做好婚前检查,控制遗传病患者的生育;必要时对胎儿做产前检查,在一定程度上预防脑异常婴儿的出生。

5. 不合理应用药物　也是造成脑疾病的一个重要原因,如链霉素可能导致幼儿听力的严重损害;抗精神病药氯丙嗪等可以引起骨骼肌张力和协调性障碍(锥体外系统病变)等。

三、脑疾病的诊断

1. 脑功能异常的主诉　现病史、既往史、家族史、环境条件等,对精神、神经疾病来说主观感受非常重要。

2. 心理和身体状况检查(体检)　针对病情仔细地检查与脑疾病有关系的心理和身体表现。对于高级脑功能障碍的患者,需要根据国际上通用的规格和项目(也称为量表)来做精神症状的询问和检查。对于基本神经功能障碍的患者,医生则会做各种感觉、运动、反射等身体检查。

3. 必要的辅助检查　血液、脑脊液等的细胞和生化检查,判断患者的一般情况,以及脑内变化。对脑结构和功能的特殊检查,针对特殊的脑内病变特点,有选择地去发现特定的脑内结构或功能改变。非侵入式检查的安全性较高,如颅骨或脊柱 X 线片、脑电图、诱发电位、肌电图、神经传导速度检查、脑超声波检查、计算机断层扫描(CT)、磁共振、放射性核素检查等。侵入式检查有一定的危险性,如腰椎穿刺、脑血管造影、气脑造影、脑室造影、脊髓造影、脊髓血管造影、脑及其他活组织检查(一般在手术时采用)等。

4. 分析资料作出诊断　对上述资料,根据神经解剖、神经生理、神经病理等知识,综合分析作出诊断。对于未能作出诊断的,谨慎观察病情变化,作诊断性治疗,在随访后作出最后的确诊。

5. 脑功能成像技术　脑成像技术是利用 X 线、γ 射线、磁场等透射脑的内部,获得各种不同层面的影像,再利用计算机成像技术,将平面图片资料叠加成立体图像(三维图像)。脑成像技术大致分为两大类:主要揭示脑解剖结构为主,如计算机断层扫描(CT)、磁共振成像(MRI)、放射性核素扫描、超声波扫描等;主要揭示脑功能及其发生部位,如功能磁共振成像(fMRI)、正电子发射断层扫描(PET),还有单光子发射断层扫描(SPECT)、脑磁成像(MEG)、脑电地形图(BEAM)、近红外谱(NIRS)等。脑功能成像不同于脑结构成像,它能显示脑内发生功能变化的区域及其时空特征,利用 PET 技术可以检测脑功能发生部位的能量变化(如利用葡萄糖情况)、神经活性物质在脑区分布特点等,从而了解视觉、听觉、语言、思维等高级功能活动发生的区域,也可了解精神分裂症、失语症等疾病时的脑内定位。利用 fMRI 技术可以检测脑功能活动发生部位血流增加情况,同样可以了解高级脑功能以及疾病发生部位和特征。

四、脑疾病的防治手段

保护脑的目标,既要维护脑的健康状态,预防脑功能发生病变,又要在发生脑疾病后及时进行治疗和康复。预防脑疾病的方法,在于建立良好的生活习惯,保持平稳的心理状态,及时治疗各种疾病等。

1. 手术　对于局限在脑内的某一部位又不涉及重要功能的病灶,像肿瘤、先天性畸形、顽固性癫痫等病变,施行脑手术切除病灶是理想的选择。脑外伤、脑出血等疾病也需要施行脑手术,修复创伤或取出积血。

2. 药物　是治疗脑疾病最基本的方法之一,药物除了在精神科或神经内科是主要治疗手段外,神经外科也需要应用各种药物。治疗脑疾病的药物包括针对脑病变的中枢神经药物;非神经系统药物,如抗感染药物、抗肿瘤药物、抗凝血药物、激素类药物、利尿药、脱水药、免疫调节药物等。中药对某些脑疾病也有较好的疗效,还应当注意到各种药物对脑的不良反应。

3. 急救措施　发生昏迷、脑卒中、脑外伤等急症,首要措施是保持患者的基本生命功能。遇到急症患者后,要迅速采取有效手段,确保呼吸道通畅、血液循环的正常、酸碱平衡及水和电解质平衡,保持体温,给患者吸氧气,纠正脑水肿等。

4. 电抽搐治疗　对于重度抑郁症和精神分裂症患者,可采用电抽搐(又称电休克)疗法,以一定量的电流通过大脑,引起大脑极度兴奋,然后使功能病变逐步恢复正常,达到改善病情的目的。现在预先用麻醉药或肌肉松弛药的改良方法,通电后不产生全身抽搐,更为安全,也易被患者接受,称为非抽搐电休克疗法。

5. 心理治疗　应用心理学原则和技巧,通过言语和非言语的沟通方式,对患者施加影响达到改善患者心理状态和行为方式的目的,从而减轻精神症状和提高疗效。常用的方法有支持性心理治疗(包括解释、鼓励、安慰、保证等);催眠和暗示;松弛训练;系统脱敏与直接暴露疗法;厌恶疗法;认知疗法;生物反馈疗法等。

6. 物理治疗　针刺、按摩、日光、海水、矿泉水、温泉水、电刺激、超声波、磁场、温热、红外线等疗法,有助于减轻症状,促进脑功能恢复。

7. 康复治疗　指使患者或残疾人尽量恢复其身体功能和生活与工作能力的治疗方法。康复疗法的基本方法有:①主动锻炼,包括医疗体育、作业治疗、气功治疗、生物反馈训练、语言训练;②被动治疗,包括理疗、针灸、按摩、牵引等;③康复工程,包括应用矫形器、拐杖和步行器、轮椅和残疾车等;④精神康复,纠正精神障碍,最大限度地恢复适应社会生活的精神功能,包括训练心理社会功能、支持性心理治疗、实行家庭和社会干预、促进患者逐步回归社会等;⑤康复手术,矫正各种肢体畸形或植入人工器官(如人工喉、人工耳蜗等);⑥其他,如康复营养、康复护理等。

8. 现代脑疾病治疗新途径　创新性药物、干细胞移植、基因治疗等。

第十八章 感染与免疫

第一节 感染的概述

疾病是生物体在一定条件下,由体内或体外致病因子引起的一系列复杂且有特征性的病理状态。感染则是病原体对人体的一种寄生过程,即机体与病原体在一定条件下相互作用而引起的病理过程,但感染不是疾病的同义词。

一、基本概念

感染也叫传染,是病原菌突破机体的防御屏障,侵入机体,在一定部位生长繁殖,导致不同程度病理变化的过程,是病原菌与宿主在个体、细胞和分子水平相互作用的生物学现象。传染病是由有生命力的病原体引起的疾病,与由其他致病因素引起的疾病在本质上是有区别的。广义的传染病包括微生物和寄生虫感染所致的具有传染性的疾病。

免疫是机体对体内外生物性刺激的反应,在正常情况下机体具有识别异物、排除异物、消灭异物的生理功能,或者说机体具有识别自己、排除异己抗原物质的一种生理功能,既有有利一面,也有有害一面。免疫是生物在自然进化过程中逐步发展起来的防御感染和维护机体完整性的重要功能。宿主免疫功能分为特异性免疫和非特异性免疫两大类,它们相辅相成,共同完成抵抗感染,保护自身机体的作用,但有时也会造成对机体的病理性损伤。

二、感染的来源

(一) 外源性感染

1. 患者　大多数人类感染是通过人与人之间的传播。患者在疾病潜伏期一直到病后一段恢复期内,都有可能将致病菌传播给周围他人。对患者及早作出诊断并采取防治措施,是控制和消灭传染病的根本措施之一。

2. 带菌者　有些健康人携带有某种致病菌但不产生临床症状,也有些传染病患者恢复后在一段时间内仍继续排菌。这些健康带菌者和恢复期带菌者是很重要的传染源,因不出现临床症状,不易被人们察觉,故危害性甚于患者。脑膜炎奈瑟菌、白喉棒状杆菌常有健康带菌者,伤寒沙门菌、志贺菌等可有恢复期带菌者。

3. 病畜和带菌动物　有些细菌是人畜共患病的致病菌,因而病畜或带菌动物的致病菌也可传播给人类,如鼠疫杆菌、炭疽杆菌、布鲁菌、牛分枝杆菌,以及引起食物中毒的沙门菌等。

(二) 内源性感染

这类感染的致病菌大多是体内的正常菌群,少数是以隐伏状态存在于体内的致病菌。正常菌群在特定条件下成为条件性致病菌后再致病。自然界中广泛存在着大量的、多种多样的微生物。人类与自然环境接触密切,因而正常人的体表和同外界相通的口腔、鼻咽腔、肠道、泌尿生殖道等腔道中都寄居着不同种类和数量的微生物。当人体免疫功能正常时,这些微生物对宿主无害,为正常微生物群。正常菌群对构成生态平衡起重要作用,具有生物拮抗、营养作用、免疫作用、抗衰老作用等生理学意义。正常菌群与宿主间的生态平衡在某些情况下可被打破,形成生态失调而导致疾病。这样,原来在正常时不致病的正常菌群就成了条件致病菌。这种特定的条件包括寄居部位的改变、免疫功能低下以及菌群失调等。

三、传播方式与途径

1. 呼吸道感染　致病菌从患者或带菌者的痰液、唾沫等散布到周围空气中,经呼吸道途径感染他人。例如,咳嗽、打喷嚏、大声说话时喷出的飞沫,含有大量细菌。此外,亦可通过吸入沾有病菌的尘埃而引起。呼吸道感染的疾病有肺结核、白喉、百日咳、军团病、新冠肺炎等。

2. 消化道感染　伤寒、菌痢、霍乱、食物中毒等胃肠道传染病,大多是摄入粪污染的食物所致。水、手指和苍蝇等昆虫是消化道传染病传播的重要媒介。

3. 创伤感染　皮肤、黏膜的细小破损,致病性葡萄球菌、链球菌等常可侵入引起化脓性感染。泥土、人类和动物粪便中,可有破伤风梭菌、产气荚膜梭菌等芽孢存在,这些芽孢若进入深部伤口,微环境适宜时就会发芽、繁殖,产生外毒素而致病。

4. 接触感染　淋病奈瑟菌、苍白密螺旋体、麻风分枝杆菌、钩端螺旋体等,可通过人—人或动物—人的密切接触而感染;其方式可为直接接触传染或通过用具等间接传染。

5. 节肢动物叮咬感染　有些传染病是通过吸血昆虫传播的。例如,人类鼠疫由鼠蚤传播,恙虫病由恙螨幼虫传播等。

6. 垂直传播　病原体由亲代通过胎盘或产道传播给子代的方式称为垂直传播,主要见于病毒,如疱疹病毒、乙肝病毒、人类免疫缺陷病毒等,其他微生物很少见。

7. 多途径感染　有些致病菌的传播可有呼吸道、消化道、皮肤创伤等多种途径,如结核分枝杆菌、炭疽芽孢杆菌等。

四、感染的类型

感染的发生、发展和结束是宿主体和致病菌相互作用的复杂过程。根据两者力量对比,感染类型多种,这几种类型并非一成不变,随着两方力量的增减,可以出现移行、转化或交替出现的动态变化。

1. 不感染　当宿主体具有高度免疫力,或侵入的致病菌毒力很弱或数量不足,或侵入的部位不适宜,则病菌迅速被机体的免疫系统消灭,不发生感染。

2. 隐性感染　当宿主体的抗感染免疫力较强,或侵入的病菌数量不多、毒力较弱,感染后对机体损害较轻,不出现或出现不明显的临床症状,是为隐性感染或称亚临床感染。隐性感染后,机体常可获得足够的特异免疫力,能防御相同致病菌的再次感染,在每次传染病流行中,隐性感染者一般约占人群的90%或更多。结核、白喉、伤寒等常有隐性感染。

3. 潜伏感染　当宿主体与致病菌在相互作用过程中暂时处于平衡状态时,病菌潜伏在病灶内或某些特殊组织中,一般不出现在血液、分泌物或排泄物中。一旦机体免疫力下降,则潜伏的致病菌大量繁殖,引起疾病复发。例如,结核分枝杆菌有潜伏感染,最典型的潜伏感染病原体是单纯疱疹病毒和水痘-带状疱疹病毒。

4. 显性感染　当宿主体抗感染的免疫力较弱,或侵入的致病菌数量较多、毒力较强,以致机体的组织细胞受到不同程度的损害,生理功能也发生改变,并出现一系列的临床症状和体征,是为显性感染,统称传染病。由于每一病例的宿主体抗病能力和病菌毒力等存在着差异,因此,显性感染又有轻、重、缓、急等不同模式。

5. 带菌状态　有时致病菌在显性或隐性感染后并未立即消失,在体内继续留存一定时间,与机体免疫力处于相对平衡状态,是为带菌状态,该宿主称为带菌者。例如,伤寒、白喉等感染后常可出现带菌状态,带菌者经常会间歇性排出病菌,成为重要的传染源之一。

五、决定感染结果的三个因素

1. 病原体

(1)毒力或致病性:某种微生物对一定宿主,在一定条件下引起疾病的能力强弱取决于以下因素:侵袭力与酶(卵磷脂酶、透明质酸酶、胶原酶、链激酶、凝固酶)和微生物结构(荚膜、菌毛、表面抗原)有关。病原体的毒素包括内毒素和外毒素,内毒素多由革兰氏阴性菌产生,化学组成为脂多糖;外毒素是由某些革兰氏阳性菌产生并分泌到体外的毒性物质,化学组成为蛋白质,如破伤风毒素、肉毒毒素、白喉外毒素等。

(2)数量:感染的发生除致病菌必须具有一定的毒力物质外,还需有足够的数量。菌量的多少一方面与致病菌毒力强弱有关,另一方面取决于宿主免疫力的高低,细菌毒力愈强,引起感染所需的菌量愈小;反之则菌量愈大。

(3)侵入部位:有了一定的毒力物质和足够数量的致病菌,若侵入易感机体的部位不适宜,仍是不能引起感染。例如,伤寒沙门菌必须经口进入;脑膜炎奈瑟菌应通过呼吸道吸入;破伤风细菌的芽孢进入深部创伤,在厌氧环境中才能发芽等。也有一些致病菌的合适侵入部位不止一个,如结核分枝杆菌经呼吸道、消化道、皮肤创伤等部位都可能造成感染。各种致病菌都有其特定的侵入部位,这与致病菌需要特定的生长繁殖的微环境有关。

2. 宿主的免疫力　人体内存在着较完善的免疫系统。该系统由免疫器官、免疫细胞以及免疫分子组成。在感染免疫过程中,各免疫系统的各组成部分互相协作、互相制约、密切配合,共同完成复杂的免疫防御功能。致病菌侵入人体后,首先遇到的是天然免疫功能的抵御,一般经7~10天后,产生获得性免疫,然后两者配合,共同杀灭致病菌。

(1)免疫的功能:生理防御功能(免疫防御)指正常情况下,机体能排除和消灭侵入的病原微生物,称为抗传染免疫,异常情况下可对机体造成损害,如超敏反应;自身稳定功能(免疫稳定)指排除自身在代谢过程中产生的废物和无用的细胞,从而保持内环境的恒定。若此功能失调,会导致自身免疫病;免疫监视作用(及时排除突变细胞)指处理在一些物理、化学以及遗传、病毒因素的作用下出现突变的细胞,若此功能不足或出现异常,就会导致突变细胞的增殖、蔓延而形成恶性肿瘤。

(2)免疫的基本特性:①免疫可识别自身与非自身,人体的免疫系统能够识别自身与非自身的大分子物质,是机体免疫应答的物质基础;②免疫具有特异性,免疫系统的免疫应答和由此产生的免疫物质具有高度的特异性,即具有很强的针对性;③免疫具有记忆性,机体对某种外源物质(抗原)的免疫应答产生的抗体经过一段时间后会逐渐消失,但免疫系统仍然保留对该抗原的免疫记忆,若同一外源物质再次侵入机体时,机体就会迅速产生较上次侵入时更多的抗体,这种现象称为免疫记忆现象。

3. 环境因素　感染的轻重除取决于致病菌和宿主体两方面外,自然因素和社会因素对感染的发生、发展亦有明显影响。

(1)自然因素:包括气候、季节、温度、湿度和地理条件等诸方面。例如,季节不同,流行的传染病种类就不同,冬季易发生呼吸系统传染病,因寒冷能降低呼吸道黏膜的抵抗力;同时,室内活动较多,门窗经常关闭,空气流动少,也增加与致病菌接触的机会;夏季易发生消化系统传染病,乃因天热需大量饮水,将胃酸稀释,使其杀菌效率降低;又夏季气温高,利于苍蝇等昆虫滋生,增多传播机会;有些传染病有地区性,如原始森林地区或未开垦地带存在着野生动物或吸血昆虫间流行的人畜(兽)共患传染病,一旦人类进入这些自然疫源地,就有可能被传播,甚至在人群中造成流行。

(2)社会因素:对感染的发生和传染病的流行影响也很大。战争、灾荒、贫困等促使传染病的发生和流行。改善生活和劳动条件,开展防病的卫生运动,则传染病的发病率将逐渐下降,人民的健康水平亦将随之明显提高。

第二节　感染过程中机体的免疫反应

外来病原微生物感染机体,生物体会发生一系列反应,包括非特异性免疫和特异性免疫。

一、非特异性免疫

非特异性免疫,又称天然免疫,是机体在长期的种系发育和进化过程中逐渐建立起来的一系列天然防御功能。其特点是:①作用范围比较广泛,不是针对某一特定致病菌,故也称非特异性免疫;②同种系不同个体都有,代代遗传,较为稳定;③个体出生时就具备,应答迅速,担负"第一道防线"作用;④再次接触相同致病菌,其功能不会增减。非特异性免疫的组成包括:

(一)表皮和屏障结构

1. 皮肤和黏膜　其作用取决于结构的完整性,主要执行的功能有:①机械性阻挡与排除作用:人体与外界环境接触的表面,覆盖着一层完整的皮肤和黏膜结构。皮肤由多层扁平细胞组成,能阻挡致病菌的穿透,只有当皮肤损伤时细菌才能侵入。黏膜仅有单层柱状细胞,其机械性防御作用不如皮肤,但黏膜有多种附件和分泌液。例如,呼吸道黏膜上皮细胞的纤毛运动,口腔唾液的吞咽和肠蠕动等,可将停留的致病菌排出体外。当机体受寒冷或有害气体等刺激,黏膜屏障有缺损时,就易患气管炎、支气管炎和肺炎等疾病。②分泌杀菌物质:皮肤和黏膜分泌多种杀菌物质。例如,皮肤的汗腺分泌乳酸,使汗液呈酸性(pH $5.2\sim5.8$),不利于细菌的生长。皮脂腺分泌的脂肪酸,有杀细菌和真菌作用。不同部位的黏膜能分泌溶菌酶、胃酸、蛋白酶等多种杀菌物质。③正常菌群的拮抗作用:如口腔中唾液链球菌产生的 H_2O_2,能杀死脑膜炎奈瑟菌和白喉棒状杆菌;肠道中大肠埃希菌的大肠菌素和酸性产物,能抑制志贺菌、金黄色葡萄球菌、白假丝酵母菌等;咽喉部甲型溶血性链球菌能抑制肺炎球菌的生长等。

2. 屏障结构　包括:①血脑屏障:一般认为血脑屏障由软脑膜、脉络丛、脑血管和星状胶质细胞等组成,可阻挡微生物从血流进入脑组织或脑脊液,以此保护中枢神经系统。婴幼儿的血脑屏障发育尚未完善,故易发生脑膜炎、脑炎等病症。②胎盘屏障:由母体子宫内膜的基蜕膜和胎儿绒毛膜组成。正常情况下,母体感染时的病原体及其有害产物不能通过胎盘屏障进入胎儿,但若在妊娠 3 个月内,因胎盘屏障尚不完善,母体中的病原体有可能经胎盘侵犯胎儿,干扰其正常发育,造成畸形甚至死亡,药物影响亦然。因此,在怀孕期间尤其是早期,应尽量防止发生感染并尽可能不用或少用副作用大的药物。

(二)吞噬细胞及其吞噬作用

吞噬细胞包括外周血中的中性粒细胞、血液中的单核细胞和各种组织中的巨噬细胞。中性粒细胞在血流中仅存留 10h 左右后即进入组织,其活动期不长,一般寿命仅 $1\sim3$ 天。单核细胞在血流中存留 $2\sim3$ 天后进入组织,在组织中进一步分化发育成为游离或固定的巨噬细胞。在不同组织、器官中的巨噬细胞常有不同名称,血液的单核细胞和组织中的各种巨噬细胞构成单核吞噬细胞系统。当致病菌侵入皮肤或黏膜到达体内组织后,中性粒细胞首先从毛细血管中逸出,聚集到致病菌所在部位,多数情况下致病菌被吞噬消灭。若不被杀死则经淋巴管到附近淋巴结,在淋巴结内的吞噬细胞进一步将之吞噬杀死。淋巴结的这种过滤作用在机体免疫防御功能上占重要地位,一般只有毒力强、数量多的致病菌才有可能不被完全阻挡而侵入血流或其他器官,然后再由血液、肝、脾或骨髓等处的吞噬细胞继续进行吞噬杀灭。

（三）炎症反应

见炎症相关章节。

（四）正常体液或组织中的抗菌物质

1. 补体系统　补体是存在于正常血清中一组具有酶活性的蛋白,有补充抗体作用能力,其作用无特异性,可与抗原抗体复合物作用,不能单独作用于抗原或抗体。

2. 干扰素（IFN）　是由干扰素诱导剂作用于活细胞后,由活细胞产生的一种蛋白质,当它再作用于其他细胞时,使其他细胞立即获得抗病毒和抗肿瘤等多方面的免疫力,凡是能诱导细胞产生干扰素的物质统称为干扰素诱导剂。其特性是分子量为 2 万的糖蛋白,作用无特异性,但产生干扰素的动物和被保护的动物之间却有种属特异性;不过也有交叉保护作用;作用时间短仅几天。干扰素可抑制病毒复制,增强 NK 细胞杀伤病毒感染的细胞;抑制癌细胞的分裂,增强机体抗肿瘤的免疫力,如促进巨噬细胞对肿瘤细胞的杀伤作用;活化单核巨噬细胞,促进 T、B 淋巴细胞分化,激活中性粒细胞和 NK 细胞等广泛的生物学活性。

二、特异性免疫

特异性免疫,是指个体出生后,在与抗原物质接触过程中所建立起来的免疫力。由主宰或执行机体免疫功能的器官、组织和细胞所组成的一个系统,称为特异性免疫系统。其特点是:①针对性强,只对引发免疫力的相同抗原有作用,对其他抗原无效,故称特异性免疫;②不能遗传给后代,需个体自身接触抗原后形成,因此产生获得性免疫需一定时间,一般为 10～14 天;③再次接触相同抗原,其免疫强度可增加。

1. 免疫器官　中枢免疫器官又称一级淋巴器官,主要包括胸腺、骨髓和鸟类法氏囊等。在胚胎发育的早期发生,造血干细胞在此增殖、发育、分化。外周免疫器官又称二级淋巴器官,包括脾和淋巴结。来自中枢淋巴器官的淋巴细胞（B 细胞和 T 细胞）在这些淋巴器官内遇到抗原刺激时,增殖并进一步分化为浆细胞和致敏细胞,执行体液免疫和细胞免疫功能,因而外周免疫器官是接受抗原刺激产生免疫反应的主要场所。

2. 免疫细胞及其在细胞免疫中的作用　免疫细胞是泛指所有参与免疫反应的细胞及其前身。所有免疫细胞都是经造血干细胞发育分化而来,造血干细胞发育产生髓系和淋巴系的细胞前体,髓系细胞包括中性粒细胞、嗜酸性和嗜碱性粒细胞、单核细胞和巨噬细胞;淋巴系包括 T 淋巴细胞和 B 淋巴细胞、自然杀伤细胞、自然杀伤 T 细胞。树突状细胞可以同时来源于髓系或淋巴系。

3. 免疫分子及其在体液免疫中的作用　抗原又称免疫原,是一类能被机体特异性免疫系统所识别,能刺激机体产生免疫应答并能与应答产物发生反应的物质因素。抗原有两个突出的特性:抗原进入机体后,能诱导免疫系统形成特异抗体或致敏淋巴细胞的能力称免疫原性或抗原性;抗原能与其所诱导产生的抗体或致敏淋巴细胞发生特异性反应的能力,称为免疫反应性。

(1) 抗原的特性

1) 异物性(外源物质):免疫系统具有区分自我和非我的能力,能"识别自己,排斥异己"。进入机体的抗原物质必须与该机体的组织和体液成分有差别,才能诱导机体产生免疫应答。在正常情况下,机体的自身物质不能刺激自身的免疫系统发生免疫应答。抗原的异物性主要包括:异种间的物质、同种异体间的不同成分、自体内隔绝成分和自体变异成分等。

2) 分子大小:分子形状一般不影响免疫原性。呈球状、杆状和不规则构型的蛋白质和多肽都是免疫原。而分子大小对免疫原性却很重要。相对分子质量小于 10 000 的物质一般是弱的免疫原,相对分子质量大于 10 000 的物质是良好的免疫原。一般相对分子质量越小,免疫原性越小;相对分子质量越大,免疫原性也就越强。低相对分子质量化合物如氨基酸、脂肪酸、嘌呤、嘧啶以及单糖通常均没有免疫原性,但可充当半抗原,一旦与大分子载体结合成复合物时,即可获得免疫原性。

3) 化学组成与结构:抗原性与物质的化学组成有关。有些相对分子质量大的分子不一定具有抗原性,如相对分子质量超过 10 000 的右旋糖酐无抗原性,而相对分子质量只有 5734 的胰岛素具抗原性。多聚-L-Lys 或多聚-L-Gly 通常不单独成为免疫原,如果与合适的蛋白载体结合就可具有免疫原性。

4) 特异性:抗原的特异性是由分散于抗原分子上而具有免疫活性的化学基团决定的。此化学基团曾称为抗原决定簇或称抗原决定基,现称为表位,它对诱发机体产生特异性抗体起决定性作用。一个抗原上含有能与抗体分子相结合的表位的总数,称抗原结合价。

(2) 抗原的类别:既具有免疫原性又具有反应原性的抗原称为完全抗原。医学上的病原微生物都是完全抗原,并且是抗原性很强的抗原。很多小分子物质如类脂质、寡糖、核酸以及许多药物和化学物质不能单独诱导人或动物产生抗体或致敏淋巴细胞,即无免疫原性,若与蛋白质结合(与载体结合)形成高分子复合物时,就成为完全抗原,这类小分子物质称为半抗原。

4. 免疫应答 是抗原进入机体后,免疫活性细胞对抗原分子的识别、活化、增殖、分化以及最终通过产生抗体和致敏淋巴细胞及淋巴因子发生免疫效应的一系列复杂的生物学反应过程。通过产生抗体而进行的免疫称为体液免疫,通过产生致敏淋巴细胞及淋巴因子而进行的免疫称为细胞免疫。免疫应答对维持机体正常生理功能、保护机体免受异物的侵害和抗肿瘤起重要作用。但在异常情况下,可造成机体损伤,如超敏反应和自身免疫病等。

(1) 感应阶段:抗原进入机体后一般即被输送到二级淋巴器官,除少数可溶性物质可以直接作用于淋巴细胞外,大多数抗原都要经过巨噬细胞的摄取与处理,结果大部分被迅速分解,失去抗原性。只有一小部分未被降解,其抗原表位与抗原提呈细胞的受体结合构成抗原-受体复合物,并浓集于细胞表面,免疫原性大增。特异性抗原刺激 T 细胞引起细胞免疫一般都要经抗原提呈细胞传递信息;引起体液免疫的抗原,大多数为胸腺依赖抗原(TD),也需要经抗原提呈细胞处理,并将抗原信息传递给辅助性 T 细胞(TH),再传递给 B 细胞,先产生 IgM,再转换为 IgG 并有免疫记忆。少数抗原不需要抗原提呈细胞和 T 细胞的辅助,为非胸腺依赖抗原(TI),可直接刺激 B 细胞。

(2) 反应阶段:T 细胞被激活后转化为淋巴母细胞,细胞增大,胞质丰富并迅速增殖、分化,最后有些细胞成为具有各种免疫效应的致敏淋巴细胞。B 细胞受抗原刺激后,也发生增殖、分化,其中有些转化为浆母细胞,再增殖、分化成为合成和分泌各种抗体的浆细胞。一部分淋巴细胞受抗原刺激后,在增殖、分化过程中,中途停顿下来,成为记忆细胞,在体内长期存在。数月至数年后,它能同再次进入机体的相应抗原发生免疫反应。

(3) 效应阶段:抗体和致敏淋巴细胞都可以与抗原结合产生特异性免疫反应。在这个过程中,除了 T 细胞分泌特异性或非特异性的可溶性因子,发挥辅助、协同、抑制及其他效应外,尚有补体及许多辅助细胞如单核细胞、巨噬细胞、粒细胞及 NK 细胞等的协同作用。

5. 抗体与体液免疫　抗体是由抗原刺激机体后所形成的一类具有与该抗原发生特异性结合反应的免疫球蛋白(Ig)。已知有 IgG、IgA、IgM、IgD 和 IgE 等 5 类免疫球蛋白,它们普遍存在于生物体内的血液、体液、外分泌液及某些细胞(如淋巴细胞)的细胞膜上。

(1)抗体的生物学作用:识别并特异性结合抗原是免疫球蛋白分子的主要功能,这种特异性主要是由免疫球蛋白可变区的空间构型所决定。免疫球蛋白分子有单体、二聚体和五聚体等不同形式。抗体在体内与相应抗原特异结合,发挥免疫效应,清除病原微生物或导致免疫病理损伤。例如,IgG 和 IgA 可中和外毒素,保护细胞免受毒素作用;病毒的中和抗体可阻止病毒吸附和穿入细胞,从而阻止感染相应的靶细胞;分泌型 IgA 可抑制细菌黏附到宿主细胞。B 细胞膜表面的 IgM 和 IgD 是 B 细胞识别抗原受体,能特异性识别抗原分子,抗体在体外与抗原结合引起各种抗原抗体反应。

激活补体:补体是动物血清中具有类似酶活性的一组蛋白质,具有潜在的免疫活性,激活后能表现出一系列的免疫生物活性,能够协同其他免疫物质直接杀伤靶细胞和加强细胞的免疫功能。IgM、IgG 与相应抗原结合后,可通过经典途径活化补体。IgA 和 IgG 不能激活补体经典途径,但其凝聚形式可通过旁路途径活化补体,继而由补体系统发挥抗感染功能。

(2)抗体形成的一般规律及实际应用

1)初次应答:机体初次接触抗原后,需经过一段潜伏期后才能在血清中产生抗体,抗体量一般不高,维持时间短、很快下降。机体的这种初次接触抗原后的反应称为初次应答。IgM 出现最早,但很快消失,在血液中只能维持数周或数月。

2)二次应答:在对抗原发生初次应答后,再次注射相同的抗原,潜伏期明显缩短,抗体量迅速上升到最大幅度,可达初次注射产生抗体的 10～100 倍,且在体内维持时间长,抗体的类别主要为 IgG,此为二次应答或再次反应。

了解抗体产生的规律,在实际中有一定意义:预防接种中一般都采用二次或多次接种法,且第一次和第二次抗原刺激之间有时间上的间隔,使出现二次应答,从而产生大量抗体且维持时间长;制备抗体中,通常采用多次注射抗原的方法;疾病诊断中,根据几类抗体出现的先后规律,可作出早期快速诊断。

6. 细胞免疫与淋巴因子　细胞免疫是 T 细胞介导的免疫应答,其过程为:首先是 T 细胞识别抗原并在抗原信息刺激后大量增殖、分化为致敏淋巴细胞。致敏淋巴细胞再次与抗原相遇,除具有直接杀伤作用的 T 细胞外,T_H 细胞可释放多种淋巴因子、巨噬细胞趋化因子等,它们参与超敏反应,可在反应的局部引起以单核细胞浸润为主的炎症,在清除慢性或脑内感染的病原体、肿瘤免疫、移植排斥反应以及自身免疫疾病中起重要作用。

三、免疫应答的病理反应

1. 超敏反应　在正常条件下,已免疫的(或致敏的)机体重新与相应抗原相遇时,可立即将相应的抗原或有害作用排除,使机体不受损伤。但在机体的免疫反应过强的条件下,已致敏的机体与相应抗原第二次相遇时,可因此而引起机体的损伤或生理功能障碍,出现一系列免疫病理变化。机体的这种不正常的增强的免疫反应称为过敏反应或超敏反应。根据超敏反应发生的机制和临床特点分为 4 型:Ⅰ型称为反应素型或过敏反应型,Ⅱ型称为细胞溶解型或细胞毒型,Ⅲ型称为免疫复合物型或血管炎型,此三型超敏反应均由抗体所介导。Ⅳ型由 T 细胞介导称为迟发型。引起超敏反应的抗原性物质称为过敏原。过敏原可以是异种或同种异体的,也可以是自身变应原。超敏反应除了和过敏原有关外,还和机体反应特性如清除或阻止入侵抗原物质的能力低下、抗体生成反应过速、免疫缺陷以及生理效应系统功能改变等有关。

2. 免疫耐受性　在正常情况下,机体与自身组织细胞等抗原物质不发生免疫反应,而对各种异物抗原可发生免疫反应。在某些条件下,机体对自身的或异种的抗原都不能引起免疫反应,这种状态称为免疫耐受性。机体受抗原刺激后的反应是很复杂的,能否形成耐受以及耐受维持的时间长短等取决于动物种类、品系、遗传性、机体的免疫功能状态和抗原的种类、性质、剂量、注入途径等多种因素。对自身成分的免疫耐受性,是机体自我监督的首要条件,如这种耐受性遭到破坏,便可出现自身免疫性疾病。对超敏反应及自身免疫性疾病的治疗和器官移植时,多采用免疫抑制措施,使机体获得免疫耐受性。但有时也造成机体正常防御性免疫功能的抑制或失调,造成不良后果。

3. 自身免疫病　机体免疫系统针对自身成分呈现免疫应答,引起体液性免疫和细胞性免疫,即机体对自身抗原所表现的免疫反应,称为自身免疫性。这是比较常见的一种免疫反应,这种反应达到一定强度可转化为自身免疫病。自身免疫病的范围很广,有的专门以某一器官为损伤对象,即具有器官特异性,如甲状腺炎一类疾病;而有的则全身各器官、组织均遭受损伤,如全身性红斑狼疮一类;也有的处于中间类型。自身免疫病与许多因素有关,在胚胎期,淋巴细胞发育的第一阶段,克隆与特异性抗原接触后,便不能进一步发育成熟,导致对该抗原的无反应,即免疫耐受性;但当体内诱发耐受性的机制失调,则在胚胎期被失活的细胞株便可重新分化增殖,产生对自身抗原有反应性的淋巴细胞,引起淋巴系统功能异常并导致自身免疫病。另外,细胞的功能失常,抗原分子结构或成分改变或是加入某些佐剂,隐蔽抗原的作用以及遗传因素等都可引起自身免疫病。

第三节　HIV 感染与艾滋病

人类免疫缺陷病毒,即艾滋病病毒(HIV),是获得性免疫缺陷综合征(AIDS)的病原体。AIDS 首次报道于 1981 年,1984 年证实其病原为 HIV,因病毒最初分离于淋巴结综合征的同性恋患者血清,曾称之为淋巴结病相关病毒(LAV),此后分别又有人类嗜 T 细胞病毒Ⅲ型(HTLV-Ⅲ)、AIDS 相关病毒(ARV)之称。1986 年经国际病毒分类委员会(ICTV)建议,将LAV、HTLV-Ⅲ和 ARV 统一命名为人类免疫缺陷病毒。HIV 感染的范围在逐步扩大,我国自1985 年发现首例 AIDS 以来,感染人数逐年快速增长,严重威胁着人类的身心健康,受到人们的广泛关注。

一、HIV 的生物学性状

1. 形态与结构　成熟的病毒直径 100～120nm、20 面体对称结构、球形,电镜下可见一致密圆锥状核心,内有病毒 RNA 分子和酶,后者包括反转录酶、整合酶和蛋白酶。HIV 的最外层为脂蛋白包膜,膜上有表面蛋白(gp120)和镶嵌蛋白(gp41)两种糖蛋白,gp120 为刺突,gp41 为跨膜蛋白。包膜内面为 P17 构成的基质蛋白,其内为衣壳蛋白(P24)包裹的 RNA。

2. HIV 基因组　由两个拷贝的正链单股 RNA 组成,在其 5′端可通过氢键结合构成二聚体。HIV 的基因组成较其他反转录病毒复杂,全长约 9.7kb,含有 *gag*、*pol*、*env* 三个结构基因,以及 *tat*、*rev*、*nef*、*vif*、*vpr*、*vpu* 等调控基因。在基因组的 5′端和 3′端各含长末端重复序列(LTR),HIV 的 LTR 含顺式调控序列,控制着前病毒基因的表达。在 LTR 区有启动子、增强子及负调控区。核酸杂交显示,HIV-1 与 HIV-2 的核苷酸序列,仅 40% 相同。

3. HIV 复制与培养特性　HIV 首先借助其包膜糖蛋白刺突 gp120,与易感细胞表面的 CD4

结合并进一步介导包膜与宿主细胞膜的融合,核衣壳进入细胞,于胞质内脱壳释放出 RNA。在病毒反转录酶、病毒体相关的 DNA 多聚酶的作用下,病毒 RNA 先反转录成 cDNA(负链 DNA),构成 RNA-DNA 中间体。中间体中的 RNA 再经 RNA 酶 H(RNA 酶 H 是一种核糖核酸内切酶)水解,而以剩下的负链 DNA 拷贝成双股 DNA(前病毒 DNA)。反转录过程导致线性 DNA分子进入胞核并在病毒插入酶的催化下插入宿主 DNA,成为细胞染色体的一部分。宿主染色体上的病毒基因,称为前病毒,与受染细胞基因组一起复制。

当前病毒活化而自身转录时,LTR 起着启动和增强其转录的作用。在宿主 RNA 聚合酶的作用下,病毒的 DNA 转录为 RNA 并分别经拼接、加帽或加尾形成 HIV 的 mRNA 或子代病毒RNA。mRNA 在宿主细胞核糖体上翻译蛋白质,经进一步酶解、修饰等形成病毒结构蛋白或调节蛋白;子代 RNA 则与病毒结构蛋白装配成核衣壳,在从宿主细胞释出时获得包膜,成为具有传染性的子代病毒。

HIV 仅感染具有表面分子 CD4 的 T 细胞、巨噬细胞,因此实验室常用新鲜正常人或患者自身 T 细胞培养病毒,H9、CEM 等 T 细胞株也可用于 HIV 的培养。病毒感染细胞后可形成不同程度的细胞病变。

二、致病性与免疫性

HIV 主要通过性接触、输血或血制品的应用以及母婴垂直传播等途径导致 AIDS。HIV 主要有 HIV1、HIV2 两型,世界上大部分地区流行的是 HIV1,HIV2 只在西非区域性流行。临床上,AIDS 以机会感染、恶性肿瘤和神经系统症状为特点,是一种引起免疫功能低下的致死性传染病。为了早期发现感染者和控制 AIDS 流行,有必要对 AIDS 高危人群和临床上不明原因感染、皮肤肿瘤患者及时定期检查。HIV 抗体的存在表明有 HIV 感染,而检出 HIV 则是病毒存在的确凿证据。

(一)致病机制

1. 损伤 CD4$^+$ 细胞　HIV 感染和损伤细胞的先决条件是被感染细胞与病毒的亲嗜性。CD4分子系 HIV 的主要受体,当病毒与细胞接触时,病毒包膜的表面糖蛋白 gp120 即与细胞表面的CD4 分子 V1 区结合,致使与其紧密相连的包膜跨膜蛋白 gp41 发生构变,其疏水端深入靶细胞膜内,促进病毒包膜与宿主细胞膜的融合和核衣壳的侵入。基因敲除研究表明,CCR5 和CXCR4 为 HIV 的辅助受体,分别有助于 HIV 对巨噬细胞和 T 细胞的感染。已发现,无症状的AIDS 患者的 CD4$^+$ 细胞仅少数显示 HIV 复制,这可能与细胞表面无辅助受体有关。

(1) T 细胞损伤:HIV 感染 CD4$^+$ T 细胞后,在其中以较快的速度增殖,导致此类细胞的病变和死亡,使 CD4$^+$ 的 T 细胞数量减少和功能降低,从而造成以 CD4$^+$ T 细胞为中心的免疫功能全面障碍。由于 CD4$^+$ T 细胞数量的减少,CD8$^+$ T 细胞比例则相对增高,出现 CD4$^+$/CD8$^+$ 倒置。CD4$^+$ T 细胞与抗原提呈细胞、B 细胞、CTL 以及 NK 细胞的功能密切相关,CD4$^+$ 细胞的异常必然导致患者机体免疫功能的紊乱。

(2) 其他细胞损伤:CD4 分子也存在于其他细胞表面,如单核巨噬细胞、小神经胶质细胞、郎格罕细胞和其他骨髓分化细胞等,这些细胞也是 HIV 的敏感细胞。HIV 包膜的氨基酸序列测定已表明,淋巴细胞和巨噬细胞均可被该病毒感染。

(3) 细胞损伤机制:HIV 感染 CD4$^+$ 细胞是 AIDS 患者免疫缺陷的前奏。HIV 导致 CD4$^+$ 靶细胞损伤的可能机制为:①病毒的出芽释放和其包膜糖蛋白插入细胞膜,都有可能导致宿主细胞膜通透性的改变。②宿主细胞可通过膜上的病毒 gp120 与细胞自身表达的 CD 分子结合,融合形成多核巨细胞。③大量病毒增殖产生的未整合的 cDNA，干扰宿主细胞；而当 HIV 核酸以整合于宿主染色体的形式潜伏时，受染细胞虽未遭破坏，但细胞增殖和细胞因子分泌功能均发生障碍。④机体对病毒感染的细胞产生特异性的 CTL 细胞毒性或 ADCC 效应。CTL 对靶细胞的杀伤作用还可波及邻近未被感染的 CD4 阳性细胞，导致 CD4 阳性细胞大量减少。⑤gp120 与 II 类 MHC 分子有交叉成分，病毒感染后机体产生的抗 gp120 抗体可介导自身免疫性损伤，破坏表达 II 类 MHC 分子的 CD4 阳性细胞。⑥病毒与易感细胞结合后，直接诱导细胞凋亡，特异性识别 HIV 抗原肽的 CTL 也可启动靶细胞凋亡过程。

2. 其他免疫细胞功能异常 $CD4^+$ T 细胞是重要的免疫调节细胞，其数量和功能的改变都将影响其他免疫细胞的状态。例如，①多克隆 B 细胞活化可导致高丙种球蛋白血症，血清 $IgG1$、$IgG3$ 和 IgM 水平增高，但这种 B 细胞自发分泌的情况并不总是存在，甚至在 HIV 感染的婴儿尚可出现全丙种球蛋白减少症。②产生针对自身红细胞、血小板、淋巴细胞、中性粒细胞、核蛋白、髓鞘及精子的自身抗体，构成 HIV 相关的血小板减少症和周围神经症等的重要因素。③体外研究表明，抗体能够增强 HIV 的感染，这一作用系由免疫球蛋白 Fc 段和补体的受体介导的，其在体内的确切意义尚不清楚。④B 细胞对 T 细胞非依赖性有丝分裂原（如金黄色葡萄球菌 CowanI 株菌体）的应答能力减弱。⑤细胞因子的产生及其受体表达异常，如 IL-2、IFN-γ 的产生减少，IL-2 受体表达降低，循环免疫复合物水平增加。此外，血清 β_2 微球蛋白升高可能与 AIDS 的预后相关。

3. HIV 的变异 HIV 具有高度变异性，主要取决于 *env*、*nef*、*LTR* 及 *pol* 等基因。不同毒株间在上述基因的变异率各不相同。*env* 基因编码包膜糖蛋白抗原，此类抗原的变异与 HIV 的流行和逃避宿主的免疫应答密切相关。研究表明，不同地区的毒株之间，HIV-1 的 gp160 氨基酸序列的变异率达 20% 以上，gp160 包括 5 个可变区和 6 个恒定区，分别构成 gp120 和 gp41。根据 *env* 基因序列的不同，将国际上流行的 HIV-1 分为 M、N 和 O 群，其中 M 又有 A～K 等 11 个亚型之分；HIV-2 也分有 6 个亚型。HIV 的高度变异性对制备有效的抗感染疫苗和 AIDS 的防治产生较大的影响。

（二）临床特征

1. 急性 HIV 单核细胞增多症 HIV 感染的个体可保持无症状，也可发展为类似传染性单核细胞增多症的急性疾病，症状通常发生于感染后 2～6 周内，主要症状为发热、头痛、咽炎、呼吸困难、淋巴结和肝脾大、斑丘疹、黏膜溃疡、腹泻甚至脑炎等症状。在感染的急性期，通常难以检测到 HIV 抗体。尽管患者常呈现严重无力、卧床不起，但仍有一些病例仅表现为中度症状甚至无临床症状。HIV 急性感染也可涉及神经系统症状，如脑炎、脑膜炎、脑神经麻痹、肌病和神经病等。

2. 有症状的 HIV 感染 发生 HIV 相关的综合征，被视为进行性免疫功能障碍的证据。其症状可有持续发热、盗汗、失重、不明原因的慢性腹泻、湿疹、银屑病、脂溢性皮炎、皮炎、疱疹-带状疱疹、口腔念珠菌病、黏膜白斑病等。HIV 相关的血小板减少症（血小板数小于 50 000/μl 而无明显原因）发生率低于 10%，不作为该疾病转归的判断指标。

3. AIDS AIDS 的诊断标准已由 CDC 确定，包括某些机会感染和肿瘤；HIV 相关性脑病；HIV 诱导的消耗综合征以及其他 AIDS 征象（有 HIV 感染的实验室证据）。国际上在对无临床症状成人或青少年作 HIV 感染的诊断时，取消了血液 $CD4^+$ 淋巴细胞数 < 200/μl 或 $CD4^+$ T 细胞低于 14% 的限制。此外，肺结核、反复发作的细菌性肺炎、浸润性宫颈癌等，也被列为 AIDS 诊断的辅助指标。

最常见的机会感染有卡氏肺孢菌感染性肺炎；弥散性隐球菌病；弓形体病；分枝杆菌感染性

疾病(包括鸟分枝杆菌复合体感染和结核病);慢性溃疡性、反复发作性单纯疱疹病毒感染;弥散性巨细胞病毒感染;组织胞浆菌病等。AIDS患者对沙门菌、葡萄球菌感染也有较高的易感性,且肺炎球菌性肺炎的发生率高。患有AIDS的儿童可发生卡氏肺孢菌肺炎等机会感染,但与成人相比,其淋巴细胞性间质性肺炎和反复细菌感染的发生率更高。AIDS患者发生的肿瘤以卡波西肉瘤最为多见,系一种涉及内皮和基质的肿瘤或肿瘤样疾病。

(三)免疫性

在HIV感染过程中,机体可产生高效价的抗HIV多种蛋白的抗体,包括抗gp120的中和抗体。这些抗体主要在急性期降低血清中的病毒抗原数量,但不能清除细胞内病毒,若抗体为IgG,则在NK等细胞的参与下发生抗体依赖的细胞介导的细胞毒作用(ADCC)效应。HIV感染也可引起细胞免疫应答,包括特异性细胞毒性T淋巴细胞(CTL)和非特异性NK细胞的杀伤作用,其中CTL对HIV感染细胞的杀伤十分重要,但也不能彻底清除潜伏感染的病毒。

三、微生物学检查

(一)病毒分离培养

分离病毒的敏感细胞有T淋巴细胞株、新鲜分离的正常人淋巴细胞或脐血淋巴细胞,后两者预先用PHA刺激并培养3~4天后,加入T细胞生长因子,以维持培养物的持续生长。以患者的血液单个核细胞、骨髓细胞、血浆或脑脊液等为标本,接种培养时应定期换液和补加PHA处理的正常人淋巴细胞。经2~4周培养,出现CPE(最明显的是多核巨细胞)者表明有病毒生长。间接免疫荧光法可用于检测培养细胞中的HIV抗原,或培养液中的反转录酶活性,以确定HIV的存在。如出现阳性反应,还需经Western blot证实,并进一步确定其型别。

(二)病毒抗原测定

常用ELISA法检测HIV的核心蛋白P24。这种抗原通常出现于急性感染期,于抗体产生之前出现。在潜伏期中常为阴性,而AIDS症状出现时,P24又可重新上升。P24检测除用于早期诊断HIV感染外,还常用于细胞培养中HIV的测定、抗HIV药物疗效的监测及HIV感染者发展为AIDS的动态观察。此外,还可应用免疫印迹试验检测gp41、gp120、gp160等,以帮助疾病的诊断。

(三)测定病毒核酸

1. 原位杂交　HIV感染的细胞中有病毒RNA或整合入细胞基因组中的原病毒,用标记克隆的HIVc DNA片段,与患者血细胞或组织切片进行杂交,可显示病毒感染的原始部位。

2. RT-PCR　在无症状感染者外周血细胞中,只有极少量的病毒,用常规核酸杂交法和抗原测定法极难查出,而用RT-PCR技术能得到很高的阳性率(55 000拷贝/ml以上有诊断价值)。此外,PCR可用于扩增前病毒DNA或某些特异性基因片段,以诊断HIV感染或进行序列分析和抗反转录药物的耐药性研究。

3. 病毒载量试验　是对感染者体内游离病毒RNA含量的定量检测,可利用反转录酶将病毒RNA反转录为cDNA,然后进行荧光实时定量PCR检测。

(四)血清学诊断

常用方法有:①应用基因工程HIV蛋白或人工合成多肽代替传统提纯的病毒抗原建立的

ELISA 法,用作抗体检测以初筛,阳性者再行重复试验、确证试验。②将 HIV 感染的细胞固定于玻片,用间接荧光法检测血清中的抗体,阳性结果尚需作确证试验。③HIV 抗原致敏红细胞或有色明胶颗粒,建立测定抗体的间接凝集试验,此法简便、快速,宜用作筛选试验。④免疫印迹法可用于分析成分复杂的抗原抗体系统,其敏感性和特异性均很高,且可同时测得各类 HIV 抗体,是 HIV 血清学检测中最常用的确证性试验,被用来确定 ELISA、间接免疫荧光、凝集试验的阳性结果,以排除假阳性。但因该法复杂,成本高,不宜用作流行病学调查和筛选献血员。⑤以 SPA 作为免疫复合物沉淀剂,用放射性核素标记的 HIV 蛋白,与待检血清作放射免疫分析。

(五) CD4$^+$T 细胞计数

运用流式细胞仪(FCM)进行 CD4$^+$T 细胞记数,是判定 HIV 感染治疗效果的指标。凡是疑为 HIV 感染者,应经常进行 CD4$^+$T 细胞计数,我国目前治疗标准为感染者 CD4$^+$T 细胞数目低于 350/μl,CD4$^+$T 细胞数量持续下降是更换治疗方案的指征。

四、防 治 原 则

AIDS 患者遍布全世界 150 多个国家和地区,我国自 1985 年发现首例 AIDS 以来,感染人数逐年快速增长。HIV 感染者的高死亡率和该病毒传播的惊人速度,受到 WHO 和许多国家的高度重视。

1. 非医疗措施 包括:①广泛开展宣传教育,普及 AIDS 的传播途径和预防知识,杜绝性滥交和吸毒等。②建立和加强对 HIV 感染的监测体系,及时了解流行状况,采取应对措施。③加强进出口管理,严格国境检疫,防止传入。④应对供血者做 HIV 及其抗体检测,保证血源的安全性。

2. 疫苗研制 尚未获得理想的疫苗,在疫苗研究中遇到的最大难题仍然是 HIV 包膜的高度变异性,这包括 gp120 内的高变区 V3 肽段,其中含有 GP-GRA 氨基酸序列,是与中和抗体结合的结构域,也即与宿主细胞表面 CD4 分子结合的部位。寻找能够诱导中和抗体产生的病毒保守序列,可能是突破疫苗研究难题的关键。目前的研究主要有以下几方面,①基因工程疫苗:HIV 包膜糖蛋白 gp160、gp41 和 gp120 已成功表达于原核和真核细胞,这些基因工程的表达产物具有诱导产生中和抗体及特异性细胞免疫的作用,对相同包膜抗原的病毒株感染有抵抗作用。②人工合成疫苗:根据 HIV 与 CD4 分子结合部位的氨基酸序列(gp120 的 V3 肽),合成 HIV 的寡肽疫苗。③重组活疫苗:已成功应用于某些疾病预防的活疫苗为载体(如痘苗、脊髓灰质炎活疫苗等),插入 HIV 的某种基因(如 gp160、gp120 等基因),构建成重组活疫苗。此类疫苗已应用于志愿者接种,并表明在诱导细胞免疫方面有较强的作用。此外,也有在上述基因重组的基础上,转入 IL-12 或 INF-γ 基因,以共表达这些细胞因子,达到促进 TH1 诱导抗 HIV 感染的目的。④HIV 突变株疫苗:虽有研究但因很难保证其安全性,难以应用于人体。此类研究主要是通过敲除 HIV 的毒性基因而达到减毒之目的,如敲除了 *nef-LTR* 基因的 HIV 澳大利亚突变株等。

3. 抗病毒药物治疗 药物主要包括四大类:①反转录酶抑制剂核苷类药物,包括核苷类和非核苷类反转录酶抑制剂,可干扰 HIV 的 DNA 合成,常用的有拉米夫定、阿巴卡韦、奈韦拉平、地拉韦啶和依法韦司等。②蛋白酶抑制剂,抑制 HIV 蛋白酶的作用,导致大分子聚合蛋白的裂解受阻,影响病毒的装配与成熟。主要有沙奎那韦、茚地那韦、利托那韦、奈非那韦、安普那韦、替普那韦等。③整合酶抑制剂:通过抑制 HIV-1 整合酶活性,使病毒双链 DNA 无法整合进宿主细胞染色体基因组中,从而抑制病毒的潜伏和复制,如雷特格韦等。④融合抑制剂:如恩夫韦肽(T-20)和马拉韦罗可通过改变 HIV-1 膜蛋白 gp41 构象或阻断 gp120 与辅助受体 CCR5 的结合,有效阻止病毒的浸染。临床上也通常采取以联合用药为基础的高效抗反转录酶病毒治疗(HAART)抑制感染者的病毒复制,减少耐药产生。

第十九章 肿瘤学基础知识

我国恶性肿瘤的发生率和死亡率在过去的 20 年中明显上升,在我国的一些主要大城市中,恶性肿瘤已居死亡病因中的首位,已成为危害人民健康和生命的主要疾病。在全球范围内也一样,恶性肿瘤已成为人类的主要杀手。国内外对恶性肿瘤的研究投入了大量的人力、物力和财力,包括基础和临床研究两方面。近年来对恶性肿瘤的研究进展迅速,包括肿瘤的病因学、遗传基因、分子流行病学,以及临床方面对传统手术、放射治疗、化学治疗方法的改进,特别是多学科综合治疗概念的提出和应用,新的治疗手段和途径的发明和成功的临床实践。然而在恶性肿瘤的预防、诊断和治疗方面,还没有出现革命性的进步,未知的领域和待解决的问题远远多于我们已获得的知识和已解决的问题,因此对恶性肿瘤的研究具有极大的挑战性和艰巨性,同时又存在巨大的发展空间和成功机遇。

肿瘤是机体中成熟的或在发育中的正常细胞,在不同因素的长期作用下,呈过度增生或异常分化而形成的新生物。为了研究肿瘤的发生、演化和防治,建立了专门学科,叫肿瘤学。肿瘤学是现代医学科学中的一个重要分支,和许多基础、临床学科有密切联系。

第一节 肿瘤流行病学的概念及研究范畴

一、基本概念

肿瘤流行病学是研究肿瘤在一定人群中的发病动态和分布规律,并且为探索病因、开展预防工作以及验证预防效果提供依据的一门学科。肿瘤流行病学的主要研究内容是掌握癌情,探讨肿瘤的病因、预防肿瘤发生的措施以及考核肿瘤预防措施的效果。它的研究对象是人群,而不是单个的病例,其最终目的是预防肿瘤的发生和控制肿瘤的发展,以达到改善或促进人类的健康的目标。

肿瘤流行病学研究立足于总体,观察对象不仅限于临床的显性肿瘤患者和隐性患者,还包括处于癌前状态的患者。因此,只有通过流行病学的观察才能掌握肿瘤发展的全过程(即肿瘤的自然史)。流行病学的研究是直接通过“掌握肿瘤的特征”;弄清人群中肿瘤发生和蔓延的状况,也称为“流行病学诊断”,并从流行病学角度“阐明致癌因素”,从宿主、病因、环境各个环节弄清与肿瘤发生有直接或间接联系的各种因素,包括探讨因果关系,这种因素称为流行病学因素,通过流行病学诊断和流行因素的探讨,施行人群对策。

肿瘤流行病学的研究任务可以归纳为 5 个主要方面:①阐明地区间差别和影响时间上升、下降趋势的因素;②研究不同社区间发病率与人们生活习惯和环境间的相互关系;③比较患恶性肿瘤和不患恶性肿瘤人群间的异同;④对可疑致恶性肿瘤的因素进行干预,并评估其效果;⑤对发病的状况和疾病模型进行定性和定量的研究,阐明肿瘤发病的机制。

肿瘤流行病学的研究方法主要分为描述性、分析性和实验性流行病学研究。肿瘤流行病学研究的是人类发生的肿瘤,通常采用的是非实验性研究方法。流行病学研究最基本的也是最主要的方法是调查、研究和分析。即根据流行病学设计收集事实、材料和数据,运用统计学方法加以整理、分析对比,从中了解各不同人群、时间、地点的发病率和死亡率,提出与发病率和死亡率有关的可疑致病因素,并以此为根据制订防治规划。

1. 描述流行病学研究　　研究肿瘤在不同地区、不同时期和具有不同特征(如性别、年龄、民族、社会经济状况和职业等)人群中的发生频度,是肿瘤流行病学研究的基础和重要组成部分,也是评价预防措施好坏的最终依据。由肿瘤描述流行病学研究得到的一些描述性指标(如癌的新发病例数、死亡数、患病数、发病率和死亡率等)可用于测定肿瘤危害的严重程度,作为制订肿瘤防治计划的依据,也常用作病因假设产生的根据,如为了解释不同地区肿瘤发病率的差异、同一地区不同时间发病率的变化,提出某些环境因素与肿瘤发生有联系的假设。肿瘤发病登记是当今世界肿瘤描述性流行病学研究的最重要的方法。除了肿瘤发病登记以外,各地区全死因统计为另一重要的描述性流行病学的数据来源。

2. 分析流行病研究　　主要研究疾病的病因,根据描述性研究提出的假设,用回顾性或前瞻性调查方式进行研究。发现和分析恶性肿瘤的危险因素是分析流行病学的主要研究目的。

(1) 病例对照研究:属于回顾性调查,在肿瘤流行病学研究中这类研究是最常用的,比数比(OR)是常用的指标之一。设病例组和对照组,在两组中回忆某因素的有和无、质和量,通过对比,找出肿瘤与假定因素的关系。

(2) 队列研究:属于前瞻性调查,从正常人群开始,为了研究某因素或某组因素是否与某肿瘤有关,将一定范围内的人口划为暴露于某因素组和非暴露于某因素组,随访暴露人群和非暴露人群的疾病发生和死亡情况。由于调查开始于发病之前,诸因素的暴露与否及暴露程度等信息的可靠性都明显优于回顾性调查,并可直接计算发病率和死亡率。本方法的缺点是需时间长、开支大。队列研究的常用指标有相对危险度(RR)。

3. 实验流行病研究　　又叫干预性研究,是人为地改变一种、一组或多种因素,即为实验研究因素,而其他因素都必须进行严格的控制。最有效的研究是随机双盲现场对照试验。在以人群为研究对象的流行病学研究中,由于医学伦理道德问题,纯实验性研究甚少见。有时为了考核评价某项可能有效预防措施的效果,将措施用于一部分人,另一部分人不施行该措施或用安慰剂,然后对这两部分人群随访观察并比较随访结果,这类研究称为干预研究。虽然设计比较难,执行起来费钱、费时,但对研究病因、开展预防、寻找新的防治办法是必不可少的一项研究。实验流行病学研究目前有三方面的研究工作,包括以化学预防为主的人群化学干预实验、行为干预实验以及检验新药、新疗法的临床试验。

4. 理论流行病学研究　　是将恶性肿瘤流行的许多现象提炼、概括、抽象,形成一些数学的符号,用数学符号来描述出致癌过程中各种参数的关系。

二、肿瘤流行的环节

(一) 病因

病因分为传染因素、化学因素、物理因素和营养因素等。作为病因,必须符合以下一些条件:

1. 联系的强度　　危险因素与疾病的联系越强,越可能是病因性联系。如吸烟与肺癌,无论是病例对照研究或是队列研究,其相对危险度均在 10 以上。

2. 联系的恒定性　　不同作者、不同地区、不同时间危险因素与疾病的关系是恒定的。

3. 联系的特异性　　如果研究的危险因素只引起一种疾病,则病因的可能性较大,但是一般情况下危险因素可能作用于多种肿瘤。这时该危险因素主要作用于一种或几种肿瘤。

4. 剂量-效应关系　　暴露于危险因素的不同剂量,造成的相对危险度是不同的。

5. 时间-效应关系　　暴露于危险因素必须在发生肿瘤之前相当长的一段时间中,恶性肿瘤的潜伏期相当长,因此许多发病前短期内的作用不一定是该肿瘤的病因。

6. 生物学上的合理性 许多事物的联系甚至经过统计学检验的联系,不一定有生物学上的意义。

(二) 宿主

宿主的遗传易感性是发生恶性肿瘤的基础;另外,宿主的免疫、内分泌状态等亦与某些肿瘤的发生有关。

(三) 环境

环境可分为生物、理化和社会环境三大部分。生物学环境包括人们所处的生态环境、动植物环境。理化环境包括人们生活在不同的纬度上紫外线照射的不同,皮肤癌的发生率亦不一样;不同职业、不同劳动条件可能发生不同的职业性肿瘤。在不同的社会环境或社会经济环境中,恶性肿瘤的发生率也可不同,宫颈癌好发于经济地位低下的人群;社会群体文化素质、风俗习惯、饮食起居、医疗服务和技术水平都对肿瘤有一定影响。

三、常用统计指标

1. 死亡率(mortality rate) 一般指 1 年内在该地平均人口中总死亡人数。由于死亡的概念比较明确,资料容易收集,病因也较清楚,因此在我国肿瘤研究中常作为重要指标。

2. 发病率(incidence rate) 在一特定时间中暴露人群中发生的新病例人数。发病率一般以年为标准,用每 10 万人发病数来表示。发病率和死亡率一样可以计算各种数据,可以标化,但确定暴露人口时要特别慎重,如计算宫颈癌发病率时暴露人口中不应该包括子宫已经切除者。另外肿瘤的发病时间很难确定,一般以初次诊断的时间为发病时间。

3. 患病率(prevalence rate) 指某一特定时间内,暴露人群中存在某病病例数所占的比例。患病率=特定时间内某病病例/同期暴露人口数×100%;在现况调查时,由于很难区分新老病例,因此只能计算某一时期或时点的患病率。时期患病率的分子包括:①观察日期开始之前已发病,在观察期内恢复或死亡者;②观察期开始前已患病,观察期结束后仍未痊愈者;③观察期内发病,观察期内恢复或死亡者;④观察期内发病,观察期结束时仍未痊愈者。

4. 生存率(survival rate) 为评价恶性肿瘤远期临床疗效的一种常用指标。五(十)年生存率=活过五(十)年的病例数/随访满五(十)年的病例数×100%。

5. 标化死亡比(SMR) 用来测量某病的死亡率是否比标准人群高的指标。死亡受到多种因素影响,如工厂职工的肿瘤发病率不能够和一般人群相比,因为工厂 60 岁以上的职工都退休了,而这一年龄组正是肿瘤的高发年龄段。当发病率较低,研究对象人数较少,而研究其可疑因素对人群危险度的大小时,发病(或死亡)频数改变(超额死亡)对结果影响极大,采用标化死亡比就比较合适。

6. 相对危险度(RR) 测量某暴露因素与疾病的联系强度的指标。RR=暴露组发病率/非暴露组发病率;相对危险度分析即暴露于某危险因素的人群发病概率比非暴露组高多少倍。如果某因素与肿瘤发病无关,则暴露组与非暴露组相等,RR=1,如果 RR 值显著>1,则可以认为该因素与肿瘤相关,RR 值越大,说明该因素与肿瘤关系越密切。例如,一项研究显示,每年新发肺癌患者每 10 万吸烟者中有 80 例;而每 10 万非吸烟者中有 8 例。那么说明,吸烟者中肺癌的相对危险度高=(80/10 万)÷(8/10 万)=10。即可以说吸烟者患肺癌的概率是不吸烟者的 10 倍。

7. 特异危险度 又称绝对危险性或者归因危险度,指净由某因素所致某疾病的危险性,它表示危险特异地归因于暴露因素的程度。特异危险度＝暴露组发病率－非暴露组发病率。

8. 年龄调整发病率（死亡率）（age-adjusted incidence rate）**或称标化率**（standardized rate）由于恶性肿瘤年龄别发病（死亡）率各年龄间差别较大，在比较不同人群间或者不同时间的肿瘤发病率（死亡率）时，不能用粗率（即总例数被总人口除所得的比率），而要进行年龄调整。调整的方法有直接和间接的区别。在此介绍直接调整法。间接调整法可参阅有关的统计学教科书。

先选定"标准年龄别人口"，一般选择具有代表性的、较稳定的、数量较大的人群作为标准。以各年龄组的实际发病率（死亡率）乘标准人口各年龄组的人口数，求得标准人口各年龄组的预期发病数。再将各年龄组的预期发病数（死亡数）总加起来，被标准人口的总人数除，为该人群的年龄调整发病率。国内各地区之间相比时，可用某一年全国普查人口的年龄构成作为标准人口。在国际进行比较时，一般用"世界人口"作为标准人口。

9. 人年发病率（死亡率）　当队列研究时，由于暴露人群时有加入或者退出的可能，要计算发病率（死亡率）时，年平均人口很难计算。因此需要将随访者的随访时间折算成人时间，一般多用"人年"。计算方法有精确法、近似法和寿命表法。

10. 性别比（sex rate）　表示同时期内不同性别人群肿瘤危害程度的一个比较指标，一般以女性作为计算的基数。肿瘤发病（死亡）性别比＝某年男性肿瘤发病率（死亡率）/同期女性肿瘤发病率（死亡率）。

第二节　肿瘤病因学和发病学

肿瘤在本质上是基因病。各种环境和遗传的致癌因素以协同或序贯的方式引起 DNA 损害，从而激活原癌基因和（或）灭活肿瘤抑制基因，加上凋亡调节基因和（或）DNA 修复基因的改变，继而引起表达水平的异常，使靶细胞发生转化。被转化的细胞先多呈克隆性的增生，经过一个漫长的多阶段的演进过程，其中一个克隆相对无限制的扩增，通过附加突变，选择性地形成具有不同特点的亚克隆（异质化），从而获得浸润和转移的能力（恶性转化），形成恶性肿瘤。

一、肿瘤发生的分子生物学基础

1. 癌基因

（1）原癌基因、癌基因及其产物：癌基因是具有潜在转化细胞能力的基因。由于细胞癌基因在正常细胞中以非激活的形式存在，称为原癌基因。原癌基因可被多种因素激活。原癌基因编码的蛋白质大都是对正常细胞生长十分重要的细胞生长因子和生长因子受体，如血小板生长因子（PGF）、纤维母细胞生长因子（FGF）、表皮细胞生长因子（EGF），重要的信号转导蛋白质（如酪氨酸激酶）、核调节蛋白质（如转录激活蛋白）和细胞周期调节蛋白（如周期素、周期素依赖激酶）等。

（2）原癌基因的激活有两种方式：①发生结构改变（突变），产生具有异常功能的癌蛋白。②基因表达调节的改变（过度表达），产生过量的结构正常的生长促进蛋白。基因水平的改变继而导致细胞生长刺激信号的过度或持续出现，使细胞发生转化。引起原癌基因突变的 DNA 结构改变有：点突变、染色体易位、基因扩增。突变的原癌基因编码的蛋白质与原癌基因的正常产物有结构上的不同，并失去正常产物的调节作用。通过以下方式影响其靶细胞：①生长因子增加；②生长因子受体增加；③产生突变的信号转导蛋白；④产生与 DNA 结合的转录因子。

2. 肿瘤抑制基因 肿瘤抑制基因的产物能抑制细胞的生长,其功能的丧失可能促进细胞的肿瘤性转化。肿瘤抑制基因的失活多是通过等位基因的两次突变或缺失的方式实现的。常见的肿瘤抑制基因有 Rb 基因、$p53$ 基因、神经纤维瘤病-1 基因($NF1$)、结肠腺瘤性息肉基因(DCC)和 Wilms 瘤基因($WT1$)等。Rb 基因的纯合性缺失见于所有的视网膜母细胞瘤及部分骨肉瘤、乳腺癌和小细胞肺癌等肿瘤,Rb 基因定位于染色体 13q14,Rb 基因的两个等位基因必须都发生突变或缺失才能产生肿瘤,因此 Rb 基因是隐性癌基因。$p53$ 基因异常缺失包括纯合性缺失和点突变,超过 50% 的肿瘤有 $p53$ 基因的突变,尤其是结肠癌、肺癌、乳腺癌、胰腺癌中突变更为多见。

3. 凋亡调节基因和 DNA 修复调节基因 调节细胞进入程序性细胞死亡的基因及其产物在肿瘤发生上起重要作用,如 Bcl-2 可以抑制凋亡,Bax 蛋白可以促进凋亡,DNA 错配修复基因的缺失使 DNA 损害不能及时被修复,积累起来造成肿瘤原癌基因和抑制基因的突变,形成肿瘤,如遗传性非息肉性结肠癌综合征。

4. 端粒和肿瘤 端粒随着细胞的复制而缩短,没有端粒酶的修复,体细胞只能复制 50 次。肿瘤细胞存在某种不会缩短的机制,几乎能够无限制地复制。实验表明,绝大多数的恶性肿瘤细胞都含有一定程度的端粒酶活性。

5. 多步癌变的分子基础 恶性肿瘤的形成是一个长期的多因素形成的分阶段过程,要使细胞完全恶性转化,需要多个基因的转变,包括几个癌基因的突变和两个或更多肿瘤抑制基因的失活,以及凋亡调节和 DNA 修复基因的改变。

二、环境致癌因素及致癌机制

1. 化学致癌因素 化学致癌物引起人体肿瘤的作用机制很复杂。少数致癌物质进入人体后可以直接诱发肿瘤,这种物质称为直接致癌物;而大多数化学致癌物进入人体后,需要经过体内代谢活化或生物转化,成为具有致癌活性的最终致癌物,方可引起肿瘤发生,这种物质称为间接致癌物。

(1) 间接致癌物:多环芳烃,芳香胺类与氨基氮染料,亚硝胺类,真菌毒素。

(2) 直接致癌物:这些致癌物不经体内活化就可致癌,如烷化剂与酰化剂。亚硝胺类是一类致癌性较强,能引起动物多种癌症的化学致癌物质。在变质的蔬菜及食品中含量较高,能引起消化系统、肾脏等多种器官的肿瘤;多环芳烃以苯并芘为代表,将它涂抹在动物皮肤上,可引起皮肤癌,皮下注射则可诱发肉瘤,存在于汽车废气、煤烟、香烟及熏制食品中;烷化剂类如芥子气、环磷酰胺等,可引起白血病、肺癌、乳腺癌等;氯乙烯是目前应用最广的一种塑料聚氯乙烯,是由氯乙烯单体聚合而成,可诱发肺、皮肤及骨等处的肿瘤。流行病学调查已证实氯乙烯能引起肝血管肉瘤,潜伏期一般在 15 年以上;某些金属,如铬、镍、砷等也可致癌。

2. 物理致癌因素 离子辐射引起各种癌症;长期的热辐射也有一定的致癌作用;金属元素镍、铬、镉、铍等对人类也有致癌的作用。临床上有一些肿瘤还与创伤有关,骨肉瘤、睾丸肉瘤、脑瘤患者常有创伤史。

3. 病毒和细菌致癌

(1) RNA 致瘤病毒:通过转导和插入突变将遗传物质整合到宿主细胞 DNA 中,并使宿主细胞发生转化,存在两种机制致癌:①急性转化病毒;②慢性转化病毒。

(2) DNA 致瘤病毒:常见的有人乳头瘤病毒(HPV),与人类上皮性肿瘤尤其是子宫颈和肛门生殖器区域的鳞状细胞癌发生密切相关。Epstein-Barr 病毒(EBV)与伯基特淋巴瘤和鼻咽癌密切相关。流行病学调查示乙型肝炎与肝细胞性肝癌有密切的关系。

（3）细菌因素：幽门螺杆菌引起的慢性胃炎与胃低度恶性 B 细胞性淋巴瘤发生有关。

三、影响肿瘤发生、发展的内在因素及其作用机制

1. 遗传因素

（1）呈常染色体显性遗传的肿瘤：如视网膜母细胞瘤、肾母细胞瘤、肾上腺或神经节的神经母细胞瘤。一些癌前疾病，如结肠多发性腺瘤性息肉病、神经纤维瘤病等本身并不是恶性疾病，但恶变率很高。这些肿瘤和癌前病变都属于单基因遗传，以常染色体显性遗传的规律出现。其发病特点为早年（儿童期）发病，肿瘤呈多发性，常累及双侧器官。

（2）呈常染色体隐性遗传的遗传综合征：如布卢姆（Bloom）综合征易发生白血病和其他恶性肿瘤；毛细血管扩张共济失调症患者易发生急性白血病和淋巴瘤；着色性干皮病患者经紫外线照射后易患皮肤基底细胞癌和鳞状细胞癌或黑色素瘤。这些肿瘤易感性高的人群常伴有某种遗传性缺陷，以上三种遗传综合征均累及 DNA 修复基因。

（3）遗传因素与环境因素在肿瘤发生中起协同作用，而环境因素更为重要。决定这种肿瘤的遗传因素是属于多基因的。目前发现不少肿瘤有家族史，如乳腺癌、胃肠癌、食管癌、肝癌、鼻咽癌等。

2. 宿主对肿瘤的反应——肿瘤免疫

（1）肿瘤抗原可分为两类：①只存在于肿瘤细胞而不存在于正常细胞的肿瘤特异性抗原。②存在于肿瘤细胞与某些正常细胞的肿瘤相关抗原。

（2）抗肿瘤的免疫效应机制：肿瘤免疫以细胞免疫为主，体液免疫为辅，参加细胞免疫的效应细胞主要是（CTL）、自然杀伤细胞（NK）和巨噬细胞。

（3）免疫监视：在抗肿瘤的机制中最有力的证据是，在免疫缺陷病患者和接受免疫抑制治疗的患者中，恶性肿瘤的发病率明显增加。

3. 其他与肿瘤发病有关的因素

（1）内分泌因素：内分泌紊乱与某些器官肿瘤的发生有一定的关系，如乳腺癌的发生发展可能与患者体内雌激素的水平过高或雌激素受体的异常有关。此外，激素与恶性肿瘤的扩散和转移也有一定关系，如垂体前叶激素可促进肿瘤的生长和转移，肾上腺皮质激素可抑制某些造血系统恶性肿瘤。

（2）性别和年龄因素：肿瘤的发生在性别上有很大的差异，除生殖器官肿瘤和乳腺癌在女性较多见，胆囊、甲状腺和膀胱等肿瘤也是女性明显多于男性，肺癌、肝癌、胃癌和结肠癌则是男性多于女性。性别上的这种差异，其原因除一部分与女性激素有关外，主要可能与男女染色体的不同和某一性别较多的接受致癌因子的作用有关。年龄在肿瘤的发生中也有一定影响。

（3）种族和地理因素：肿瘤的发生本质上是一种基因病，不同种族的人群基因不同、生活环境（自然环境）和生活方式也不同，所以在某些癌症的发病率上也不相同。

第三节　肿瘤的临床表现

肿瘤的临床表现取决于肿瘤性质、发生组织、所在部位以及发展程度。恶性肿瘤早期多无症状，即使有症状也常无特征性。待患者有特征性症状时病变常已属中晚期。下列十项症状并非恶性肿瘤的特征性症状，但常被认为是恶性肿瘤的早期信号：①身体任何部位发现肿块并逐渐增大；②身体任何部位发现经久不愈的溃疡；③中年以上妇女出现阴道不规则流血或白带增多；④进食时胸骨后不适，灼痛、异物感或进行性吞咽困难；⑤久治不愈的干咳或痰中带血；⑥长

期消化不良,进行性食欲减退,不明原因的消瘦;⑦大便习惯改变或便血;⑧鼻塞、鼻出血;⑨黑痣增大或破溃出血;⑩无痛性血尿。注意到这些恶性肿瘤早期信号并及时进行必要的检查,常可发现较早期的肿瘤病变。另外来自有特定功能器官或组织的肿瘤可有明显的症状,如肾上腺髓质的嗜铬细胞瘤早期可出现高血压,胰岛细胞肿瘤伴低血糖症。

一、局部表现

1. 肿块　位于体表或浅在的肿瘤,肿块常是第一表现,相应的可见扩张或增大增粗的静脉。因肿瘤性质不同而硬度、移动度及边界均可不同。位于深部或内脏器官的肿块不易触及,但可出现器官受压或空腔器官梗阻症状。良性肿瘤往往生长缓慢;而恶性肿瘤生长较快,且可发生转移,如淋巴结、骨和内脏器官的转移结节或肿块等表现。

2. 疼痛　肿块的膨胀性生长、破溃或感染等使末梢神经或神经干受刺激或压迫,引起局部刺痛、跳痛、灼热痛、隐痛或放射痛,且较剧烈,尤以夜间更明显。肿瘤引起空腔器官痉挛或梗阻,可产生绞痛,如大肠癌致肠梗阻后发生的肠绞痛。

3. 溃疡　体表或胃肠的肿瘤,若生长过快,可因血供不足而继发坏死,或因继发感染而形成溃烂。恶性肿瘤常呈菜花状,或肿块表面有溃疡,可有恶臭及血性分泌物。

4. 出血　由于肿瘤组织破溃或发生血管破裂可致出血。如上消化道肿瘤有呕血或黑粪;下消化道肿瘤可有血便或黏液血便;泌尿道肿瘤除血尿外,常伴局部绞痛;肺癌可有咯血或痰中带血;宫颈癌可有血性白带或阴道出血;肝癌破裂可致腹腔内出血等。

5. 梗阻　肿瘤可导致空腔器官梗阻,随其部位不同可出现不同症状。如胰头癌、胆管癌可致胆道阻塞而出现黄疸,胃癌阻塞幽门可致呕吐,肠肿瘤可致肠梗阻,支气管癌可致肺不张。梗阻的程度可有不完全性或完全性之分。

6. 转移症状　如区域淋巴结肿大;相应部位静脉回流受阻,致肢体水肿或静脉曲张;骨转移可有疼痛或触及硬结,甚至发生病理性骨折;肺癌、肝癌、胃癌可致癌性胸腔积液、腹水等。

二、全身症状

良性及早期恶性肿瘤多无明显的全身症状。恶性肿瘤患者常见的非特异性全身症状有贫血、低热、消瘦、乏力等。如肿瘤影响营养摄入(如消化道梗阻)或并发感染出血时,则可出现明显的全身症状。恶病质常是恶性肿瘤晚期全身衰竭的表现。不同部位肿瘤,恶病质出现迟早不一,消化道肿瘤可较早发生。某些部位的肿瘤可呈现相应的功能亢进或低下,继发全身性改变。例如,肾上腺嗜铬细胞瘤引起高血压;甲状旁腺腺瘤引起骨质改变;颅内肿瘤引起颅内压增高和定位症状等。不少肿瘤患者以全身症状为主诉,因此,对病因不明而有全身症状的患者,必须重视和深入检查。

第四节　肿瘤的治疗方法

目前用于肿瘤治疗的主要手段有手术、放疗、化疗和生物治疗,其他有效手段还包括内分泌治疗、中医中药治疗、热疗和射频消融治疗等。由于现有各种治疗手段各有其最佳适应证,也各有其不足,所以,为了提高治愈率,应将各种有效手段综合合理运用和有序进行。

一、肿瘤的手术治疗

手术治疗是许多早、中期实体肿瘤最主要的有效治疗方法,约 60% 的实体瘤以手术作为主要治疗手段。但对已有扩散的肿瘤,手术治疗往往只能作为姑息治疗手段。

二、肿瘤的化学治疗

肿瘤化学治疗是应用一种或数种化学药物,通过口服或注射达到治疗肿瘤的方法。不同肿瘤的化疗效果差别很大,如儿童急性淋巴细胞白血病、霍奇金淋巴瘤、睾丸精原细胞瘤等,治愈率可达 50% 以上;而另一些肿瘤通过化疗治愈率低,但可延长生存,如小细胞肺癌、急性粒细胞性白血病、非霍奇金淋巴瘤等;还有一些只能起到姑息作用,即减轻症状和痛苦,如前列腺癌、胃癌、食管癌等。手术前后的合理化疗,有助于提高疗效。

三、肿瘤的放射治疗

恶性肿瘤对放射线最为敏感,放射线(主要是 X 线和 γ 线)对恶性肿瘤的抑制和损伤也最强。有的肿瘤经过放疗甚至可以治愈或代替手术治疗,如鼻咽癌、食管癌、淋巴瘤等。

四、肿瘤的生物治疗

肿瘤生物治疗疗法,采用的是现代医学生物技术,主要是:①细胞因子疗法;②体细胞疗法(包括造血干细胞、树突状细胞、细胞因子诱导的杀伤细胞、肿瘤浸润淋巴细胞);③抗癌抗体和生物导向治疗(药品如利妥昔单抗);④基因治疗;⑤抗生长因子受体的治疗(药品如左乙拉西坦);⑥抗肿瘤新生血管的治疗等。

五、肿瘤的内分泌治疗

早在 19 世纪末人们就发现,改变体内内分泌环境的平衡,能导致某些肿瘤消退,但内分泌治疗必须与其他治疗手段综合使用,否则就不能达到根治的目的。

第五节　肿瘤的预防

无论在发达国家或发展中国家,恶性肿瘤的危害都不容忽视,由于人口的老龄化等原因,使得恶性肿瘤增长的趋势不减,恶性肿瘤的预防与控制已经成为世界各国无法回避的公共卫生问题。在环境因素致癌的理论提出后,人们发现 80%～90% 的肿瘤是由环境因素造成的,包括生活方式、膳食、社会经济和文化等。因此从理论上说大部分人类肿瘤是可避免的。WHO 提出的"1/3 肿瘤患者可以预防、1/3 肿瘤患者可以治愈、1/3 肿瘤患者可以延长生命,提高生存质量"是对肿瘤预防与控制工作的高度概括,也是肿瘤防治工作为之努力的目标。

一、肿瘤的一级预防

肿瘤的一级预防(即病因学预防)指对一般人群消除或降低致癌因素,促进健康,防患于未然的预防措施。有效的预防措施包括以下几个方面:

1. 戒烟　吸烟与肺癌等癌症的因果关系已被全球多次流行病学研究所确定,提供了迄今为止人类预防癌症的最好机会,并为若干发达国家的实践所证实。控制吸烟可减少80%以上的肺癌和30%的其他癌死亡。

2. 合理膳食　膳食的作用具有普遍性,研究的焦点主要集中于膳食内脂肪和维生素的摄入。食用大量蔬菜和水果,会减少某些肿瘤的发生。

3. 节制饮酒　饮酒会诱发许多肿瘤,主要集中于咽、口腔、食管,并与吸烟有协同作用。

4. 免疫接种　已明确证实人乳头瘤病毒与女性宫颈癌的发生有关,乙肝病毒增加原发性肝癌的危险。

5. 防止职业癌　如防止工作环境中的电离辐射、石棉等。

6. 健康教育健康促进　把已知的肿瘤的危险因素、保护因素通过各种形式、途径告诉广大群众,使他们建立合理的饮食习惯、健康的生活方式等。

二、肿瘤的二级预防

肿瘤的二级预防(即发病学预防)指对特定高风险人群筛检癌前病变或早期肿瘤病例,从而进行早期发现、早期预防和早期治疗,其措施包括筛查和干预实验。

1. 宫颈癌筛查　宫颈涂片已取得了广泛的认同,是降低宫颈癌死亡率的首选方法。高危性HPV检测,目前在许多国家已开始用于高风险人群筛查。

2. 乳腺癌筛查　在拍片技术比较高的条件下对乳房拍片,可降低乳腺癌死亡率;向群众教授乳房自检方法。

3. 结直肠癌筛查　大便隐血试验(FOB)筛查早期结直肠癌;乙状结肠镜普查可明显降低死亡率。

4. 胃癌的普查　胃癌的内镜筛查使早期胃癌的发现率超过40%。

5. 食管癌的早期诊断和治疗　我国林县开展的内镜下碘染色＋指示性活检筛查食管癌,取得了良好的效果。检查发现的食管上皮重度不典型增生/原位癌可采取内镜黏膜切除、氩离子凝固治疗等微创治疗,效果良好。

三、肿瘤的三级预防

肿瘤的三级预防是指对现肿瘤患者实施防止复发,减少其并发症,防止致残,提高生存率和康复率,以及减轻由肿瘤引起的疼痛等措施,如三阶梯止痛、临终关怀等。

第二十章　疾病的康复

物理医学与康复(康复医学)是一门新兴的学科,近年来发展十分迅速,"物理医学与康复"和"康复医学"为同义语,在美国、加拿大等国家用物理医学与康复,其他国家则多采用康复医学名称。"物理医学与康复"一词,反映了本学科发展的历史轨迹。从物理疗法到物理医学,再从物理医学到物理医学与康复,直至康复医学。它不仅在诊疗手段上不断扩展、充实,而且在理论体系、学科基础研究等方面有着极为重要的发展,更由于适应医学模式的转变,与新的生物-心理-社会医学模式相符,适应科学技术和经济发展的需要。

第一节　康复医学的概念

随着社会的进步和发展,医学模式已经发生根本性转变,从以疾病为中心的生物医学模式转变成为以人为中心的生物-心理-社会医学模式。康复医学正是这种新医学模式的具体体现,但是,康复和康复医学并不是等同的概念,康复是恢复残疾者功能和权利的过程;而康复医学本质上是功能医学,它主要是研究患者的功能障碍、伴发功能障碍而产生的各种残疾,以及提高康复治疗效果,改善患者功能障碍,提高患者的生活自理能力。

一、康复的概念

"康复"(rehabilitation)一词从广义上讲,指复原、恢复人的权利、财产、名誉、地位等,从1910年开始,"康复"被正式用于特指残疾人身心功能的复原、恢复正常生活能力,包括生活自理能力、就业能力以及社会生活的参与能力。因此,康复的概念定义为:综合协调地利用医学的、教育的、工程的、职业的和社会的各种措施,以减少病、伤、残者的身心功能障碍,使其活动能力达到尽可能高的水平,有利于重返社会。

康复针对病、伤、残者的功能障碍,以提高功能水平为主线,提高生存质量,最终回归社会为目标,采用多种方法,尽可能多地恢复或重建功能,达到最佳状态。康复不仅是残疾者本人的事,而且是家庭和社区共同参与的活动,不仅要提高功能,而且要适应环境,使残疾者能够担负起相应的社会职能。

在我国,"康复"与"疾病后的恢复"是同义的,一般是指患病后经治疗与休息,健康恢复到生病前的水平,亦即达到100%恢复。但康复实质上是指伤病后虽经积极处理,但已形成残疾,健康恢复不到病前的水平,即达不到100%的恢复。尽管病理变化无法消除,但经过康复,仍然可以达到最佳功能状态。

二、康复医学的概念

康复医学是一门有关促进残疾人及患者康复的医学学科,更具体地说,康复医学是为了康复的目的而应用有关功能障碍的预防、诊断和评估、治疗、训练和处理的一门医学学科。康复医学又称第三医学(临床医学为第一医学,预防医学为第二医学)。在现代医学体系中,已把预防、医疗、康复相互联系,组成一个统一体。康复医学起始于第二次世界大战之后,原以残疾人为主要服务对象。现代康复医学是近半个世纪来蓬勃发展起来的,它的发展是人类医学事业发展的必然趋势,也是现代科学技术进步的结果。康复医学是医学的重要组成部分,是一门以功能为导向,促进病、伤、残者功能恢复的一门新兴学科。主要应用医学和现代工程技术,研究有关功能障碍的预防、评定和治疗的一门学科。康复医学从理论上和实际工作的内容上,都有别于临床医学,它与保健医学、预防医学、临床医学一起组成全面医学。

三、康复医学与临床医学的关系

(一)区别

临床医学与康复医学模型的区别见表 20-1。

表 20-1　临床医学模型与康复医学模型的比较

区别点	临床医学模型	康复医学模型
解决问题	疾病	残疾、疾病
医生的作用	行动者、知情者	教师、促进者
患者的作用	被动者	主动者
治疗定向	个别进行、未形成组	协作组工作方法
治疗手段	治疗疾病及人	治疗残疾及人
目标	治疗恢复、组织促进功能	恢复、模拟、调整、促进功能

临床医学是以疾病为主体,以治愈为主,以人的生存为主,医生抢救和治疗疾病;康复医学是以患者为主体,以恢复功能为主,以人的生存质量为主,使有障碍存在的患者最大限度地恢复功能,回到社会中去。医生制订治疗方案时采用协作组的工作方法,即以患者为中心,以康复医师为主,集体讨论决定。患者是主动者,允许了解自己的病情及功能状态,可以提出自己的要求,医生扮演教师及促进者的作用。

(二)联系

临床医学的迅速发展,促进康复医学的发展,并为康复治疗提供良好的基础及可能性:由于临床医学的迅速发展,外科医师对众多的重症损伤进行成功抢救,内科医师也抢救了大量濒于死亡的患者,造成慢性患者、残疾人、老年患者增多,因此他们躯体的、心理的、社会的及职业的康复需求增加,促使了康复医学的发展;由于显微外科、影像诊断学及急救学的迅速发展,使许多外伤、急性病得到及时诊断和恰当治疗,这就为后期康复提供了可能性。

康复医疗贯穿在临床治疗的整个过程,使临床医学更加完善:①利用临床手段矫治和预防残疾,如小儿麻痹后遗症矫治术。②把康复护理列为临床常规护理内容之一,以利于患者身心功能障碍的防治。③从临床处理早期就引入康复治疗,康复医师及治疗师参与临床治疗计划的判定与实施。

第二节　康复医学的组成

康复医学的工作包括康复预防、康复评定和康复治疗。

一、康复预防

一级预防：预防能导致残疾的各种损伤、疾病、发育缺陷、精神创伤等。

二级预防：在已发生伤病时防止产生永久性的残疾，防止伤病成为残疾。

三级预防：在轻度残疾或缺损发生后，要积极矫治，限制其发展，避免产生永久性的严重残障。

二、康复评定

康复评定是客观地、准确地评定功能障碍的性质、部位、范围、严重程度、发展趋势、预后和转归，为康复治疗计划打下牢固的科学基础。没有评定就无法规范治疗、评价治疗。评定不同于诊断，远比诊断细致而详尽。康复评定在治疗前、中、后进行一次，根据评定结果、制订、修改治疗计划和对康复治疗效果做出客观的评价。

三、康复治疗

1. 运动疗法 是徒手或借助器械，让患者进行各种运动以改善功能的方法。如肢体瘫痪后设法进行活动，将不正常的运动模式转变为正常或接近正常的运动模式。

2. 物理疗法 多指电、光、声、磁、水、蜡、压力等物理因子治疗。物理治疗对炎症、疼痛、瘫痪、痉挛和局部血液循环障碍有较好的效果。

3. 中国传统治疗 祖国医学中，数千年前就已有中药、按摩、针灸、体育锻炼等康复治疗方法。

4. 作业疗法 是针对患者的功能障碍，从日常生活活动、手工操作劳动或文体活动中选一些针对性强、能恢复患者功能和技巧的作业。

5. 言语、吞咽矫治 对脑卒中、颅脑外伤后或小儿脑瘫等引起的言语或吞咽障碍进行矫治的方法。

6. 心理辅导与治疗 是通过观察、谈话、实验和心理测验（智力、人格、神经、心理等）对患者的心理异常进行诊断后，采用各种方法治疗。

7. 康复工程 是应用现代工程学的原理和方法，恢复、代偿或重建患者的功能。

8. 康复护理 除了治疗护理手段外，采用与日常生活活动有密切联系的运动治疗、作业治疗的方法，帮助残疾者自理生活的护理方法。

9. 文体活动 选择患者力所能及的一些文娱、体育活动，对患者进行功能恢复训练。

第三节　康复的对象与原则

一、康复的对象

康复医学的服务对象主要是残疾、慢性病和老年病所导致的功能障碍者。随着社会进步、医学发展，人类疾病结构也发生了很大的变化。过去以急性传染病和急性损伤性疾病占优势的疾病结构已转变成为"慢性化""高龄化"和"复杂化"的疾病谱。疾病谱的改变和医学模式的转变，使以功能康复为核心的康复医学的诊疗对象越来越多。特别是近年来，人们越来越认识到在伤病的早期介入康复医疗服务对减少残疾、提高患者生存质量的重要作用，因此，康复医学的服务范围有逐渐扩展的趋势。随着中医康复养生学的不断挖掘与发展,其理论与临床实践也已越来越多地应用在慢性病、老年病、恶性肿瘤等的预防、治疗、护理和养生的康复医疗服务之中。

1. 残疾者　是指心理、生理、人体结构上,某种组织、功能丧失或者不正常,使得部分或全部失去以正常方式从事个人或社会生活能力的人。据世界卫生组织统计数字表明,全世界有 5 亿左右的残疾者,占总人口的 10%。在残疾分类调查中,下列系统的残疾占多数:①神经系统和感觉器官残疾;②肌肉骨骼系统残疾;③心肺残疾。这三类共占残疾总数的 2/3。

2. 慢性病　慢性病患者中,以心脑血管系统疾病、运动系统疾病居首位。慢性病通常具有多因素、多层次受累、多属性为患的特点,大多数缺乏根治的方法,是现代医学所面临的重要问题之一。此类疾病往往年复一年,缠绵不愈,更多的患者由于受疾病的长期折磨,导致身心功能的障碍,无法进行正常生活活动。对慢性病的康复治疗是中医康复医学的优势。中医康复医学所采用的调、养、治结合的综合康复措施不仅能调动患者体内正气的自疗能力,促进气血阴阳间的平衡,改善或恢复受损的形神功能,而且还可以避免慢性疾病患者因长期服用化学药物而引起的副作用,容易被患者及其家属所接受。通过康复医学的功能训练,使患者直接参与康复治疗,增强其康复的信心和治疗的积极性,有利于患者身心功能的恢复。

3. 老年病　人口老龄化已成为当今社会结构的发展趋势。老年病在整个疾病结构中的比例也将日渐增大,成为康复医学服务的主要对象。老年病是指增龄后体内退行性改变而引起的一系列病症,如肥胖、高脂血症、糖尿病、冠心病、痴呆和肿瘤等。对老年病的康复治疗,要特别顾及老年人的生理和病理特点,发挥中医康复医学的优势,采取养治结合、以养为主的康复措施,培补正气,增强机体抗病和恢复健康的自疗能力,同时实施养生康复措施,延长老年人的寿命,提高生活质量。

4. 恶性肿瘤　临床医学的发展,早期诊断和早期治疗技术的进步,使恶性肿瘤临床治愈率和存活率逐渐提高,但是这类患者接受手术或放疗、化疗后所造成的脾胃衰弱、气血两虚的病理改变,常常是阻碍机体正气复原、功能康复的主要因素。有的患者几经临床治疗,症状虽已控制,但病邪未尽,正气却已衰弱,仍有癌变转移和复发的可能。因此,对恶性肿瘤的康复,要发挥中医在预防、康复治疗和养生保健方面的优势,不仅利用手术或化学药物的方法补偏救弊、恢复正气,还要综合功能训练、养生康复方法,利用体内自疗功能,去除邪气、平衡阴阳,以巩固疗效、防止复发,延长患者生命,提高生活质量。

二、康复的基本原则

康复医学具有三项基本原则:功能锻炼、全面康复、重返社会。

1. 功能锻炼　康复医学的对象主要是残疾者,康复的目的是最大限度地恢复功能,因此,康复的基本原则之一就是功能锻炼。通过功能训练、功能补偿、功能重建,提高和恢复人体的运动、语言、日常生活、职业活动和社会生活等各方面的能力。

2. 全面康复　康复治疗不仅针对残疾人功能障碍的部位,而且以整体为对象,以提高生存质量为前提,以重返社会为目的,采用医疗的、教育的、职业的和社会的多种康复措施,从身体上和精神上进行全面的康复。

3. 重返社会　康复的最终目标就是重返社会,使残疾者有能力参加社会生活,履行社会义务,真正做到病而不残、残而不废,成为"自立"的人。

第二十一章　预防医学与疾病的控制

第一节　预防医学概述

一、预防医学的概念

预防医学(preventive medicine)是以人类群体健康为研究对象,应用生物医学、环境医学和社会医学的理论,宏观与微观相结合的现代科学技术手段,研究影响健康的因素及疾病发生的作用规律,阐明外界环境因素与人群健康的相互关系,制定公共卫生策略与措施以达到预防疾病、增进健康和提高生命质量为目标的一门医学科学。20世纪80年代开始,预防医学从医学中分化形成一门综合性的独立学科,与基础医学、临床医学共同构成了现代医学的重要组成部分。

二、预防医学的特点

与临床医学不同,预防医学的主要特点,包括:①预防医学的工作对象既包括个体又包括群体,服务对象涉及健康人群、亚健康人群及患病人群,重点着眼于健康和无症状患者,从群体的角度进行疾病的预防和控制,制定卫生政策,实现预防保健。②预防工作的对策是积极主动,其对策和效益往往发生于疾病发生前。③预防医学在研究方法上更注重微观与宏观相结合,更侧重于宏观领域发展,着重于卫生统计学、流行病学和生态学的原理和方法,客观、定量的描述和分析各种环境因素对健康的影响及与心身疾病的内在联系与规律,以求获得对健康和疾病本质的认识。

三、三级预防策略

依据疾病的发生、发展过程,预防医学通常将预防分为三级预防,又称为 Leavell 预防,包含3种不同水平的疾病预防范畴。

1. 第一级预防(primary prevention)　又称病因预防,是采取各种健康措施来控制或消除各种致病因素对健康人群的危害,是最为积极的一种预防方式。在一级预防中,如果在致病因素还没有进入环境前采取预防措施,则称为根本性预防。针对无病期的预防只有在病因和病原清楚的条件下采取。

做好第一级预防的主要措施包括:①实施健康教育,提高自我保健意识;②培养良好的生活方式,改变不良生活习惯;③做好婚前检查、禁止近亲结婚,做好优生、优育、优教;④有组织的进行计划免疫和预防接种;⑤加强妊娠期、儿童和老年的卫生保健工作。

2. 第二级预防(secondary prevention)　又称临床前期预防,是指在疾病的临床期做好早期发现、早期诊断和早期治疗的"三早"预防措施,以控制疾病的发展和恶化,防止复发和转为慢性病等。实现"三早"可以及早地控制传染源,切断传播途径,提高非传染性疾病的预后,通常采用普查、定期健康检查、高危人群重点监测以及设立专科门诊等措施进行预防。

3. 第三级预防(tertiary prevention)　又称临床预防。即对患者采取及时的治疗措施,防止病情恶化,预防并发症和残疾;对已丧失劳动能力者或伤残者,通过康复治疗尽早恢复生活和劳动能力,促进身心早日康复,能参加社会活动并延长寿命。其措施包括对患者采取有效的积极治疗手段,开设专科门诊、社区家庭病床、加强心理咨询和指导等。

四、环境与人类

(一)环境的概念

根据 WHO 的定义,环境(environment)是指特定时刻由物理、化学、生物及社会各种因素构成的整体状态,环境是人类生存发展的物质基础,也是与人类健康密切相关的重要条件。环境卫生是以人类及其周围的环境为对象,阐明环境因素对人类健康影响的发生、发展规律,并通过识别、评价、利用和控制与人群健康有关的各种环境因素,达到保护和促进人群健康的目的。在科技高度发展的今天,人类为了利用环境中的各种资源来提高生活质量,创造更利于维护和促进健康的生产生活环境,但同时由于人类社会行为的作用,造成环境污染、资源匮乏和生态破坏等诸多问题,使人体健康受到严重威胁。因此通过提高环境意识,认清环境与健康的关系,规范自己的社会行为(防止环境污染,保持生态平衡,促进环境生态向良性循环发展),建立保护环境的法规和标准,避免环境退化和失衡,正确处理人类与环境关系的重要准则。

1. 自然环境　是人类出现前就已客观存在的各种自然因素的总和,又可分为原生环境和次生环境。原生环境是指未受或少受人为作用的天然形成的自然环境,多数对健康起促进作用,也有可能会引起疾病。次生环境是指受各种人为活动作用过的非天然形成的自然环境,其中的物质交换、迁移和转化,能量信息的传递等都发生了重大变化,可能优于原生环境,也可能质量变劣。

2. 社会环境　是指人类在生产、生活和社会交往等活动过程中建立起来的上层建筑体系,由各种非物质因素组成,包括生产关系、社会阶层和社会关系。

(二)环境组成因素与健康

环境的组成因素包括生物因素、化学因素、物理因素和社会心理因素等。环境中的各种因素(物理的、化学的、生物的、社会-心理的)不是孤立存在的,而是互相依存、互相影响、互相联系的。

1. 生物因素　生物与生物间相互依存、相互制约,共同构成生物与环境的综合体,即生态系统。与人类健康影响重要的生物因素主要有微生物、寄生虫和支原体等,是人类疾病的主要病因之一,此外,环境中的某些生物体可成为人类疾病的致病因素和传播媒介,但这些因素大多是可以预防的。

2. 化学因素　人类生存的环境中有天然的无机化学物质、人工合成的化学物质以及动植物体内、微生物体内的化学组分。环境中常见的致病化学因素包括金属和类金属等无机化合物;煤、石油等能源在燃烧过程中产生的硫氧化合物、氮氧化合物、碳氧化合物、碳氢化合物、有机溶剂等;生产过程中原料中间体或废弃物(废水、废气、废渣);农药;食品添加剂及以粉尘形态出现的无机和有机物质。环境化学物引起生物体损害的能力称为毒性,根据病程病变发展的快慢及作用特点可分为急性、慢性和慢性特殊毒作用。急性毒作用指机体一次大剂量接触或在 24h 内多次接触一种环境化学物质所引起的快速而剧烈的急性中毒效应;慢性毒作用指环境化学物质在人或动物生命周期的大部分时间或整个生命周期内持续作用于机体所引起的损害。机体吸收环境毒物的量从低剂量逐渐累积到中毒阈剂量或机体对环境毒物造成的损伤未能及时修复(或修复而未复)逐渐累积到中毒阈剂量,表现为缓慢、细微、耐受性甚至波及后代的慢性毒作用。慢性特殊毒作用包括诱变作用、致癌作用和致畸胎作用。凡能改变机体细胞遗传物质而诱发突变的环境化学物质(或物理因素)均称为诱变原,诱变原作用于体细胞引起的突变并由此引起癌变,称为致癌作用,诱变原如作用于胚胎细胞并造成胎儿发育的先天畸形称为致畸胎作用。

3. 物理因素　日常生活和生产环境中接触到很多物理因素达到一定强度和(或)接触时间过长时,会对机体的不同器官和(或)系统功能产生危害。如中暑是在高温或强辐射环境下,由于体温调节失衡和水盐代谢紊乱产生的以心血管和中枢神经系统功能障碍为主要表现的急性综合征;减压病是机体在某压力下暴露一定时间后脱离该环境时,因压力下降过快或幅度过大引起血管栓塞及压迫等症状的一种疾病;电离辐射是人类环境中存在着天然及人工污染的放射性物质,由于本身的衰变而以 α、β 粒子及 γ 和 X 线的形式不断地向环境释放能量,当辐射剂量超过一定水平时,会产生皮肤灼伤或急性辐射综合征,低剂量电离辐射可能会加大长期影响的风险,如癌症的发生。

4. 社会-心理因素　人类健康和疾病是一种社会现象,健康水平的提高和疾病的发生、发展及转归也必然会受到社会因素的制约。由于社会环境的变动常会影响个体的心理和躯体的健康,心理因素又常与社会环境密切相关,因而常称为社会-心理因素,包括社会政治经济、文化教育、科学技术、家庭、生活方式、风俗习惯、卫生服务、人口等因素。如果强度过大、时间过久都会使人的心理活动失去平衡,继而导致神经活动的功能失调,甚至导致情感性疾病、心身疾病的发生,严重者还可能造成各种精神性疾病。

(三)生态系统与生态平衡

1. 生态系统　是指生物群落和其生存环境所构成的物质、能量和信息的连续流动系统。生态系统由生产者、消费者、分解者和非生物环境构成,其中生产者为主要成分。在生态系统中,各种生物之间以摄食和被摄食的关系逐级传递物质和能量的关系,这种相互依存的链状关系被称为食物链,食物链对环境中物质的转移和蓄积有重要作用。

2. 生态平衡　生态系统作为一个独立的开放系统,具有自我调节、保持或恢复自身结构和功能的相对稳定的能力,这样的生态系统称为健康的生态系统。生态系统健康是人类生存和发展的物质基础,也是人类健康的基础。生态系统处于稳态时被称为生态平衡,生态平衡是指生态系统各个环节的质和量相对稳定和相互适应的一种动态平衡。

影响生态平衡的因素有自然因素和人为因素。①自然因素:包括火山喷发、地震、海啸、泥石流和雷击火灾等。这些因素都可能在很短时间内使生态系统遭到破坏,但其出现频率不高,在地域分布上也有一定的局限性。②人为因素:包括毁坏植被,引进或消灭某一生物种群;大型工程以及现代工业和农业生产过程中有毒物质排放等。这些人为因素都能破坏生态系统的结构和功能,引起生态失调,使人类生态环境的质量下降,甚至造成生态危机。有些污染物在生物体内蓄积,使生物体内的浓度远远高于环境中的浓度,被称为生物富集作用,而污染物在生物体之间沿着食物链浓度逐级增高,产生生物放大作用,进入高位营养级的污染物还可能通过食物链进入人体,危及人类的健康和安全。

(四)人与环境的关系

1. 统一性　自然环境给人类提供了赖以生存的必要条件,同时环境的变化也会直接或间接地影响人体,而机体则相应地产生反应,人与环境存在着既对立又统一的关系。

2. 适应性　人类在面对环境压力时,通过行为反应、生理反应和基因频率的改变来应对压力,继续生存的能力称为对环境的适应性。人类调节自己来适应环境的变化,与环境保持平衡关系,但如果环境的变化超出人体的正常生理调节范围,则会影响人体健康,因此人与环境是对立统一、相互依存和相互制约的。

3. 能动性　人类并不是消极的适应环境,而是主动地依赖环境、适应环境和积极地改造环境,以满足自己的需求。

五、食 品 安 全

食品是人类赖以生存和发展的最基本的物质条件,食品安全涉及人类最基本权利的保障。在我国国民经济中,食品工业占有重要的地位。随着我国经济的不断发展,食品种类越来越丰富,产品数量供给充足有余,在满足食品需求供给平衡的同时,食品质量安全问题越来越突出。假冒伪劣食品频频被曝光,危害消费者身体健康和生命安全的群发性事件时有发生,食品安全问题已成为全国消费者关注的焦点。

(一)食品安全的概念

食品安全的概念依据《中华人民共和国食品安全法》的规定,食品安全指食品无毒、无害,符合应有的营养要求,并在规定的使用方式和用量条件下长期食用,对人体健康不造成任何急性、亚急性或者慢性危害。食品安全包括三个层次的含义:①食品数量安全,即一个国家或地区能够生产民众基本生存所需的食品,人们既能买得到又能买得起生存、生活所需的基本食品;②食品质量安全,指提供的食品在营养、卫生方面满足和保障人群的健康需要;③食品可持续性安全,即要求在食品的获取方式上注重生态环境的良好保护和资源利用的可持续性。

(二)影响食品安全的因素

食品安全的影响因素多种多样,可分为三类,即物理性不安全因素、化学性不安全因素、生物性不安全因素。具体表现为:

1. 病原微生物污染　世界卫生组织的调查表明,由致病微生物和其他有毒、有害因素引起的食物中毒和其他食源性疾病发生率在发达国家超过 30%。沙门菌病、霍乱、肠出血性大肠杆菌感染、甲型肝炎和其他疾病在发达国家和发展中国家均有暴发流行,并且危害严重。此外,许多重新出现或新发现的病原体是食源性的或有着经食品或饮用水传播的传播途径。特别是随着人口迁移、城市化加剧,食源性的病原体得以跨国扩散,带来了对食品安全问题的更大挑战。

2. 农药、兽药、化肥及饲料添加剂残留　农药是农产品安全性的主要危险因素,农业生产中滥用农药,导致害虫抗药性的增强,这又使人们加大了农药的用量,并采用多种农药交替使用的方式进行农业生产。这样的恶性循环,对食品安全性以及人类健康构成了很大的威胁。此外,为预防和治疗家畜、家禽、鱼类等的疾病,促进生长,大量投入抗生素、磺胺类和激素类等药物,造成了动物性食品中的药物残留,将抗生素作为饲料添加剂,虽有显著的增产防病作用,但却导致了更多抗药菌株的出现,兽药的残留是目前及未来影响食品安全性的重要因素。

3. 环境污染物质进入食物链　在发展工业和发展城市的过程中,往往伴随着生态破坏和环境污染。水源、土壤和大气中的污染物,通过生物链最终存在于食品中,给健康造成严重威胁。

4. 食品添加剂滥用　食品添加剂是食品工业中的一个重要组成,可使食品色、香、味更佳,保质期更长。食品添加剂主要有着色剂、防腐剂、甜味剂、酸味剂、发色剂、漂白剂、保鲜剂。在食品加工过程中,添加一定限量的食品添加剂对人体是安全的,国家标准、行业标准对食品添加剂的使用量做了明确的规定。但长期(或超量)使用食品添加剂会致癌,产生遗传毒性在人体内的残留,破坏新陈代谢等。在实际生活中,过量添加食品添加剂的现象比较严重,甚至有的是违法添加对人体有严重危害的化学品。

（三）食品安全的标志

1. 食品质量安全标志　获得食品质量安全许可证的企业,其生产加工的食品经出厂检验合格后,在出厂销售前在最小销售单元的食品包装上标注由国家统一制定的食品质量安全生产许可证编号并加印食品安全市场准入标志"QS"。"QS"是"Quality Safety"的缩写,意为质量安全,表明食品符合质量安全的基本要求和生产许可。没有加印 QS 标志的食品不准进入市场销售。

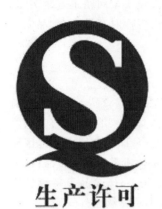 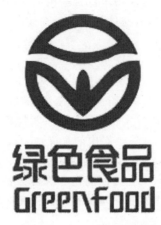 

2. 绿色食品标志　是由绿色食品发展中心在国家市场监督管理总局商标局正式注册的质量证明标志。它由三部分构成,即上方的太阳、下方的叶片和中心的蓓蕾,象征自然生态;颜色为绿色,象征着生命、农业、环保;图形为正圆形,意为保护。AA 级绿色食品标志与字体为绿色,底色为白色,A 级绿色食品标志与字体为白色,底色为绿色。绿色食品标志注册在以食品为主的共九大类食品上,并扩展到肥料等绿色食品相关类产品上。绿色食品标志作为一种产品质量证明商标,其商标专用权受《中华人民共和国商标法》保护。标志使用是食品通过专门机构认证,许可企业依法使用。

3. 保健食品标志　正规保健食品会在产品外包装盒上标出蓝色、形如"小蓝帽"的保健食品专用标志;下方会标注出该保健食品的批准文号,或者是"国食健字【年号】××××号",其中"国"表示由国家食品药品监督管理部门批准。

六、食源性疾病

食源性疾病(foodborne disease)是世界上分布广泛、较为常见的疾病之一,也是对人类健康危害最大的疾病之一。世界卫生组织的定义为通过摄食方式进入人体内的各种致病因子引起的、具有感染性或中毒性质的一类疾病。我国 2009 年颁布实施的《中华人民共和国食品安全法》将食源性疾病定义为:食品中致病因素进入人体引起的感染性、中毒性等疾病。

1. 食源性疾病的基本特征　①传播媒介是食物:所有的食物中毒都是以食物和水源为载体,使有毒有害成分或病原体进入机体引起的疾病。②暴发性和散发性:在发病形式上,微生物性食物中毒多为集体暴发,潜伏时间较长(6～39h);化学性食物中毒或某些有毒动植物食物中毒多以散发或暴发出现,潜伏期较短。③食源性疾病临床表现是急性中毒或感染性症状。

2. 食源性疾病的分类　按致病因子的种类可以将食源性疾病分为:①生物性病原微生物,包括细菌、真菌、病毒和寄生虫,是食源性疾病最常见的病原,是最重要的食品卫生问题。②化学性病原物,主要包括化学农药、重金属、多环芳烃类和 N-亚硝基化合物污染物,滥用食品添加剂、植物生长促进剂也是食品化学污染的重要因素。③物理性病原物,指来源于生产和使用过程中的放射性物质的接触和残留。

3. 食源性疾病的预防和管理

(1) 建立完善食源性疾病报告系统:国家卫生健康委员会负责颁布食源性疾病病例报告名录,医疗机构发现食源性疾病病例或疑似病例应当向辖区卫生健康行政部门委托的疾病预防控制机构报告。发现散发的食源性疾病,应当每日报告;怀疑为聚集性或严重危害健康的食源性疾病,应当在首诊病例后的两小时内报告,医疗机构和疾病预防控制机构通过全国食源性疾病监测与报告网络报告食源性疾病病例或疑似病例信息,或者通过传染病、突发公共卫生事件或其他疾病监测报告网络报告。紧急情况或不具备网络报告条件的,可通过电话报告。

(2) 建立健全食源性疾病的监测工作:国家卫生健康委员会组织制定和实施国家食源性疾病监测计划,省级卫生健康行政部门根据国家食源性疾病监测计划,结合本地区实际,组织制定和实施地方食源性疾病监测方案。国家食品安全风险评估中心组织相关领域专家研究提出国家食源性疾病监测计划草案。

(3) 食源性疾病信息的通报和预警:国家卫生健康委员会和地方各级卫生健康行政部门应当定期或不定期向同级人民政府和食品安全监管部门报告、通报食源性疾病监测结果。发现有重大食品安全隐患的,地方各级卫生健康行政部门在向地方人民政府和食品安全监管部门报告、通报的同时,应当逐级上报至国家卫生健康委员会。此外,各级卫生健康行政部门应定期或不定期分析辖区食源性疾病发病状况,并按照《食品安全信息公布管理办法》的规定,做好食品安全风险预警信息公布工作,发生健康危害较为严重的食源性疾病事件时,应及时向社会发布预警信息。

(4) 食源性疾病的信息整理:由国家卫生健康委员会负责规划和构建全国食源性疾病监测与报告网络,作为收集、汇总、分析、储存食源性疾病信息的主要手段,并与传染病、突发公共卫生事件报告系统和地方区域性公共卫生信息平台互联互通;要求地方各级卫生健康行政部门建立和应用地方食源性疾病溯源平台,及时对地方食源性疾病信息进行分析管理;提出搭建信息共享平台、建立信息互通互联工作机制。

(5) 加强食源性疾病监督管理:各级卫生健康行政部门、疾病预防控制机构和医疗机构应建立食源性疾病管理制度,按照国家统一规划,建设本地区食源性疾病监测网络和食源性疾病报告系统,负责本行政区域的食源性疾病管理监督、指导、培训、考核、评价等工作。

第二节　疾病的预防与控制

一、疾病的预防策略

(一) 全球卫生战略

1. 人人享有卫生保健　1998 年第 51 届世界卫生大会上,WHO 发表了《21 世纪人人享有卫生保健》宣言,确立了到 2020 年的全球卫生保健目标,即①使全体人民增加期望寿命和提高生活质量;②在国家之间和国家内部促进健康公平;③使全体人民获得可持续发展的卫生系统提供的服务。

2. 初级卫生保健　是最基本的、人人都可以得到的、体现社会平等权利的、人民群众和政府都能负担得起的基本卫生保健服务。

(1) 健康促进:通过制定健康的公共政策,创造支持性的环境,以及强化社会性行动,提高个人的技能和调整卫生服务方向来促使人民提高、维护和改善自身健康,提高生活质量。

（2）预防保健：研究影响健康的因素和疾病规律，采取各种技术方法、组织措施，通过实现三级预防制，来预防各种疾病的发生、发展和流行。

（3）基本治疗：采取基本药物、使用适宜技术和措施，按照规范诊疗程序为人们提供急慢性疾病的诊断、治疗等医疗服务，力求做到早发现、早诊断、早治疗。

（4）社区康复：对丧失正常生理功能或功能缺陷者，通过他们自身、家庭、组织社区及相关政府和非政府卫生、教育、职业、社会和其他服务的共同努力，建立基层康复系统，加强生理、心理和社会的康复治疗，帮助残疾患者最大程度地恢复功能，适应社会生活。

（二）我国卫生工作的总策略

1. 我国卫生工作面临的挑战　我国在过去几十年中取得了经济和社会发展的巨大成就，在保障人类健康方面的成绩也有目共睹。然而随着社会经济的发展，人们对健康和医疗需求的提高，带来了多重健康问题的挑战，卫生工作任务更加艰巨，包括：①重大传染病和慢性病流行仍比较严重；②人口老龄化带来的压力；③农村卫生发展仍然滞后；④医药卫生体制机制不适应群众需求。

2. "健康中国 2020"策略　为了推动中国健康事业的发展，卫生部于 2007 年提出了"健康中国 2020"战略研究，在深入研究对推动卫生改革发展和改善人民健康的一系列重大问题后，形成了《"健康中国 2020"战略研究报告》，提出了"健康中国"这一重大战略的发展目标、行动计划和政策措施。实施"健康中国 2020"战略，是构建和谐社会的重要基础性工程，有利于全面改善国民健康，确保医改成果为人民共享，也有利于促进经济发展方式转变，充分体现贯彻落实科学发展观的根本要求。

《"健康中国 2020"战略研究报告》包括总报告以及促进健康的公共政策研究、药物政策研究、公共卫生研究、科技支撑与领域前沿研究、医学模式转化与医疗体系完善研究以及中医学研究等 6 个分报告。

"健康中国 2020"的目标："到 2020 年，主要健康指标基本达到中等发达国家水平"，具体包括 10 个目标：国民主要健康指标进一步改善，到 2020 年，人均预期寿命达到 77 岁，5 岁以下儿童死亡率下降到 13‰，孕产妇死亡率降低到 20/10 万，减少地区间健康状况的差距；完善卫生服务体系，提高卫生服务可及性和公平性；健全医疗保障制度，减少居民疾病经济风险；控制危险因素，遏止、扭转和减少慢性病的蔓延和健康危害；强化传染病和地方病防控，降低感染性疾病危害；加强监测与监管，保障食品药品安全；依靠科技进步，适应医学模式的转变，实现重点前移、转化整合战略；继承创新中医药，发挥中医药等我国传统医学在保障国民健康中的作用；发展健康产业，满足多层次、多样化卫生服务需求；履行政府职责，加大健康投入，到 2020 年，卫生总费用占 GDP 的比重达到 6.5%～7%，保障"健康中国 2020"战略目标实现。

主要政策措施：①建立促进国民健康的行政管理体制，形成医疗保障与服务统筹一体化的"大卫生"行政管理体制；②健全法律支撑体系，依法行政；③适应国民健康需要，转变卫生事业发展模式，从注重疾病诊疗向预防为主、防治结合转变，实现关口前移；④建立与经济社会发展水平相适应的公共财政投入政策与机制，通过增加政府卫生投入和社会统筹，将个人现金卫生支出降低到 30% 以内；⑤统筹保障制度发展，提高基本医疗保险筹资标准和补偿比例，有序推进城乡居民医保制度统一、管理统一；⑥实施"人才强卫"战略，提高卫生人力素质；⑦充分发挥我国传统医学优势中医药等，促进中医药继承和创新；⑧积极开展国际交流与合作。

3. "健康中国 2030"策略　2008 年国家卫生健康委员会启动了"健康中国 2020"战略研究的第八年，为推进健康中国建设，提高人民健康水平，根据党的十八届五中全会战略部署制定了《"健康中国 2030"规划纲要》，由中共中央、国务院于 2016 年 10 月 25 日印发并实施。

新中国成立特别是改革开放以来,我国健康领域改革发展成就显著,人民健康水平不断提高。同时,我国也面临着工业化、城镇化、人口老龄化以及疾病谱、生态环境、生活方式不断变化等带来的新挑战,需要统筹解决关系人民健康的重大和长远问题。因此,"健康中国 2030"规划纲要是今后 15 年推进健康中国建设的行动纲领。推进健康中国,要以预防为主,推行健康文明的生活方式,营造绿色安全的健康环境,减少疾病的发生。要调整优化健康服务体系,强化早诊断、早治疗、早康复,坚持保基本、强基层、建机制,更好地满足人民群众健康需求。提出健康优先的原则,把健康摆在优先发展的战略地位,立足国情,将促进健康的理念融入公共政策制定实施的全过程,加快形成有利于健康的生活方式、生态环境和经济社会发展模式,实现健康与经济社会良性协调发展。把"共建共享、全面健康"作为建设健康中国的战略主题。为实现"两个一百年"奋斗目标和中华民族伟大复兴的中国梦,提供坚实的健康基础。

二、传染病的预防措施

传染病(communicable diseases)是指由特定病原体(或它们的毒性产物)引起、具有传染性、可在人群中流行的疾病,引起传染病的主要病原体为病原微生物。

(一)传染病的流行过程

1. 传染源(source of infection)　是指体内有病原体生长、繁殖并且能排出病原体的人和动物,主要包括患者、病原携带者和受感染的动物。患者体内通常存在大量病原体,也具有有利于病原体排出的临床症状,因此患者是最重要的传染源,对于某些传染病,如麻疹等,患者是唯一的传染源。患者作为传染源的意义主要取决于病程不同阶段所排出的病原体的数量和频度。病原携带者是指没有任何临床症状而能排出病原体的人,根据病原体的不同可以分为带菌者、带毒者和带虫者;根据携带状态和临床分期又可以分为潜伏期病原携带者、恢复期病原携带者和健康病原携带者。病原携带者作为传染源的意义主要取决于排出的病原体量、携带病原体的时间长短、携带者的职业、社会互动范围、个人卫生习惯、环境卫生条件及防御措施。受感染的动物传播病原微生物,在一定条件下可以传染给人,这类疾病又称为人畜共患病,如鼠疫、狂犬病、炭疽等,动物作为传染源的意义主要取决于人与受感染动物接触的机会和密切程度、受感染动物的种类和数量,以及环境中是否有适于疾病传播的条件等。

2. 传播途径(route of transmission)　是病原体从传染源排出后,侵入新的易感宿主前,在外环境中所经历的全部过程,传染病可以通过一种或多种途径进行传播。

(1)经空气传播:是呼吸系统传染病的主要传播方式,包括经飞沫、咳嗽、尘埃三种传播方式,经空气传播传染病的流行病学特征包括传染广泛,发病率高;冬春季节高发;少年、儿童多见;在未经免疫预防的人群中发病呈周期性;居住拥挤和人口密度大的地区高发。

(2)经水传播:包括经饮用水和接触疫水传播,是许多消化道传染病和寄生虫病的传播方式。

(3)经食物传播:主要为肠道传染病、某些寄生虫病和少数呼吸系统疾病的传播方式。当食物本身含有病原体或受病原体污染时可引起传染病的传播。经食物传播传染病的流行特征包括患者有食用某种污染食品史,不食者不发病;患者潜伏期短,一次大量污染可致暴发流行;发生于夏秋季,一般不形成慢性流行;停止供应污染食品暴发或流行即可平息。

(4)接触传播:通常分为直接接触和间接接触两种,直接接触指在没有任何外界因素参与下,传染源与易感者直接接触而引起疾病的传播,如性病、狂犬病等;间接接触指易感者因接触被传染源排泄物或分泌物所污染的日常生活用品所造成的传播,又称为日常生活接触传播。多种肠道传染病、某些呼吸道传染病、人畜共患病、皮肤传染病等均可经此途径传播。

（5）经媒介节肢动物传播：是以节肢动物作为传播媒介而造成的感染,包括机械携带和生物性传播两种方式,经节肢动物传播传染病具有以下流行病学特征：地区性分布明显、有一定季节性、具有职业性特征、具有年龄特点。

（6）经土壤传播：指易感人群通过各种方式接触了被病原体污染的土壤所致的传播。经土壤传播的疾病主要是传播一些肠道寄生虫病及能形成芽孢的细菌所致的感染。

（7）医源性传播：是指在医疗及预防工作中,由于未能严格执行规章制度和操作规程,人为地引起某种传染病传播。

（8）围生期传播：是指在围生期病原体通过母体传给子代,也被称为垂直传播或母婴传播,一般包括经胎盘传播、上行性传播和分娩引起的传播三种方式。

3. 易感人群（susceptible population）　是指有可能发生传染病感染的人群,就是对某传染病的病原体不具备免疫力的确定人群。人群作为一个整体对传染病易感的程度称人群易感性,主要取决于人群中易感个体所占的比例。

（二）传染病的预防控制策略

随着医药卫生事业的全面发展和医疗卫生条件的改善,近年来传染病发病谱也发生变化,新发传染病不断出现,一些已被认为消灭的传染病卷土重来,传染病的预防控制仍然是全球的重要任务。

1. 预防为主　是我国的基本卫生工作方针。传染病的预防就是要在疫情出现前,针对可能暴露于病原体并发生传染病的易感人群和传播途径采取措施。以预防为主,群策群力,因地制宜,发展三级保健网,采取综合性防治措施是我国多年来传染病预防策略的概括。

（1）加强人群免疫：免疫预防是控制具有有效疫苗免疫的传染病发生的重要策略。社会人群经过预防接种后对某一种传染病产生免疫力,当有免疫力的人数达到一定的百分比时,则免疫人群就形成了一个屏障,这个屏障可以保护一些无免疫力的人不受感染,实践证明许多传染病如百日咳、破伤风、乙型肝炎等都可通过人群大规模免疫接种来控制流行,或将发病率降至相当低的水平。

（2）改善卫生条件：改善环境卫生条件,提供安全饮水、安全食物,改善居民的居住水平,加强食品卫生监督和管理等,有助于从根本上杜绝传染病的发生和传播。

（3）加强健康教育：健康教育通过普及卫生防病、优生优育等健康知识,提高市民健康素养,推广全民健康生活方式,提高全人群健康水平,改变人们的不良卫生习惯和行为,从而切断传染病的传播途径。健康教育对传染病预防的成效卓著,是一种低成本、高效果的传染病防治方法。

2. 加强传染病监测　传染病监测是疾病监测的一种,其监测内容包括染病、发病、死亡;病原体型别、特性;媒介昆虫和动物宿主种类、分布和病原体携带状况;人群免疫水平及人口资料等。传染病监测不仅可用于发现异常以识别传染病暴发或流行,还能监控传染病防控项目或规划的实施绩效,帮助设计和评价疫苗等干预措施,为指导临床实践提供信息支持。我国的传染病监测覆盖了甲、乙、丙三类共37种法定报告传染病,此外还在各地设立了艾滋病、流行性感冒等监测哨点。

3. 建立传染病预警制度　《中华人民共和国传染病防治法》规定国家建立传染病预警制度,国务院卫生行政部门和省、自治区、直辖市人民政府根据传染病发生、流行趋势的预测,及时发出传染病预警,根据情况予以公布。

4. 传染病的全球化控制　传染病的全球化流行趋势,突显了传染病的全球化控制策略的重要性。最近几十年来,由于全球人口流动增加,生态环境的不断破坏等原因,一些新的传染病相继出现并快速蔓延,而过去已经控制的疾病如鼠疫、肺结核等重新出现,感染范围逐渐扩大,成为一个日益严重的全球问题。进入 21 世纪以来,严重急性呼吸综合征的突然暴发,Ebola、出血热、新冠肺炎疫情的蔓延,更加提醒各国要加强公共卫生领域的国际合作。

(三)传染病的预防控制措施

传染病的预防措施常常从流行过程的三个环节着手,即管理感染源、切断传播途径和保护易感染者,主要包括:

1. 传染病报告 是传染病监测的手段之一,也是控制和消除传染病的重要措施。

(1)报告分类:依据传染病传染性的强弱、传播速度的快慢和对社会危害的大小,我国将法定的传染病分为三类管理:

1)甲类:鼠疫和霍乱。

2)乙类:严重急性呼吸综合征(又称传染性非典型肺炎)、艾滋病、病毒性肝炎、脊髓灰质炎、人感染高致病性禽流感、麻疹、流行性出血热、狂犬病、流行性乙型脑炎、登革热、炭疽、细菌性痢疾和阿米巴痢疾、肺结核、伤寒和副伤寒、流行性脑脊髓膜炎、百日咳、白喉、破伤风、猩红热、布鲁菌病、淋病、梅毒、钩端螺旋体病、血吸虫病、疟疾、H1N1 流感。其中严重急性呼吸综合征、炭疽中的肺炭疽和人感染高致病性禽流感这三种传染病虽被纳入乙类,但可直接采用甲类传染病的预防、控制措施。

3)丙类:流行性感冒、流行性腮腺炎、风疹、急性出血性结膜炎、麻风病、流行性斑疹伤寒和地方性斑疹伤寒、黑热病、包虫病、丝虫病,除霍乱、细菌性痢疾、伤寒和副伤寒以外的感染性腹泻、手足口病。

(2)报告时限责任:疫情报告单位和报告人(首诊医生)发现甲类传染病和乙类传染病中的肺炭疽、传染性非典型肺炎、脊髓灰质炎、人感染高致病性禽流感的患者或疑似患者时,或发现其他传染病和不明原因疾病暴发时,立即填写传染病报告卡、上报医院感染监控科,专职疫情管理员 2h 内将传染病报告卡通过网络报告上级;对其他乙类、丙类传染病患者、疑似患者和规定报告的传染病病原携带者,在诊断后,应于 24h 内进行网络报告。

2. 管理传染源 主要针对不同的传染源采取不同的管理措施。

(1)患者:应做到早发现、早诊断、早报告、早隔离、早治疗。患者一经诊断为传染病或可疑传染病,就应按传染病防治法规定实行分级管理。甲类传染病患者和乙类传染病中的传染性非典型肺炎、人感染高致病性禽流感、肺炭疽患者必须实施医院隔离治疗,必要时可请公安部门协助。乙类传染病患者,根据病情可在医院或家中隔离,隔离通常应至临床或实验室证明患者已痊愈。传染病疑似患者必须接受医学检查、随访和隔离措施,不得拒绝。甲类传染病疑似患者必须在指定场所进行隔离观察、治疗。乙类传染病疑似患者可在医疗机构指导下治疗或隔离治疗。

(2)病原携带者:对病原携带者应做好登记、管理和随访至其病原体检查 2~3 次阴性后。在饮食、托幼和其他服务行业工作的病原携带者须暂时离开工作岗位,久治不愈的伤寒或病毒性肝炎病原携带者不得从事威胁性职业。艾滋病、乙型和丙型病毒性肝炎、疟疾病原携带者严禁做献血员。

(3)接触者:凡与传染源有过接触并有受感染可能者都应接受检疫。检疫期为最后接触日至该病的最长潜伏期。甲类传染病接触者应留验,即在指定场所进行观察,限制活动范围,实施诊察、检验和治疗;乙类和丙类传染病接触者可正常工作、学习,但需接受体检、测量体温、病原学检查和必要的卫生处理等医学观察;对潜伏期较长的传染病,可对接触者施行预防接种和药物预防。

（4）动物传染源：对危害大且经济价值不大的动物传染源应予彻底消灭。对危害大的病畜或野生动物应予捕杀、焚烧或深埋。对危害不大且有经济价值的病畜可予以隔离治疗。此外还要做好家畜和宠物的预防接种和检疫。

3. 切断传播途径

（1）针对不同传染病可以采取的不同措施：如针对肠道传染病，应加强被污染物品和周围环境的消毒；针对呼吸道传染病，戴口罩为简便易行的预防措施，保持空气流通，必要和可能时进行空气消毒；杀虫是防止虫媒传染病传播的有效措施等。

（2）消毒：是切断传播途径的重要措施。消毒是用物理、化学或生物方法杀灭或消灭停留在不同传播媒介物上的病原体，以切断传播途径，阻止和控制传染病发生的一种有效措施。

4. 保护易感人群

（1）免疫预防：传染病的免疫预防包括主动免疫和被动免疫。其中计划免疫是预防传染病流行的重要措施。此外，当传染病流行时，被动免疫可以为易感者提供及时的保护抗体。高危人群应急接种可以通过提高群体免疫力来及时制止传染病大面积流行。

（2）药物预防：也可以作为一种应急措施来预防传染病的传播。但药物预防作用时间短、效果不巩固，易产生耐药性，因此其应用具有较大的局限性。

（3）个人防护：接触传染病的医务人员和实验室工作人员应严格遵守操作规程，配置和使用必要的个人防护用品。有可能暴露于传染病生物传播媒介的个人需穿戴防护用品如口罩、手套、护腿、鞋套等。疟疾流行区可使用个人防护蚊帐。安全的性生活应使用安全套。

5. 传染病暴发、流行的紧急措施　　根据传染病防治法规定，在传染病暴发、流行时，地方人民政府需立即组织力量防治，上报并经上一级政府决定后，可采取下列紧急措施并予以公告：①限制或停止集市、集会、影剧院演出或者其他人群聚集活动；②停工、停业、停课；③临时征用房屋、交通工具；④封闭被传染病病原体污染的公共饮用水源、食品以及相关物品；⑤控制或者扑杀染疫野生动物、家畜、家禽；⑥封闭可能造成传染病扩散的场所。

三、慢性病的预防措施

慢性非传染性疾病（non-communicable diseases，NCD）简称慢性病，指从发现之日起算超过3个月的非传染性疾病。人类正经历着从传染性疾病向慢性非传染性疾病转变的过程，这类疾病起病时间长，缺乏明确的病因证据，通常认为与职业和环境因素、生活与行为方式等密切相关，包括心脑血管疾病，如高血压、冠心病、脑卒中；恶性肿瘤；代谢性异常，如糖尿病；精神异常和精神病，遗传性疾病；慢性职业病，如硅肺、化学中毒等；慢性气管炎和肺气肿等。

（一）我国慢性病的流行特点

在我国，随着人口老龄化以及社会经济发展所引起的人们生活方式和习惯的改变，慢性病已成为影响人民健康和死亡的首要原因。2012 年据国家卫生健康委员会的统计数据显示，我国确诊的慢性病患者已超过 2.6 亿人，因慢性病导致的死亡人数占总死亡人数的 85%。当前，我国已经进入慢性病的高负担期，具有"患病人数多、医疗成本高、患病时间长、服务需求大"的特点，慢性病在疾病负担中所占比重达到 70%。慢性病已经成为影响我国居民健康水平提高、阻碍社会经济发展的重大公共卫生问题和社会问题。

1. 高发病率、高死亡率　　2008 年第 4 次国家卫生服务调查结果显示，我国居民慢性病患病率已经达到了 20.0%，2012 年我国确诊慢性病患者人数已经超过了 2.6 亿，慢性病导致的死亡占总死亡人数的 85%。脑血管、癌症、呼吸系统疾病和心脏病位列城乡死因的前四位。

2. 主要危险因素　暴露水平不断提高,主要表现在人口老龄化、城市化、肥胖、体力活动减少、食物结构改变、吸烟等因素。预测显示,从 2015 年到 2035 年的 20 年间,我国老年人口比例将会增加一倍,达到 20%,到 2050 年我国老年人口总量将超过 4 亿,对我国的卫生保健工作提出了严峻挑战。此外,在过去的 30 年间,中国城市人口增长了 3 倍,城市化的速度还在不断加快,其带来的生活方式、社会结构的改变导致糖尿病、癌症和心血管疾病的发生率增加。同样,肥胖、体力活动缺乏、脂肪摄入过度等在城市更为普遍,也成为慢性病持续上升的重要原因。

3. 疾病负担不堪重负　慢性病多为终身性疾病,预后差,并常伴有严重并发症及残疾。病痛、伤残和昂贵的医疗费用不仅严重影响患者的生活质量,而且带来不堪重负的家庭和社会经济、精神负担。

4. 疾病死亡谱发生变化　与 1990 年相比,2013 年中国慢性肾病和老年痴呆导致的死亡率分别上升了 147% 和 121%;肺癌导致的死亡率增加了 103%。

(二) 慢性病的主要危险因素

冠心病、脑卒中、肿瘤、糖尿病及慢性呼吸系统疾病等常见慢性非传染性疾病都与吸烟、饮酒、不健康饮食、静坐方式等几种共同的危险因素有关。慢性病各种危险因素之间及与慢性病之间的内在关系往往是"一因多果、一果多因、多因多果、互为因果"。

1. 吸烟　是一种成瘾性行为,吸烟可以引起很多慢性病如心脑血管病、肺癌等。全国吸烟人数超过 3 亿,15 岁以上的人群吸烟率为 28.1%,7.4 亿非吸烟人群遭受二手烟的危害,每年死于吸烟相关疾病的人数达到 136.6 万。

2. 过量饮酒　与很多癌症、肝脏疾病、心血管疾病有关。饮酒与吸烟有协同作用。我国慢性病及其危险因素监测结果显示,饮酒者中过量饮酒者占 17.4%(其中危险饮酒率为 8.1%,有害饮酒率为 9.3%)。

3. 膳食因素　肥胖慢性病的发生与膳食方式与结构有很大关系,影响因素主要包括脂类、维生素和纤维素。食物中脂肪过多和心血管疾病与癌症的发生有密切关系,统计显示我国超过52.8% 的居民蔬菜水果摄入不足,近 30% 的居民红肉摄入过多(27.4%),约 80% 的家庭人均食盐和烹调油的摄入量超标(分别为 72.8% 和 83.4%)。我国常住成年居民中有 2/5 为超重/肥胖、近 1/3 检出高血压、约 1/10 检出糖尿病,并呈逐年增加趋势。

4. 身体活动不足　统计显示我国居民业余时间从不参加锻炼的比例高达 83.8%,仅有11.9% 的居民经常锻炼身体。缺乏体力活动与冠心病、高血压、脑卒中、糖尿病等发生有关。

(三) 我国慢性病的预防控制策略与措施

根据绝大多数慢性病可以治疗但不可能治愈的特性,慢性病防治的目的是:在人体生命的全程预防和控制慢性病的发生;降低慢性病的患病率及导致的早亡和失能概率;提高患者及伤残者的生活质量。根据 2012 年颁布的《中国慢性病防治工作规划(2012—2015 年)》,对我国慢性病的防治提出了明确要求。

1. 慢性病防治的原则　包括:①坚持政府主导、部门合作、社会参与;②坚持突出重点、分类指导、注重效果;③坚持预防为主、防治结合、重心下沉。

2. 慢性病防治的近期目标进一步完善　覆盖全国的慢性病防治服务网络和综合防治工作机制,建立慢性病监测与信息管理制度,提高慢性病防治能力,努力构建社会支持环境,落实部门职责,降低人群慢性病危险因素水平,减少早死亡和致残,控制由慢性病造成的社会经济负担水平。到 2015 年达到以下具体目标:①慢性病防控核心信息人群知晓率达 50% 以上,35 岁以上成人血压和血糖知晓率分别达到70%和50%。②全民健康生活方式行动覆盖全国50%的县（市、区），国家级慢性病综合防控示范区覆盖全国10%以上县（市、区）。③全国人均每日食盐摄入量下降到9克以下；成年人吸烟率降低到25%以下；经常参加体育锻炼的人数比例达到32%以上；成人肥胖率控制在12%以内，儿童、青少年不超过8%。④高血压和糖尿病患者规范管理率达到40%，管理人群血压、血糖控制率达到60%；脑卒中发病率上升幅度控制在5%以内，死亡率下降5%。⑤30%的癌症高发地区开展重点癌症早诊早治工作。⑥40岁以上慢性阻塞性肺疾病患病率控制在8%以内。⑦适龄儿童窝沟封闭覆盖率达到20%以上，12岁儿童患龋率控制在25%以内。⑧全人群死因监测覆盖全国90%的县（市、区），慢性病及危险因素监测覆盖全国50%的县（市、区），营养状况监测覆盖全国15%的县（市、区）。⑨慢性病防控专业人员占各级疾控机构专业人员的比例达5%以上。

3. 慢性病防治的措施

（1）关口前移，深入推进全民健康生活方式：科学指导合理膳食，积极开发推广低盐、低脂、低糖、低热量的健康食品；积极营造运动健身环境；切实加强烟草控制工作，履行世界卫生组织的《烟草控制框架公约》；宣传过量饮酒危害，开展心理健康教育，普及心理健康知识。

（2）拓展服务，及时发现管理高风险人群：扩大基本公共卫生服务项目内容和覆盖人群，加强慢性病高风险人群（血压、血糖、血脂偏高和吸烟、酗酒、肥胖、超重等）检出和管理。基层医疗卫生机构和单位医务室对健康体检与筛查中发现的高风险人群，进行定期监测与随访，实施有针对性的干预，有效降低发病风险。

（3）规范防治，提高慢性病诊治康复的效果：逐步实现慢性病的规范化诊治和康复；基层医疗卫生机构加强慢性病患者管理服务和口腔保健服务，积极推广慢性病患者的自我管理模式，努力提高患者规范管理率和控制率。积极探索全科医生家庭服务模式。

（4）明确职责，完善慢性病防控网络：优化工作格局，整合专业公共卫生机构、医院和基层医疗卫生机构功能，打造上下联动、优势互补的责任共同体，促进慢性病防治结合。疾病预防控制机构和专病防治机构协助卫生行政部门做好慢性病及相关疾病防控规划和方案的制订与实施，提供业务指导和技术管理；医院开展慢性病相关信息登记报告，提供慢性病危重急症患者的诊疗、康复服务，为基层医疗卫生机构开展慢性病诊疗、康复服务提供技术指导；建立与基层医疗卫生机构之间的双向转诊机制；基层医疗卫生机构负责相关慢性病防控措施的执行与落实。

（5）抓好示范，提高慢性病综合防控能力：积极创建慢性病综合防控示范区，注重开展社区调查诊断，明确本地区主要健康问题和危险因素，到2015年，全国所有省（区、市）和东部省份50%以上地级市均建有国家级慢性病综合防控示范区。

（6）共享资源，完善慢性病监测信息管理：统筹利用现有资源，提高慢性病监测与信息化管理水平，建立慢性病发病、患病、致死及危险因素监测数据库。建立慢性病与健康影响因素调查制度，定期组织开展慢性病及危险因素、居民营养与健康等专项调查，结合居民健康档案和区域卫生信息化平台建设，加强慢性病信息收集、分析和利用，掌握慢性病流行规律及特点。

（7）加强科研，促进技术合作和国际交流：加强慢性病基础研究、应用研究和转化医学研究。重点加强慢性病防治技术与策略、诊疗器械、新型疫苗和创新药物的研究，开发健康教育与健康促进工具，加强科研成果转化和利用，推广慢性病预防、早诊、早治、早康复和规范治疗等适宜技术。加强国内外交流与合作，积极参与慢性病防治全球行动，建立合作共赢的国际合作机制。

四、疾 病 监 测

（一）疾病监测的概念

疾病监测（surveillance of disease），也称流行病学监测，是指长期、连续和系统地收集疾病的动态分布及其影响因素的资料，经过分析、解释后将信息及时上报和反馈，以便及时采取干预措施并评价其效果，是预防和控制疾病工作的重要组成部分，也是制定疾病防治策略的基础。疾病监测只是手段，其最终目的是预防和控制疾病流行。

（二）疾病监测的种类

1. 传染病监测　　包括：①监测人群的基本情况：即了解人口、出生、死亡、生活习惯、经济状况、教育水准、居住条件和人群流动的情况；②监测传染病在人、时、地方面的动态分布，包括做传染病漏报调查和亚临床感染调查；③监测人群对传染病的易感性；④监测传染病、宿主、昆虫媒介及传染来源；⑤监测病原体的型别、毒力及耐药情况；⑥评价防疫措施的效果；⑦开展病因学和流行规律的研究；⑧传染病流行预测。

2. 非传染病监测　　监测内容根据监测目的而异，包括出生缺陷、职业病、流产、吸烟与健康，还有营养监测、婴儿死亡率监测、社区和学校的健康教育情况监测及食品卫生、环境、水质监测等。

（三）疾病监测内容和设计

1. 主动监测与被动监测　　根据特殊需要，上级单位亲自调查收集资料或者要求下级单位尽力去收集某方面的资料，称为主动监测。我国卫生防疫单位开展传染病漏报调查，以及按照统一要求对某些传染病和非传染病进行重点监测，努力提高报告率和报告质量，均属主动监测。而下级单位常规向上级机构报告监测数据和资料，而上级单位被动接受，称为被动监测。各国常规法定传染病报告属于被动监测。

2. 常规报告与哨点监测　　常规报告指诸如我国的法定传染病报告系统，要求报告的病种多，报告范围覆盖全国，而且主要由基层卫生人员来开展工作，存在漏报率高、监测质量低等问题。对能够反映总人群中某种疾病流行状况的有代表性的特定人群进行监测，了解疾病的流行趋势属于哨点监测，其耗费低、效率高。

3. 监测的直接指标与间接指标　　监测病例的统计数字，如发病数、死亡数、发病率、死亡率等称为监测的直接指标。有时监测的直接指标不易获得，如流行性感冒（流感）死亡与肺炎死亡有时难以分清，则可用"流感和肺炎的死亡数"作为监测流感疫情的间接指标。

第三节　突发公共卫生事件的预防与控制

一、概　　述

（一）突发公共卫生事件的概念

依照《中华人民共和国传染病防治法》的规定，国务院于 2003 年颁布施行《突发公共卫生事件应急条例》，并明确了突发公共卫生事件（emergency public health event）的概念，即突然发生，造成或可能造成社会公众健康严重损害的重大传染病疫情、群体性不明原因疾病、重大食物和职业中毒，以及严重影响公共健康的突发公共事件。

（二）突发公共卫生事件的特点

1. 突发性和意外性　是指事件往往突然、非预期发生，由于事发突然，准备不足，从而使有些突发事件的应对更为困难和紧迫，因此需要在尽可能短的时间作出决策，采取针对性措施，将危害控制在最低程度。

2. 群体性和公共性　突发公共卫生事件影响区域通常比较广，涉及人员比较多。事件一旦发生，除了对事件发生区域造成的威胁和损害外，还可能威胁其他地区或国家，引起广泛的社会关注。

3. 严重性突发　公共卫生事件不仅对公众生命安全、身心健康造成严重危害，严重者可对社会经济发展、生态环境、社会稳定和国家安全造成威胁。

4. 处理的系统性和综合性　突发公众卫生事件的成因往往具有多样性，如地震、水灾等自然灾害、环境污染等事故灾害以及社会安全事件等。因此，突发公众卫生事件不仅仅是一个公众卫生问题，还是一个社会问题，需要通过综合性的治理才能有效地解决公共卫生事件。

（三）突发公共卫生事件的分类

1. 重大传染病疫情　是指传染病的暴发和流行，疫情集中发生的时间、地点，导致大量的患者或死亡病例出现，发病率远远超过常年的发病水平，包括鼠疫、霍乱、炭疽等流行，乙、丙类传染病的暴发等。

2. 群体性　不明原因疾病是指一定时间内（通常是指 2 周内），在某个相对集中的区域（如同一个医疗机构、自然村、社区、建筑工地、学校等集体单位）内同时或者相继出现 3 例及以上相似临床表现，经县级及以上医院组织专家会诊，不能诊断或解释病因，有重症病例或死亡病例发生的疾病。该类疾病具有临床表现相似性、发病人群聚集性、流行病学关联性、健康损害严重性的特点。这类疾病可能是传染病（包括新发传染病）、中毒或其他未知因素引起的疾病。

3. 重大食物中毒和职业中毒　重大食物和职业中毒包括中毒人数超过 30 人或出现死亡 1 例以上的饮用水和食物中毒，短期内发生 3 人以上或出现死亡 1 例以上的职业中毒。

4. 其他严重影响公众健康的事件　包括医源性感染暴发、药品或免疫接种引起的群体性反应或死亡事件，严重威胁或危害公众健康的水、环境、食品污染和放射性、有毒有害化学性物质丢失、泄漏等事件，生物、化学、核辐射等恐怖袭击事件，有毒有害化学品、生物毒素等引起的集体性急性中毒事件，有潜在威胁的传染病动物宿主、媒介生物发生异常和学生因意外事故自杀或他杀出现 1 例以上的死亡，以及上级卫生行政部门临时规定的其他重大公共卫生事件。

（四）突发公共卫生事件的分级

根据《国家突发公共卫生事件应急预案》，依据突发公共卫生事件性质、危害程度和涉及范围，突发公共卫生事件划分为特别重大（Ⅰ级）、重大（Ⅱ级）、较大（Ⅲ级）和一般（Ⅳ级）四级，并依次采用红色、橙色、黄色和蓝色预警。

1. 特别重大事件（Ⅰ级）　包括：①肺鼠疫、肺炭疽在大、中城市发生并有扩散趋势，或肺鼠疫、肺炭疽疫情波及 2 个以上的省份，并有进一步扩散趋势。②发生传染性非典型肺炎、人感染高致病性禽流感病例，并有扩散趋势。③涉及多个省份的群体性不明原因疾病，并有扩散趋势。④发生新传染病或我国尚未发现的传染病发生或传入，并有扩散趋势，或发现我国已消灭的传染病重新流行。⑤发生烈性病菌株、毒株、致病因子等丢失事件。⑥周边以及与我国通航的国家和地区发生特大传染病疫情，并出现输入性病例，严重危及我国公共卫生安全的事件。⑦国务院卫生行政部门认定的其他特别重大突发公共卫生事件。

2. 重大事件（Ⅱ级）　包括：①在一个县（市）行政区域内，一个平均潜伏期内（6天）发生 5 例以上肺鼠疫、肺炭疽病例，或者相关联的疫情波及 2 个以上的县（市）。②发生传染性非典型肺炎、人感染高致病性禽流感疑似病例。③腺鼠疫发生流行，在一个市（地）行政区域内，一个平均潜伏期内多点连续发病 20 例以上或流行范围波及 2 个以上市（地）。④霍乱在一个市（地）行政区域内流行，1 周内发病 20 例以上或波及 2 个以上市（地方），有扩散趋势。⑤乙类、丙类传染病波及 2 个以上县（市），1 周内发病水平超过前 5 年同期平均发病水平 2 倍。⑥我国尚未发现的传染病发生或传入，尚未造成扩散。⑦发生群体性不明原因疾病，扩散到县（市）以外的地区。⑧发生重大医源性感染事件。⑨预防接种或群体预防性服药出现人员死亡。⑩一次食物中毒人数超过 100 人并出现死亡病例，或出现 10 例以上死亡病例。⑪一次发生急性职业中毒 50 人以上，或死亡 5 人以上。⑫境内外隐匿运输、邮寄烈性生物病原体、生物毒素，造成我国境内人员感染或死亡的。⑬省级以上人民政府卫生行政部门认定的其他重大突发公共卫生事件。

3. 较大事件（Ⅲ级）　包括：①发生肺鼠疫、肺炭疽病例，一个平均潜伏期内病例数未超过 5 例，流行范围在一个县（市）行政区域以内。②腺鼠疫发生流行，在一个县（市）行政区域内，一个平均潜伏期内连续发病 10 例以上，或波及 2 个以上县（市）。③霍乱在一个县（市）行政区域内发生，1 周内发病 10～20 例或波及 2 个以上县（市），或市（地）级以上城市的市区首次发生。④一周内在一个县（市）行政区域内，乙类、丙类传染病发病水平超过前 5 年同期平均发病水平 1 倍。⑤在一个县（市）行政区域内发生群体性不明原因疾病。⑥一次食物中毒人数超过 100 人，或出现死亡病例。⑦预防接种或群体预防性服药出现群体心因性反应或不良反应。⑧一次发生急性职业中毒 10～49 人，或死亡 4 人以下。⑨市（地）级以上人民政府卫生行政部门认定的其他较大突发公共卫生事件。

4. 一般事件（Ⅳ级）　包括：①腺鼠疫在一个县（市）行政区域内发生，一个平均潜伏期内病例数未超过 10 例。②霍乱在一个县（市）行政区域内发生，1 周内发病 9 例以下。③一次食物中毒人数 30～99 人，未出现死亡病例。④一次发生急性职业中毒 9 人以下，未出现死亡病例。⑤县级以上人民政府卫生行政部门认定的其他一般突发公共卫生事件。

二、突发公共卫生事件的应对策略

《突发公共卫生事件应急条例》对突发公共卫生事件的应对措施、应急报告、医疗卫生机构责任等都做了详细的规定。

（一）突发公共卫生事件的应对原则

1. 预防为主，常备不懈　提高全社会对突发公共卫生事件的防范意识，落实各项防范措施，做好人员、技术、物资和设备的应急储备工作。对各类可能引发突发公共卫生事件的情况要及时进行分析、预警，做到早发现、早报告、早处理。

2. 统一领导，分级负责　根据突发公共卫生事件的范围、性质和对公众健康危害程度，对突发公共卫生事件实行分级管理。各级人民政府负责突发公共卫生事件应急处理的统一领导和指挥，各有关部门按照预案规定，在各自的职责范围内做好突发公共卫生事件应急处理的有关工作。各级各类医疗卫生机构要在卫生行政部门的统一协调下，根据职责和预案规定，做好物资技术储备、人员培训演练、监测预警等工作，快速有序地对突发公共事件进行反应。

3. 全面响应、保障健康　应急工作的重要目标是避免或减少公众在事件中受到的伤害。突发公共事件涉及人数众多，常常遇到的不单是某一类疾病，而是疾病和心理因素复合危害，而且还有迅速蔓延的特点,所以在突发公共事件处理中,疾病控制、医疗救治等医疗卫生机构需要在卫生行政部门的协调下,在其他部门的支持配合下,协调开展工作。

4. 依法规范,措施果断 地方各级人民政府和卫生行政部门要按照相关法律、法规和规章的规定,完善突发公共卫生事件应急体系,建立健全系统、规范的突发公共卫生事件应急处理工作制度,对突发公共卫生事件和可能发生的公共卫生事件做出快速反应,及时、有效开展监测、报告和处理工作。

5. 依靠科学,加强合作 突发公共卫生事件应急工作要充分尊重和依靠科学,要重视开展防范和处理突发公共卫生事件的科研和培训,为突发公共卫生事件应急处理提供科技保障。各有关部门和单位要通力合作、资源共享,有效应对突发公共卫生事件。要广泛组织、动员公众参与突发公共卫生事件的应急处理。

(二)突发公共卫生事件应急预案的主要内容

1. 应急组织体系及职责 指挥机构包括国家卫生健康委员会在国务院统一领导下,负责组织、协调全国突发公共卫生事件应急处理工作,并根据突发公共卫生事件应急处理工作的实际需要,成立全国突发公共卫生事件应急指挥部,地方各级人民政府卫生行政部门在本级人民政府统一领导下,负责组织、协调本行政区域内突发公共卫生事件应急处理工作,并根据突发公共卫生事件应急处理工作的实际需要,成立地方突发公共卫生事件应急指挥部以及日常管理机构和专家咨询委员会。

2. 突发公共卫生事件的监测、预警与报告 国家建立统一的突发公共卫生事件监测、预警和报告网络体系。各级医疗、疾病预防控制、卫生监督和出入境检疫机构负责开展突发公共卫生事件的日常监测工作。

3. 突发公共卫生事件的应急反应和终止 包括应急反应原则、应急反应措施,突发公共卫生事件的分级反应和突发公共卫生事件应急反应的终止。

4. 善后处理 包括后期评估、责任、征用物资、劳务的补偿等。

5. 突发公共卫生事件应急处置的保障 包括技术保障,物资、经费保障,通信与交通保障,法律保障,社会公众的宣传教育。

6. 预案管理与更新 根据突发公共卫生事件的形式变化和实施中发现的问题,及时进行更新、修订和补充。

第四节 环境与健康

我们人体有内、外环境之分,所谓外环境,就是我们人类赖以生存的自然环境。环境的可持续发展,对人类的生存和健康至关重要,而且是一个非常重要的研究领域。我们在这里重点论述沙尘天气对机体的影响。

一、沙 尘 天 气

中国气象局 2021 年消息,近日受冷空气、大风影响,预计 3 月 15 日 08 时至 16 日 08 时,新疆南疆盆地和东部、内蒙古、黑龙江西南部、吉林西部、辽宁西部、甘肃、宁夏、陕西北部、山西、河北、北京、天津等地的部分地区有扬沙或浮尘天气,其中内蒙古西部、甘肃河西、宁夏北部,陕西北部、山西北部、河北中北部、北京等地部分地区有沙尘暴,内蒙古西部、宁夏北部、陕西北部、山西北部等地局部有强沙尘暴。这也是近十年我国遭遇强度最强、影响范围最广的一次沙尘天气。

通常所说的沙尘暴,又称沙尘天气,指沙粒、沙土悬浮空中,使空气浑浊,能见度降低的天气现象。根据国家标准《沙尘天气等级》(GB/T 20480—2017)的定义,按照地面水平能见度划分,将沙尘天气依次分为浮尘、扬沙、沙尘暴、强沙尘暴和特强沙尘暴五个等级。其中沙尘暴是指由于风将地面沙粒和沙土吹起,使空气浑浊,水平能见度小于 1000 米的天气现象。

二、沙尘天气对机体的影响

沙尘天气下,污染物可通过眼睛、鼻子、咽喉等黏膜组织及皮肤,直接对人体产生不同程度的刺激症状或过敏反应。沙尘颗粒还可以通过呼吸道进入人体引起多种呼吸系统疾病。

老年人、儿童、孕妇、患有呼吸系统疾病及心血管疾病的人群是敏感人群。沙尘天气时,敏感人群应尽量避免外出,如果发生慢性咳嗽伴有咳痰或气短、发作性喘憋及胸痛时需尽快就医。因职业需要必须在室外活动的人群,如交警、环卫工人、建筑工人等,需要做好个人防护。

1. 沙尘暴对呼吸道的影响　短时间气象要素的急剧变化容易诱发高血压、冠心病、克山病和风湿病等的发作。长期暴露于颗粒物的污染环境,不仅使肺脏功能降低,支气管炎和其他呼吸道疾病的患病率增加,而且患肺癌的危险性也会明显增加。

2. 沙尘暴对免疫系统的影响　长期反复接触高浓度悬浮颗粒物,可以使人体淋巴结、巨噬细胞的吞噬功能受到抑制,致使机体免疫功能下降。

3. 沙尘暴对感官器官的影响　沙尘进入眼睛,可以直接引起眼睛疾病,眼睛疼痛、流泪,如不及时清除沙尘,可以引起细菌性或病毒性眼病,重者可以诱发结膜炎;沙尘进入耳朵,可以引起外耳道炎症。

4. 沙尘暴对其他器官的影响　有统计结果显示,心血管疾病病死率与细小颗粒物的污染相关。沙尘暴可致神经系统功能紊乱、血液循环改变。沙尘暴天气,会增加心肌梗死和急性脑血管意外发生的概率等。

由此可见,我们必须重视"天人相应"的理论和观点,正如水能载舟,也能覆舟一样,人类在享受大自然恩赐的同时,也要尽量减少或避免恶劣天气给我们机体带来的伤害。

第五节　健康教育与健康促进

一、健 康 教 育

(一)健康教育的概念

健康教育(health education)是指在调查研究的基础上,通过有计划、有组织、系统的传播、教育、干预等手段,旨在帮助对象个体或群体树立健康意识,改善健康相关行为,从而达到预防疾病,增进身心健康,提高生活质量目的的系统社会活动及其过程。

健康教育工作,作为预防医学的重要实践活动,具有重要的社会、经济和学术意义。涵盖了从疾病危险因素的预防、筛检、疾病的诊断和治疗以及康复等长期、连续的保健过程,以及传染性疾病和慢性非传染性疾病的预防、治疗和康复过程。其活动包括向受众传播健康信息,对目标人群进行健康观、价值观的认知教育以及保健技能的培训,针对特定行为进行干预等,其理论涉及和涵盖教育学、传播学、社会学、行为学、心理学、预防医学、流行病学、社会市场学等多学科。事实上,健康教育的实施可以在人们周围几乎任何场所,它的实施可以是面对面、小组形式,也可以通过大众媒体等多种形式进行。

（二）健康相关行为

健康教育的目的是使受教育对象采纳和建立健康相关行为,帮助人们的行为向着有利于健康的方向发展。其中,健康相关行为（health-related behavior）是指个体或团体与健康和疾病相关的行为,按照行为自身及对他人健康状况的影响,一般分为促进健康行为（health-promoted behavior）和危害健康行为（health-risky behavior）。

1. 促进健康行为　是个体或团体表现出的、客观上有利于自身和他人健康的一组行为,具有有利性、规律性、和谐性、一致性和适宜性特点。因此,促进健康行为又分为以下 6 种行为,①基本健康行为:指日常生活中一切有益于健康的行为,如合理营养、平衡膳食、适量睡眠、积极锻炼等。②保健行为:指正确、合理地利用卫生保健资源,以实现三级预防、维护自身健康的行为,如定期体检、预防接种等。③避开环境危害行为:指主动地以回避、调适或应对方式处理自然环境及社会环境对人体健康带来的各种危害的行为,如不接触疫水、远离受污染环境等。④戒除不良嗜好:指自觉地抵制或戒除日常生活中对健康有危害的个人偏好的行为,如戒烟、不酗酒及不滥用药物等。⑤预警行为:指预防事故发生及正确处理已发生事故的行为,如驾驶时系好安全带、发生车祸后能进行自救或他救等。⑥遵医行为:指患病后积极配合医护人员、服从治疗、接受护理的行为。

2. 危害健康行为　是个体或群体在偏离个人、他人社会的健康期望方向上表现的一组行为。客观上是不利于健康的行为,会对自己、他人和社会健康有直接或间接、明显或潜在的危害作用。危害健康行为具有危害性、稳定性和习惯性的特点,因此,危害健康行为包括:①不良生活方式及习惯:指一组习以为常的、对健康有害的甚至能导致各种成年期慢性退行性病变的生活方式和生活习惯,如高盐饮食、吸烟、酗酒等。②致病行为模式:指导致特异性疾病发生的行为模式。目前,国内外研究较多的有 A 型行为模式和 C 型行为模式,前者与冠心病发生密切相关,后者与肿瘤发生有关。③不良疾病行为:指个体从感知自身患病到疾病康复全过程中所表现出来的一系列行为,如瞒病行为、恐惧行为、自暴自弃行为等。④违反社会法律法规、道德规范的危害健康行为,这种行为既直接危害行为者自身的健康,也严重影响社会健康与社会正常秩序,如药物滥用等。

（三）健康传播

健康传播是指以人人健康为出发点,运用各种传播媒介渠道和方法,为维护和促进人类健康的目的而获取、制作、传递、交流、分享健康信息的过程。根据传播的规模,可将人类传播活动分为自我传播、人际传播、群体传播、组织传播和大众传播 5 种类型,在健康教育和健康促进的社会动员中,组织传播发挥着重要作用。健康传播受传播者、信息、受传者、媒介和环境等多因素的影响,根据传播对受传者的心理-行为变化的作用,可将健康传播效果分为三个层次:知晓健康信息是传播效果中的最低层次;健康信念认同、态度转变作用于人的观念或价值体系而引起的情感、信念或态度变化;采纳健康的行为和生活方式,这些变化通过人的行为表现出来,是传播效果中的最高层次。

二、健 康 促 进

1986 年 11 月 21 日世界卫生组织在加拿大的渥太华召开了第一届国际健康促进大会并首次提出了"健康促进"的概念,定义为"健康促进是促使人们维护和改善健康状态的过程"。另一个定义是劳伦斯·格林教授等提出的"健康促进的过程包括一切能促使行为和生活条件向有益于健康改变的教育和环境支持的综合体",包括运用行政的或组织的手段,广泛协调社会各相关部门以及社区、家庭和个人,使其履行各自对健康的责任,共同维护和促进健康的一种社会行为和社会战略,健康促进包括健康教育及一切有益于人们健康的政策、法规、环境及组织的综合。

(一)健康促进的行动策略

1. 制定健康的公共政策 健康促进超越了保健范畴,健康的公共政策有别于单纯的卫生政策,它是对健康有重要影响的,涉及多部门、多组织参与的政策,如环境保护、烟酒销售和税收政策、公共场所禁烟立法、福利基金和住房政策等。他们由多样而互补的各方面综合而成,它包括政策、法规、财政、税收和组织改变等。健康的公共政策能创造有利于健康的政治环境,是保证五个途径中另四个途径成为可能的重要条件。它们的出台和实施是经验合算、有广泛影响、作用持久的健康促进策略。由于公共政策对健康有重要影响,因此政府各部门在制订公共政策时应把健康作为制定政策考虑的基本要素,卫生部门要积极参与、评估政策可能带来的健康后果。政府对公共政策的制定和实施应投入必要的资金。在实施时应广泛宣传,做好说服教育工作,使受政策影响最大的人群都知道并能自觉地执行政策。

2. 创造健康的支持性环境 人类与其生存的环境是密不可分的,这是对健康采取社会-生态学方法的基础。建立健康的支持性环境是健康促进的重要目标之一。健康促进在于为人们创造健康、安全、愉快的社会、生活、工作环境,使物质环境、社会经济环境和社会政治环境有助于健康,而不是有害于健康。如无迫害、无暴力、有安全感的社会环境;有满意的工作、充足收入的经济环境;可通过舞蹈、音乐、艺术自由表达,无种族主义的文化环境;公正、民主的政治环境;舒适、无污染、便捷的物质环境等。

3. 强化社区性行动 健康促进工作是通过具体和有效的社区行动(包括确定需优先解决的健康问题,作出决策,设计策略及其执行),以达到促进健康的目标。强化社区行动需提高社区改变物质和社会环境能力的各种活动,如建立社区健康促进的组织结构、帮助社区领导和现有团体、通过集体的组织和行动进行健康促进活动。充分发挥社区的作用,调动一切可利用的资源,积极有效地参与健康教育计划的制订、执行和评价,帮助每一个社区成员认识自己的健康问题,并提出解决问题的办法。

4. 发展个人技能 健康促进主要是通过传播和教育,使人们能够更好地维护健康和环境,提高健康水平的知识和技能,并做出有利于健康的选择,也包括通过训练和帮助提高卫生专业人员和社区组织的健康促进技能。

5. 调整卫生服务方向 是为了更合理地解决资源分配问题,改进服务质量和内容,建立一个有利于健康促进的卫生保健体系。改变当前卫生系统以医院为基础,以医疗为中心的服务体制和模式,使之转变成以健康为中心、以社区为基础、与社区居民密切联系、友好的卫生服务体系,就是卫生服务重新定向的具体体现。

(二)健康促进的基本策略

1. 倡导 倡导政策支持、社会各界对健康措施的认同,卫生部门调整服务方向,激发社会关注和群众参与,从而创造有利健康的社会经济、文化与环境条件。

2. 赋权 使群众获得控制影响自身健康决策和行为的能力,从而有助于保障人人享有卫生保健及资源的平等机会;使社区的集体行动能更大程度地影响、控制与社区健康和生活质量有关的因素。

3. 协调 协调个人、社区、卫生机构、社会经济部门、政府和非政府组织等在健康促进中的利益和行动,组成强大的联盟与社会支持体系,共同努力实现健康目标。

（三）健康促进的结果

1. 健康促进的直接结果　　通过健康教育提高公众的健康意识和技能；通过倡导促进健康的公共政策和组织行动，形成有利于健康的社会氛围。

2. 健康促进的中期结果　　为健康决定因素的变化，包括：①形成健康的行为和生活方式。②有效的卫生服务。③建立支持健康的物质环境和社会环境。

3. 健康促进的长期结果　　健康水平的提高：患病、致残率减少；死亡率下降；生活质量和生命质量得到改善。